Hans-Christian Burck

Histologische Technik

Leitfaden für die Herstellung mikroskopischer Präparate in Unterricht und Praxis

47 Abbildungen, 8 Tafeln mit 31 zum Teil farbigen Einzeldarstellungen und 11 Tabellen

6., unveränderte Auflage

1988
Georg Thieme Verlag Stuttgart · New York

Professor Dr. med. HANS-CHRISTIAN BURCK
Städtisches Krankenhaus
D-2300 Kiel

Du kannst es vielleicht nicht erreichen, mit dem Auge so weit zu dringen wie (der durch die Schärfe und Weitsicht seiner Augen berühmte) *Lynkeus, aber du sollst es auch nicht verschmähen, dich wie ein Triefäugiger* (d. h. Augenschwacher) *mit Salben behandeln zu lassen* (um dadurch deiner Augenschwäche aufzuhelfen).

(Übersetzung aus der Vignette von Seite 11)

CIP-Titelaufnahme der Deutschen Bibliothek

Burck, Hans-Christian:
Histologische Technik : Leitf. für d. Herstellung mikroskop. Präparate in Unterricht u. Praxis / Hans-Christian Burck. – 6., unveränd. Aufl. – Stuttgart ; New York : Thieme, 1988

Wichtiger Hinweis: Medizin als Wissenschaft ist ständig im Fluß. Forschung und klinische Erfahrung erweitern unsere Kenntnisse, insbesondere was Behandlung und medikamentöse Therapie anbelangt. Soweit in diesem Werk eine Dosierung oder eine Applikation erwähnt wird, darf der Leser zwar darauf vertrauen, daß Autoren, Herausgeber und Verlag größte Mühe darauf verwandt haben, daß diese Angabe genau dem **Wissensstand bei Fertigstellung des Werkes** entspricht. Dennoch ist jeder Benutzer aufgefordert, die Beipackzettel der verwendeten Präparate zu prüfen, um in eigener Verantwortung festzustellen, ob die dort gegebene Empfehlung für Dosierungen oder die Beachtung von Kontraindikationen gegenüber der Angabe in diesem Buch abweicht. Das gilt besonders bei selten verwendeten oder neu auf den Markt gebrachten Präparaten und bei denjenigen, die vom Bundesgesundheitsamt (BGA) in ihrer Anwendbarkeit eingeschränkt worden sind. Benutzer außerhalb der Bundesrepublik Deutschland müssen sich nach den Vorschriften der für sie zuständigen Behörde richten.

1. Auflage 1966
2. Auflage 1969
3. Auflage 1973
4. Auflage 1981
5. Auflage 1982

1. italienische Auflage 1969
1. polnische Auflage 1975
1. spanische Auflage 1969

Satz und Druck: Druckhaus Dörr, Inhaber Adam Götz, D-7140 Ludwigsburg

ISBN 3-13-314306-9 1 2 3 4 5 6

Vorwort zur 3. Auflage

Bei der erneuten Überarbeitung ist wieder versucht worden, das Buch mehr an Inhalt als an Umfang gewinnen zu lassen. So wurden auch jetzt einige inzwischen erkannte Lücken geschlossen und die Gerätebeschreibung sowie Färbemethoden auf einen neuen Stand gebracht. Dabei möchte ich den Rezensenten und Anfragenden für ihre konstruktive Kritik danken. Um den bewährten Rahmen der Taschenbuchreihe nicht zu sprengen, waren natürlich der Erweiterung enge Grenzen gesetzt, so daß wieder der Auswahl eigene Erfahrungen oder eigene besondere Neigungen zugrunde liegen, wofür der Leser Verständnis haben möge. Das erneut stark erweiterte Literaturverzeichnis dürfte bei den unbeantworteten Fragen hilfreich auf die Spur führen. Da bereits anderweitig ausreichend dargestellt, wurde auf die Erläuterung des Mikroskops, der Elektronenmikroskopie, Histoautoradiographie und Hämatologie sowie von botanischen und zoologischen Bearbeitungsproblemen abgesehen. Dagegen schien die Überbeanspruchung der Messerschleifanstalten und die Verbesserung der Schleifautomaten es zu rechtfertigen, zum billigeren und vielleicht besseren, sicher aber schonenderen Selbstschleifen anzuregen. Eine neue Auflage sollte immer so viele und gute Änderungen bringen, daß auch Leser der alten Auflage neue Informationen finden. Hierum habe ich mich bemüht. So bleibt auch weiterhin das Ziel des Buches, für Anfänger ein Rüstzeug, für Eingeweihte neue Möglichkeiten, für Erfahrene interessante Aspekte, dem Könner ein griffiges Nachschlagebuch und dem Lehrer pädagogische Anregung zu vermitteln. Man bedenke: *Nihil est ab omni parte beatum.* (Horaz, Od. II 16, 27)

Tübingen, im Januar 1973 HANS-CHRISTIAN BURCK

Vorwort zur 1. Auflage

Wer dieses Büchlein zur Hand nimmt, wird von vornherein nach Format und Umfang nicht erwarten, daß die histologische Technik erschöpfend, gleichsam als „Handbuch en miniature", abgehandelt wird. Die Fülle des Stoffes ließe sich durch keinen drucktechnischen Kunstkniff in ein leserliches Konzentrat dieses Volumens pressen. So stehen die Gesamtschau und die Ordnung des Stoffes, also der innere Sinnzusammenhang, vor jeglichem Vollständigkeitsbestreben.

Der Anstoß zu einer handlichen Zusammenfassung wichtiger histologischer Methoden und einer schlichten Erläuterung ihrer theoretischen Grundlagen kam aus Unterrichtserfahrungen für medizinisch-technische Assistentinnen und aus dem Umgang mit Studenten, die sich zu einer morphologischen Arbeit entschlossen haben. Die stürmische technische Entwicklung hat natürlich auch die ehrwürdige Disziplin mikroskopischer Forschung erfaßt. Daher wurde der Versuch gewagt, den traditionellen Stoff in einen naturwissenschaftlich orientierten Rahmen zu stellen und ihn um die Fortschritte der letzten Jahre zu ergänzen, wobei Details soweit aufgenommen wurden, daß man mit diesen Vorschriften ausgerüstet startklar ist.

Der Akzent liegt auf der Zurichtung des Objekts zur mikroskopischen Untersuchung; das zur Betrachtung notwendige optische Inventar ist in zahlreichen Büchern bereits sehr gut erläutert und daher fortgelassen worden. Denn während der Lernende sich von den optischen Grundbegriffen trotz ihrer Bedeutung nur einmal einen Eindruck zu verschaffen pflegt, muß er auf die Rezepte und ihre wissenschaftlichen Voraussetzungen auch in der Praxis stets erneut zurückgreifen. Bei den Illustrationen wurden Färbungen ausgewählt, die im Rahmen einer Ausbildung weniger geprobt werden, um das Verständnis durch Anschauungsmaterial zu erleichtern und zur Anfertigung von Spezialpräparaten anzuregen. So war der Blick außer auf den pädagogischen Nutzen auch auf eine Bewährung in der Praxis gerichtet.

Auf diese Weise sollen die vorbereitenden Voraussetzungen für das Material bis zum Beginn der eigentlichen diagnostischen oder wissenschaftlichen Auswertung geschaffen werden. Als 1665 das erste brauchbare Mikroskop heutigen Konstruktionstyps von ROBERT HOOKE in Form der auf dem Titelblatt dargestellten Abbildung veröffentlicht wurde, hatte man das Betrachtungsgerät, nicht aber die ausreichende Möglichkeit seiner Anwendung zur Verfügung. Die richtige Gewebspräparation folgte Jahre später nach. Heute halten sich Entwicklung und gegenseitige Beeinflussung von Optik und histologischer Technik vielleicht die Waage, obwohl auch jetzt neue differenzierte Geräte nur durch neue Aufbereitungsmethoden voll zur Nutzung kommen. So steht das Mikroskop nicht nur symbolhaft als Aufforderung an die histologische Technik am Anfang. Am Grundsätzlichen des mit beiden Hilfsmitteln Erkennbaren hat sich bis heute nichts geändert: auch die kleinsten Dimensionen werden von den Gesetzen der Natur bestimmt. So möge dieses Büchlein zur Vorbereitung jener Objekte anleiten, die uns lehren: *et in minimis natura latet*.

Meiner Mitarbeiterin Fräulein GABRIELE MARUHN danke ich für treue und gewissenhafte Unterstützung bei der Überprüfung der Rezepte. Wertvolle Hinweise erhielt ich dankenswerterweise durch Herrn Dr. HEINKE im Anatomischen Institut. Die Wachsplattenrekonstruktion verdanke ich Herrn Dr. HEINZEL aus unserem Institut. Herr K. H. SEEBER, Tübingen, besorgte mit Einfühlungsvermögen die Strichzeichnungen, wofür ich ihm auch hier danken möchte. Dem GEORG THIEME Verlag bin ich für die drucktechnische Gestaltung und namentlich für das Entgegenkommen bei der sachlich notwendigen Bildausstattung zu besonderem Dank verpflichtet.

Tübingen, im Herbst 1965 HANS-CHRISTIAN BURCK

Inhaltsverzeichnis

Vorwort V

Die chemischen Bausteine der Gewebe 1

Wasser 2

Salze 4

Proteine 6

Lipide 10

Sterine und Kohlenhydrate 12

Der chemische Aufbau der Zelle 14

Material und Entnahme 16

Native Untersuchungen 20

Vitalfärbung 21

Isolierungsmethoden 24

Rekonstruktionen 25

Korrosionspräparat, Tuscheinjektion 26

Fixierung 27

Grundbegriffe 27

Theorie des Fixierungsvorganges 28

Richtlinien für das Vorgehen 31

Reine Fixierungsmittel 33

Fixierungsgemische 42

Übersicht der Fixierungsmittel nach dem Untersuchungsziel . . 44

Kontrastieren und Nachkontrastieren 45

Beurteilung der abgeschlossenen Fixierung 46

Konservierung 48

Auswaschen 49

Entkalken und Erweichen 50

Einbettung 52

Entwässern und Härten 52

Paraffinmethode 53

Großobjekteinbettung für Ganzschnitte 58

Schnelleinbettung 60

Celloidineinbettung 63

Gelatineeinbettung 65

Carbowachseinbettung 66

Plexiglaseinbettung 67

Gefriertrocknung 71

Schneidetechnik 72
Mikrotome 72
Mikrotommesser und Schleifen 80
Schneidetechnik und Aufkleben 86

Behandlung vor und nach dem Färben 92

Färbung 96
Farben und Farbstoffe 97
Theorie des Färbevorganges 100
Färbevokabular 102

Physikalische und physiko-chemische Färbemethoden 104
Kernfärbungen 104
Plasmafärbungen 109
Übersichtsfärbungen 110
Trichromfärbungen zur Darstellung des Bindegewebes 112
Darstellung der elastischen Fasern 116
Silberimprägnation 118
Färbungen für neurohistologische Untersuchungen 123
Färbungen für Blutzellen 127
Spezialfärbungen für Zell- oder Gewebeteile (Fett, Glykogen, Schleim, Fibrin, Keratin, Kalk, Amyloid, Hypophyse, Herzinfarkt, Magenschleimhaut) 131

Histochemie 141
Pigmentnachweis 141
Adrenalinnachweis 144
Insulinnachweis, Eisenreaktion 145
FEULGENsche Nuklealreaktion, PAS-Reaktion 146
Methylgrün-Pyronin-Färbung 149
Saure Mucopolysaccharide 150
Enzymhistochemische Reaktionen (Oxydoreduktasen, Dehydrogenasen, Hydrolasen) 151

Fluorochromierung 164
Immunfluoreszenz 171

Histometrie 173

Anhang
Gefahren im histologischen Labor 182
Übersicht über die Farbstoffe 183
Geschichtliche Übersicht 185
Literaturhinweise 187
Firmenanschriften 190

Sachverzeichnis 191

Die chemischen Bausteine der Gewebe

Aus der Sicht des Morphologen sind die Lebewesen aus Zellen und Zwischensubstanz, aus Geweben, Organen und Organsystemen aufgebaut. Für den Biochemiker haben Einzelheiten dieser Strukturen zweitrangige Bedeutung; für ihn steht ihr Stoffwechsel im Vordergrund, der das Wesen des Lebendigen ausmacht und erhält. Die Beschäftigung mit der Struktur, die die histologische Technik ermöglichen soll, und mit der Funktion, die auf die Gebilde bezogen werden muß, setzt eine Kenntnis des Materials voraus, aus dem die Gewebe bestehen und die im Rahmen des Stoffwechsels umgesetzt werden. Zahlreiche Methoden der histologischen Technik haben zum Ziel, diese Substanzen im Mikroskop sichtbar zu machen.

Der Organismus ist aus anorganischen und organischen Stoffen aufgebaut. Nach Zahl und Konzentration machen die *anorganischen Bestandteile* den geringeren Teil aus, obwohl sie für die Lebensprozesse mindestens die gleiche Bedeutung haben (Tab. 1). Mit Ausnahme des Wassers liegen sie überwiegend in Form von Salzen vor, so daß sie durch die Eigenschaft, in Ionen zu zerfallen, ihre Wirkung entfalten. Sie sind teilweise in Wasser gelöst, teilweise ungelöst und dann an der Bildung der Strukturen wesentlich beteiligt (z. B. Knochen). Ein Salzgehalt von genau bestimmbarer Konzentration und von einem Mischungsverhältnis, das nur wenig schwanken darf, ist für den geordneten Ablauf der Lebensvorgänge unerläßlich. Abweichungen von diesem genau äquilibrierten Milieu stören die Stoffwechselprozesse und können zu mikroskopisch nachweisbaren Veränderungen führen. Der richtige Dissoziationsgrad und das Zusammenwirken der anorganischen Salze ist entscheidend an der Einstellung und Erhaltung des pH-Wertes der Zellen und Flüssigkeiten des Organismus beteiligt. Die Pufferwirkung wird hingegen im wesentlichen von den Eiweißen übernommen. Labile organische Strukturen, wie die Eiweiße, benötigen ihrerseits zur Erhaltung ihres Zustandes ein konstantes pH. Der Ablauf biologischer Reaktionen ist ebenso pH-abhängig. Die Anwesenheit einiger Salze ist für die biochemischen Umsetzungen deswegen unentbehrlich, weil die steuernden Fermente durch einige Ionen aktiviert, durch andere gehemmt werden. Diese „spezifische Ionenwirkung“ wird schon von sehr geringen Konzentrationen erreicht. Salze müssen auch bei der Prüfung von Gewebsschnitten auf fermen-

Tab. 1. **Anteile der großen Stoffgruppen an der Zusammensetzung eines Erwachsenen.**

Wasser	70 %
Eiweiß	15 %
Fett	10 %
Mineralien	5 %

tative Aktivität in genügender Menge vorhanden sein, um eine volle Wirksamkeit zu erzielen.

Wesentliche Aufgabe einer gleichbleibenden Salzkonzentration ist die Aufrechterhaltung des *osmotischen Druckes* der Flüssigkeit in den Zellen und den Körperflüssigkeiten. Dieser beträgt nach eigenen Untersuchungen überall einheitlich 0,3 osm.

Der osmotische Druck einer Lösung kommt dadurch zustande, daß der gelöste Stoff sich im Lösungsmittel so verhält, als fülle er denselben Raum für sich allein in gasähnlichem Zustand aus. Das Bestreben eines Gases, einen möglichst großen Raum auszufüllen, ruft einen Druck hervor. Eine molare Lösung (1 Mol in 1 Liter gelöst) hat bei 0 °C den gleichen osmotischen Druck wie 1 Mol Gas in 1 Liter bei 0 °C (22,4 Atmosphären).

Unter *Osmose* versteht man die Diffusion von Flüssigkeiten durch Membranen, die nur die kleineren Moleküle des Lösungsmittels, nicht aber die des gelösten Stoffes hindurchlassen (semipermeabel). Dabei ist die Osmose stets so gerichtet, daß das reine Lösungsmittel aus der geringer konzentrierten, hypotonen Lösung in die hypertonische hinüberwandert. Dadurch kommt ein Ausgleich der Konzentrationsunterschiede und des osmotischen Druckes zustande.

Nachweis und Messung geschieht durch den Versuch von PFEFFER: Eine Salz- oder Zuckerlösung befindet sich in einer Zelle, die von einer semipermeablen Membran umschlossen wird und an der ein Steigrohr angebracht ist. Das umgebende reine Wasser diffundiert in Folge des osmotischen Druckes in die Zelle so lange hinein, bis der Druck der Wassersäule im Rohr den osmotischen Druck der Salzlösung kompensiert und kein weiteres Wasser gegen diesen Druck in die Zelle eindringen kann.

Da der osmotische Druck von der Zahl der vorhandenen Teilchen bestimmt wird, haben dissoziierte Verbindungen eine höhere osmotische Wirksamkeit als ihrer molaren Konzentration entspricht. Eine vollständig dissoziierte NaCl-Lösung hat im Vergleich zur Konzentration den doppelten osmotischen Druck. Daher wird die osmotische Maßeinheit (Osmolarität = osm) nicht nach der Molarität, sondern nach den Molen osmotisch wirksamer Substanz unter Annahme vollständiger Dissoziation in einem Liter Lösungsmittel angegeben (z. B. eine 150 mmol NaCl-Lösung ist 0,3 osm oder 300 mosm).

Zellen und umgebende Flüssigkeit sind im osmotischen Gleichgewicht, obwohl in der Zelle und in der extrazellulären Flüssigkeit bei gleicher Gesamtkonzentration unterschiedliche Mengen der einzelnen Salze nachgewiesen werden können (BURCK).

Wasser

Nach der Menge seines Vorkommens steht das Wasser an erster Stelle (Tab. 1). Dieser Platz gebührt ihm auch nach der biologischen Bedeutung, da in ihm alle Stoffe transportiert werden und alle Reaktionen ablaufen. Die verschiedenen Organe haben einen ziemlich konstanten, untereinander aber einen sehr unterschiedlichen durchschnittlichen Wassergehalt (Tab. 2). Neben der Vehikelfunktion und der Eigen-

Tab. 2. **Wassergehalt einzelner Organe und Flüssigkeiten** (in %)

Zahnschmelz	0,2	Lunge	79
Zahnbein	10	Herz	79
Knochen	22	Niere	80
Fettgewebe	30	Bindegewebe	80
Knorpel	55	Blut	80
Gehirn (Mark)	70	Gehirn (Rinde)	86
Leber	71	Lymphe	96
Haut	72	Tränen	98
Muskeln	78	Schweiß	99,5
Pankreas	78	Speichel	99,5

schaft als Lösungsmittel steht die Bindung des Wassers an Kolloide, wie Eiweiß, Glykogen, Lecithin, Thymonucleinsäure u. a. an Wichtigkeit nicht zurück. Dieses Quellungswasser oder Hydratationswasser hat enge räumliche Beziehungen zu den Strukturen, trotzdem kann es zur Lösung von Salzen zur Verfügung stehen. Man kann auf diese Weise „freies" und „gebundenes" Wasser unterscheiden. Wechselnde Wasserbindung an die Kolloide und damit verbundene Mengenänderungen des „gebundenen" Wassers rufen strukturelle Differenzierungen des Protoplasma hervor und ermöglichen ein Nebeneinander verschiedener Funktionen innerhalb derselben Zelle.

Innerhalb der Organe verteilt sich das Wasser auf drei Räume: 5% des Körpergewichts erreicht die Menge des Wassers im Blut, 15% in der interstitiellen Flüssigkeit und 50% innerhalb der Zellen. Dies entspricht etwa 3,5 kg Blutplasma, 10,5 kg interstitieller Flüssigkeit und 35 kg Zellwasser. Wasserverschiebungen laufen zwischen diesen Räumen sehr rasch ab. So nehmen die Tubulusepithelzellen der Niere innerhalb von 10 sec die Hälfte einer kleinen angebotenen Wassermenge auf. 73% des Blutwassers werden in jeder Minute mit dem extrazellulären Wasser ausgetauscht. Sollen vor einer histologischen Untersuchung Wasserumlagerungen zwischen den drei Räumen vermieden werden, so ist bei Parenchymen mit lebhaftem Wasserwechsel, wie es in Tafel II (s. S. 105) veranschaulicht wird, immer höchste Eile nach der Entnahme der Gewebsprobe geboten. Organe mit langsamem Wasseraustausch sind entsprechend weniger anfällig (Knochen, Sehnen, Haut).

Das Wasser spielt in der histologischen Technik eine zwiespältige Rolle. Sein Vorkommen in einem Präparat entzieht sich einem direkten Nachweis, weil Wasser nicht fixiert, bei Zimmertemperatur nicht geschnitten, nicht erhalten und histologisch nicht angefärbt werden kann. Selbst bei Anwendung der Gefrierschnittechnik wird das Wasser anschließend aus dem Gewebe entfernt. Eine befriedigende histologische Darstellung des Wassers ist bis heute nicht gelungen. Auf sein Vorhandensein kann nur durch einige zuverlässige Hinweise geschlossen werden. Optisch leere Hohlräume innerhalb von Zellen gelten, wenn sie kein Fett enthalten (Vergleich mit einer Fettfärbung notwendig), als intrazelluläre Wasseransammlungen. Sie werden wie alle intrazellulären Hohlräume, in denen in vivo etwas enthalten war, im Schnittpräparat *Vakuolen* genannt. Hydropische Vakuolen beherbergen aber außerdem die im Wasser gelösten, nicht nachweisbaren Stoffe. Die Rückschlüsse auf den extrazellulären Wassergehalt durch Abschätzen der Weite der interstitiellen Saftspalten sind wegen der Austauschgeschwindigkeit des Wassers problematisch (vergl. Tafel II, S. 105).

Ohne die Verwendung von Wasser ist eine histologische Technik nicht denkbar. Es dient vor allem als Lösungsmittel für Puffer, Beizen und die meisten Fixierungsmittel und Farbstoffe, wofür es nur als Aqua destillata benutzt werden soll. Für histochemische Reaktionen ist immer Aq. dest., für Fermentuntersuchungen doppelt destilliertes Wasser erforderlich. Ständig benutzt wird Wasser zum Spülen und Auswaschen von Substanzen (wässern). Hierfür kann überwiegend Leitungswasser (Brunnenwasser) genommen werden; in einigen Fällen ist es sogar erforderlich. Das Leitungswasser hat entsprechend seinem Herkunftsort ein unterschiedliches pH, dessen Kenntnis vorteilhaft ist. Kalkhaltiges und basisches Leitungswasser machen leicht Niederschläge, was durch Abkochen verhindert werden kann. Beste Ergebnisse erzielt man meist mit fließendem Wasser (vergl. S. 49). Für zahlreiche histologische Verfahren muß das Wasser aus dem Gewebe entfernt werden. Für das Entwässern bieten sich mehrere Verfahren an (vergl. S. 52).

Salze

Unter den dissoziierten Salzen führen mengenmäßig als Kationen (positiv geladen) die Alkali- und Erdalkalimetalle Natrium, Kalium und Kalzium. Magnesium, Brom, Jod, Fluor, Eisen, Kupfer, Mangan und Zink werden vom Körper nur in so geringen Mengen gebraucht, daß man sie Spurenelemente nennt. Natrium, das fast ausschließlich extrazellulär vorkommt (sog. Säftekation), und Kalium, das intrazellulär stark angereichert wird (Zellkation), liegen vorzugsweise als Chloride vor und bestimmen so wesentlich die Höhe des osmotischen Druckes. In kleinen Mengen haben sie als Phosphat und Bikarbonat

Pufferwirkung. Der größte Teil der Phosphate und Karbonate ist an Kalzium gebunden, welches wegen des Vorkommens im Knochen in Form von Hydroxylapatit mengenmäßig an der Spitze aller anorganischen Salze steht.

Bei gleicher Gesamtkonzentration besteht zwischen Zelle und extrazellulärem Raum ein Ungleichgewicht an Kalium und Natrium. Durch Energieaufwand der Zelle wird Natrium heraustransportiert, Kalium in entsprechender Menge innerhalb der Zelle retiniert. Trotzdem steht die Zelle mit der Umgebung in einem osmotischen Gleichgewicht (0,3 osm). Eine Zunahme des osmotischen Druckes in der Zelle oder eine Abnahme des Druckes in der Umgebung verursachen durch Wasseraufnahme eine Zellschwellung. Bei umgekehrten Bedingungen schrumpft eine Zelle. Bei unzureichender Energiezufuhr (Sauerstoff- oder Nährstoffmangel, beim Absterben etc.) genügt der aktive Ionentransport nicht mehr den Erfordernissen zur Aufrechterhaltung dieses Ungleichgewichts. Dann dringt auf Grund der DONNAN-Verteilung Natrium in stärkerem Maße in die Zelle ein, als Kalium auswandert. Gegenüber dem Normalzustand einer Isoionie entsteht eine Dysionie, eine falsche Elektrolytverteilung (BÜRCK). Dabei steigt der intrazelluläre osmotische Druck auf 450 mosm an. Wird der Druck der Außenflüssigkeit nicht entsprechend erhöht, so schwellen alle absterbenden und ungenügend versorgten Zellen. Derartige Kunstprodukte sollen durch die histologische Technik möglichst vermieden werden. *Daher sollte man niemals unfixierte Organe oder Gewebsstücke mit Leitungswasser abspülen,* ehe sie einer histologischen Aufarbeitung zugeführt werden. Lösungen, in die frische, noch lebende oder gerade abgestorbene Gewebsstückchen verbracht werden sollen, müs-

Tab. 3. **Verschiedene Blutersatzlösungen**
(Qualität nach rechts abnehmend, Angabe in Teilen)

Lösungen	BÜRCK-C[2]	KREBS-III	TYRODE	RINGER
0,232 M NaCl	80	—	—	—
0,154 M NaCl	—	95	80	80
0,154 M KCl	4	4	2.	2
0,11 M $CaCl_2$	3	3	2	2
0,11 M $MgCl_2$	—	—	1	—
0,154 M KH_2PO_4	1	1	1/4	—
0,155 M $MgSO_4 \cdot 7H_2O$	1	1	—	—
0,154 M $NaHCO_3$ pH 7,4	21	3	7	7
Na-phosphatpuffer pH 7,4	—	3	Na-phosphatpuffer:	
0,16 M Na-pyruvat	4	4	100 Teile	
0,1 M Na-fumarat	7	7	0,1M $Na_2HPO_4 \cdot 2H_2O$	
0,16 M Na-l-glutamat	4	4	+ 25 Teile	
0,3 M d-Glucose	5	5	0,1M $NaH_2PO_4 \cdot 1H_2O$	

sen in ihrem osmotischen Druck darauf abgestimmt sein, daß die Zellen weder schwellen noch schrumpfen.

Die dem osmotischen Druck der Körperflüssigkeit entsprechende 0,9%ige NaCl-Lösung (0,3 osm) wird zwar wegen gleichen Druckes als „physiologische Kochsalzlösung“ bezeichnet. Ihre Verwendung ist aber nur ein Notbehelf, weil die Gewebsstücke unter Nährstoff- und O_2-Mangel einen höheren osmotischen Druck (0,45 osm) erreichen und folglich schwellen. Entsprechend dem Vorkommen anderer Ionen kommen sogen. Blutersatzlösungen zur Anwendung, die diesem Problem besser Rechnung tragen: RINGER-, TYRODE- (Tab. 3) sowie KREBS-III-Lösung. Die KREBS-RINGER-Lösung enthält zusätzlich Nährstoffe. Alle diese Lösungen führen trotzdem zu Zellschwellungen, weil sie nur 0,3 osm erreichen. Bessere Ergebnisse erzielt man mit der Lösung BURCK-C^2 (Tab. 3). Diese Flüssigkeit eignet sich zur Aufbewahrung von noch nicht fixiertem Material und ist 0,45 osm. *Die richtige ionale Zusammensetzung und der richtige osmotische Druck einer Lösung sollten für alle Flüssigkeiten berücksichtigt werden, mit denen ein nicht vollständig fixiertes Gewebe in Berührung kommt.*

Proteine

Der Name *Eiweiß* geht auf das Vorkommen im Eiklar zurück. Ihm kommt eine umfangreichere biologische Bedeutung zu als den Fetten und Kohlenhydraten, weil es eng mit der *Struktur* des Lebendigen einerseits, andererseits mit dem Vorkommen der *Wirkstoffe* im Organismus (Enzyme, Hormone) verbunden ist. Nach dem heutigen Wissensstand ist ein Leben ohne Proteine unvorstellbar. Ihre Struktur ist wegen des hohen Molekulargewichtes und ihrer Labilität schwer aufzuklären. Die Eiweiße sind die wesentliche strukturelle Grundlage des Zellbaues und umgrenzen den Raum, in dem die Lebensprozesse ablaufen. Im Rahmen des Erhaltungsstoffwechsels wird für ihre Kontinuität gesorgt. Da sie verbrennbar sind, können sie aber auch als Energiespender zum Betriebsstoffwechsel herangezogen werden.

Die tierischen Proteine sind aus etwa 20 verschiedenen Aminosäuren aufgebaut, die wegen dieser Zahl zu unendlich vielen Zusammenlagerungsmöglichkeiten kombiniert werden können. Hierdurch wird verständlich, daß sie individual- und artspezifisch sind. Diese kleinsten Bauelemente stellen organische Säuren dar, bei denen ein oder zwei Wasserstoffatome durch eine Aminogruppe ersetzt sind. Die einfachste Aminosäure ist das Glykokoll (NH_2-CH_2-COOH), die Aminoessigsäure, die dem Knochenleim einen süßlichen Geschmack gibt. Einige Aminosäuren enthalten außerdem Schwefel (Cystin, Cystein, Methionin), anderen sind Ringverbindungen angelagert (Histidin, Prolin, Tryptophan, Tyrosin).

Die Aminosäuren können eine für die Karboxylgruppe charakteristische Reaktion geben (NH_2-CH_2-COO′) oder sie können eine Reaktion wie primäre Amine zeigen ($^{+}NH_3$-CH_2-COOH). Dadurch verhalten sie sich Säuren gegenüber als Basen, Laugen gegenüber als Säuren. Weil sie mit beiden Salze bilden, nennt man dieses Verhalten amphoter (zwitterhaft). In der Mitte zwischen diesen beiden Formen ist die Aminosäure gleich stark positiv und negativ geladen, folglich elektrisch neutral:

$$\underset{\text{sauer}}{H_3\overset{\oplus}{N}-CH_2-COOH} \longleftarrow \underset{\substack{\text{Zwitter-Ion}\\ \text{(I.P.)}}}{H_3\overset{\oplus}{N}-CH_2-COO^{\ominus}} \longleftarrow \underset{\text{basisch}}{H_2N-CH_2-COO^{\ominus}}$$

Der pH-Wert, bei dem das elektrisch ausgeglichene Zwitterion vorliegt, ist der **isoelektrische Punkt.** Er bedeutet maximale Dissoziation ohne das Bestreben einer Salzbildung und minimale Lösungsstabilität, so daß Eiweiße bei diesem pH am leichtesten ausfallen.

Aminosäuren bilden mit Schwermetallen komplexe Salze durch innere Bindungen, die sich schwer lösen (Chelate):

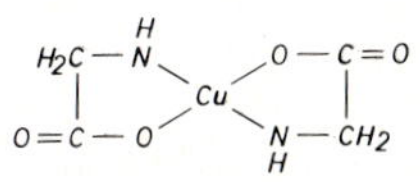

Glykokollkupfer

Die Reagibilität der Eiweiße wird auf diese Weise behindert, was bei der Fixierung mit Schwermetallsalzen zu berücksichtigen ist.

Die Zusammenlagerung der Aminosäuren zu Proteinen kommt durch Anlagerung einer Aminogruppe an eine Karboxylgruppe des nächsten Moleküls zustande (Peptidbindung). So entstehen Di-, Oligo- und Polypeptide als unverzweigte Kettenmoleküle (Aminosäuresequenz = Primärstruktur).

Diese Fadenmoleküle sind in sich unter weiterer Energiezufuhr in eine zusätzliche Raumordnung gebracht, die einer Spirale vergleichbar ist (α-Helixstruktur s. Abb. 1). Dieses System einer höheren Ordnung (Sekundärstruktur) wird durch Brückenbildungen zwischen den einzelnen Windungen stabilisiert, wie eine Wendeltreppe zusätzlich Halt durch ein durchlaufend befestigtes Geländer bekommt. Durch Lockerung dieser Bindungen wird leicht die wahrscheinlichere ungeordnete Form gewonnen. Die Helixstruktur gibt auch den Schlüssel zum Verständnis der *kolloidalen Löslichkeit* dieser hochmolekularen Stoffe, da Wasser in dieses Gebilde räumlich eingelagert werden kann. Dies Wasser ist zwar noch zur Lösung von Salzen „frei" verfügbar, es ist aber dennoch „gebunden" durch engere Beziehungen zu den Eiweißmolekülen (Hydratationswasser). Da außerdem auf Grund der Zwitterionen-Eigenschaft positive und negative Ladungen auf eine Distance

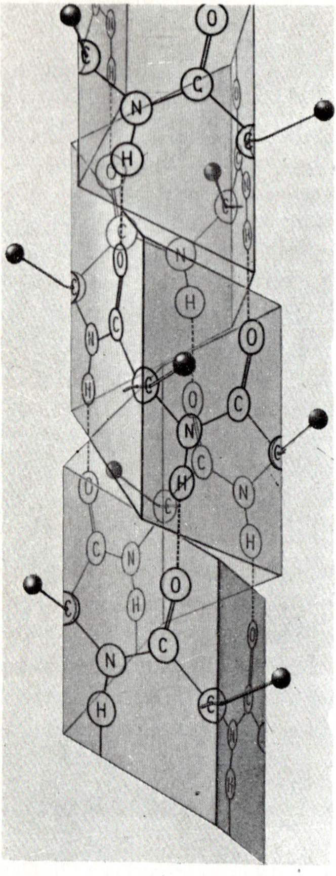

verteilt sind und so einen Dipolcharakter bewirken, stoßen sich die „wasserhaltigen" Teilchen gegenseitig ab und halten sich in der Schwebe. Diese Eigenschaften eines lyophilen Kolloids müssen berücksichtigt werden, wenn bei der Fixierung das Eiweiß aus diesem Gleichgewichtssystem herausgebracht werden muß (vgl. S. 27 f).

Unter „Tertiär"struktur versteht man die räumliche Zusammenlagerung mehrerer Moleküle zu größeren geordneten Einheiten, den Micellen, wie sie für die globulären Proteine wichtig sind. Nur beim Hämo- und Myoglobin ist sie bekannt. Nach ihrer Gestalt lassen sich Sphäroproteine mit Kugel- oder Ellipsoidgestalt und Linearproteine unterscheiden. Sie haben entsprechend verschiedene äußere Formen.

Abb. 1 Modell der α-Helix von Polypeptiden nach PAULING und COREY mit gefalteten Peptidgruppen (Flächen) und Seitenketten (Kugeln). (Aus P. KARLSON, Kurzes Lehrbuch der Biochemie, 6. Aufl., Thieme, Stuttgart 1967).

Die Strukturveränderung eines Proteins unter Verlust der biologischen Eigenschaft (Enzym- oder Hormonwirkung), Verringerung der Löslichkeit und Änderung chemischer und physikalischer Eigenschaften nennt man *Denaturierung*. Sie entspricht dem Übergang von einem geordneten in einen ungeordneten, wahrscheinlicheren Zustand und kann reversibel oder irreversibel sein.

Die Eiweißkörper lassen sich in einfache und zusammengesetzte Eiweiße, Proteine und Proteide einteilen. Nach Molekülgröße, Zusammensetzung, Verhalten und Vorkommen sind weitere Unterscheidungen möglich:

Einteilung der Eiweiße

I. Proteine

1. Histone
2. Albumine
3. Globuline

II. Proteide

1. Phosphoproteide
2. Chromoproteide
3. Glykoproteide
4. Nukleoproteide
5. Lipoproteide
6. Metallproteide

Unter den *Proteinen* sind die im Zellkern an Nukleinsäuren gebundenen Histone wegen basischer Reaktion für die Färbeverfahren wichtig. Die Albumine sind gut wasserlöslich und fallen erst bei Ammoniumsulfatsättigung aus. Globuline sind in reinem Wasser schwer löslich und fallen bei Halbsättigung mit Ammonsulfat aus.

Die *Proteide* haben die größere Verbreitung als Proteine. Sie enthalten am Eiweißmolekül angelagert eine sie charakterisierende Gruppe, die prosthetische Gruppe. Diese ist bei Phosphoproteiden, zu denen Casein gehört, einfach H_3PO_4, bei Chromoproteiden, zu denen Hämoglobin und zahlreiche Fermente (Atmungsferment) zählen, der gefärbte Grundkörper Porphin, der Beziehungen zu den Phthalocyaninfarbstoffen hat (s. S. 151). Zu den Glykoproteiden gehören vor allem die *Schleime*, Mucine und Mucoide, schleimähnliche Stoffe. Sind die Mucine aus Eiweiß und langen Kohlenhydratketten aufgebaut, so nennt man sie Mucopolysaccharide (MPS). Entsprechend einem Gehalt an Schwefelsäureresten trennt man saure und säurefreie neutrale MPS. Sie kommen im Knorpel, Knochen, Sehnen, Haut, Hornhaut, Glaskörper, Magenschleim, Speichel und Tumoren vor und lassen sich färberisch erfassen.

Die *Nukleoproteide*, die wesentliche Bestandteile des Zellkerns, aber in niederen Konzentrationen auch der Zellorganellen sind, zeichnen sich durch eine spezifische prosthetische Gruppe aus, die drei Bauelemente enthält:

Phosphorsäure — Pentose — Base

Bei den Basen handelt es sich um Abkömmlinge des Pyrimidin (Cytosin, Uracil, Thymin) oder Purin (Adenin, Guanin).

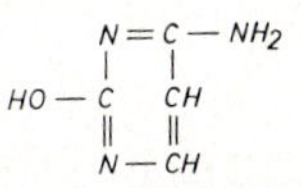

Cytosin

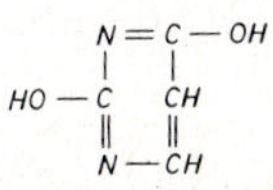

Uracil

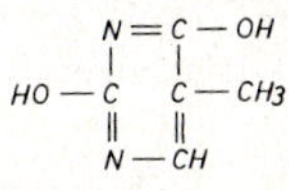

Thymin

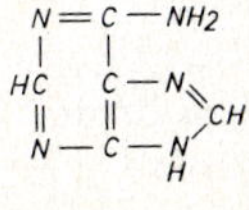

Adenin

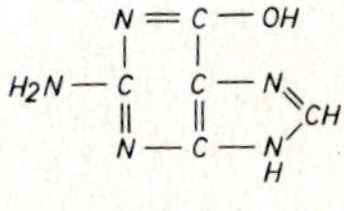

Guanin

Base plus Pentose wird Nukleosid, die polymeren Gesamtverbindungen Polynukleotide oder Nukleinsäuren genannt (schematischer Bau s. S. 146). Entsprechend einem Gehalt an Desoxyribose werden Desoxyribonukleinsäuren (DNS), die nur im Kern gefunden werden, von Ribose enthaltenden Ribonukleinsäuren (RNS) getrennt. Auch die Viren sind aus Nukleoproteiden aufgebaut.

Die *Fermente* bestehen aus Eiweiß und einer prosthetischen Gruppe, wobei diese völlig unterschiedlichen Charakter haben kann. Die meisten stehen aber in naher Beziehung zu den Vitaminen. Fermente ermöglichen oder beschleunigen Stoffumsetzungen, die sonst unendlich lange dauern würden, oder sie bestimmen die Richtung eines Reaktionsablaufes. Die Wirkung kommt durch die prosthetische Gruppe jedoch nur bei Bindung an Eiweiß zum Tragen. Unter anorganischem Komplement versteht man jene Ionen, deren Vorhandensein zur Enzymaktivität unerläßlich ist. Diese Aktivatoren steigern nur die Wirksamkeit. Zellständige Fermente, Desmo-Enzyme, sollten von löslichen, Lyo-Enzymen, unterschieden werden. Die Wirkungsweise wird im Rahmen der histologischen Nachweisverfahren dargestellt (s. S. 151).

Lipide

In dieser Gruppe werden alle Stoffe mit der gemeinsamen Eigenschaft, in organischen Lösungsmitteln wie Pyridin, Benzin, Benzol, Äther, Aceton oder Tetrachlorkohlenstoff löslich zu sein, zusammengefaßt, obwohl sie nur entfernt verwandt zu sein brauchen. Fette nennt man nach strenger Definition nur die Neutralfette und trennt sie von den übrigen fettartigen Stoffen, den Lipoiden, ab. Nach der Menge des Vorkommens spielen Fette in den Bauchdecken, im Bauchraum, im Retroperitoneum und im Unterhautzellgewebe eine nennenswerte Rolle; das Knochenmark hat mit 65% den größten prozentualen Gehalt (Tab. 4). An der Struktur des Organismus beteiligtes Fett wird als *Baufett*, da es in den Organen enthalten ist, auch als *Organfett*, bezeichnet. Es erfährt wegen seiner integrierenden Bedeutung nur geringfügige Mengenänderungen. Das Speicherfett, das bei Überangebot an Nahrung abgelagert und als Reserve bei Bedarf mobilisiert werden kann, wird als *Depotfett* bezeichnet. Auch seine Zusammensetzung ist Schwankungen unterworfen.

Tab. 4. **Fettgehalt einiger Organe**

	%		%
Knochenmark	65	Skelett	10,0
Leber	21,3	Herz	8,3
Haut	15,0	Muskulatur	7,5
Gehirn	12,6	Nieren	5,2
Pankreas	10,5	Milz	3,0

Die *Neutralfette* sind zusammengesetzte Verbindungen. Sie enthalten als verbindenden Stoff Glycerin, an dessen 3 OH-Gruppen je ein Fettsäurerest angelagert ist. Die in tierischen Fetten vorkommenden

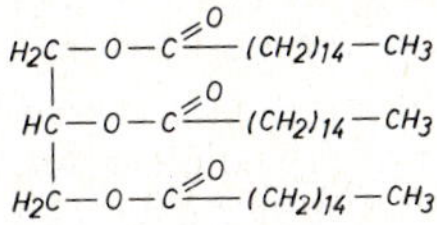

Tripalmitin

Fettsäuren bestehen aus geradzahligen Kohlenwasserstoff-Ketten mit einer Karboxylgruppe an einem Ende. ($C_nH_{2n+1} \cdot COOH$). Natürliche Fette sind meist Gemische, wobei auch an einem Glycerin verschiedene Fettsäuren angelagert sind. Im Depotfett werden aber nur Palmitinsäure ($C_{15}H_{31}COOH$), Stearinsäure ($C_{17}H_{35}COOH$) und die eine Doppelbindung führende Ölsäure ($C_{17}H_{33}COOH$) gefunden. Besitzen die Fettsäuren eine oder mehrere Doppelbindungen, so sind die sie enthaltenden Fette weniger fest oder sogar flüssig (Trane, Öle). Von dem Anteil ungesättigter Fettsäuren im Molekül hängt der Schmelzpunkt der Neutralfette ab. *Wachse* sind Ester aus Fettsäuren mit höhermolekularen Fettalkoholen.

Auch die *Phosphatide* besitzen als Grundelement Glycerin, dem außer einer oder zwei Fettsäuren Phosphorsäure und entsprechend zwei oder eine N-haltige Substanz (Serin, Cholin) angelagert sind. Zu den Monoaminophosphatiden gehören Lecithin (Glycerin, 2 Fettsäuren, Phosphorsäure) und Kephalin (Serin statt Cholin), die im Herzmuskel und Gehirn vorkommen und die wahrscheinlich entscheidend am Aufbau der Zellmembran beteiligt sind. Das wichtigste Diaminophosphatid ist das Sphingomyelin im Gehirn und Rückenmark, das kein Glycerin enthält, sondern Fettsäure, Phosphorsäure, Cholin und Sphingosin und damit bereits zur nächsten Gruppe überleitet.

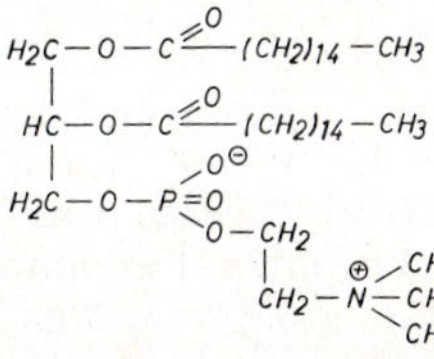

Lecithin

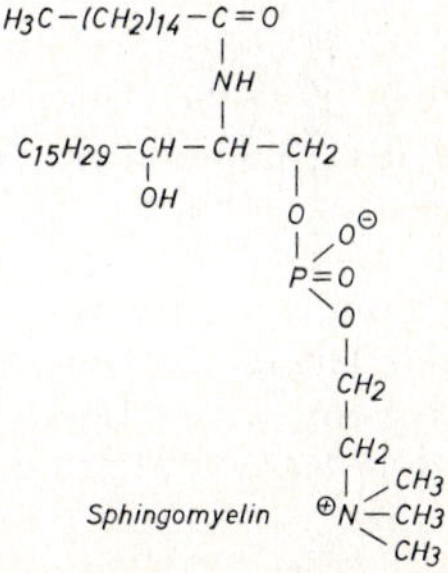

Sphingomyelin

Die *Cerebroside* sind phosphorfreie Substanzen, deren Kernsubstanz wie beim Sphingomyelin das Sphingosin ist und dem eine Fettsäure und Galaktose angelagert sind. Die wichtigsten Vertreter Cerebron,

Kerasin und Nervon lassen sich vor allem im Gehirn nachweisen, wo sie bis 11 % der Trockensubstanz ausmachen. Außerdem sind sie dort Bestandteil des Protagon, welches ein Gemisch aus Sphingomyelin, Cerebrosiden und Gangliosiden ist und durch Äther-Alkohol-Extraktion aus Gehirnen gewonnen werden kann.

Mit besonderen Methoden können die verschiedenen Fette färberisch in der histologischen Technik gegeneinander abgegrenzt werden, wobei die Verfahren den chemischen Aufbau berücksichtigen (S. 131).

Sterine

Obwohl noch zu den Lipoiden gerechnet, vereint diese Gruppe alle Stoffe, die chemisch auf den Grundkörper Steran (Steranskelett) zurückgeführt werden können. Als Fettstoff gehört das durch die Arterioskleroseforschung bedeutsam gewordene Cholesterin, das frei und verestert im Gewebe und im Blut vorkommt, in diese Gruppe.

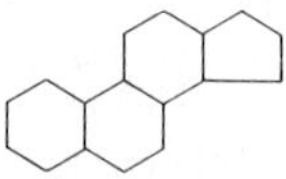

Steranskelett

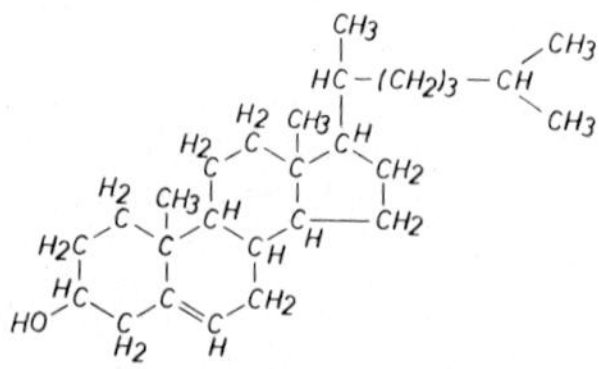

Cholesterin

Den höchsten Cholesteringehalt haben Nebenniere, Nervengewebe, Haut und Gallensteine. Es hat einen entscheidenden Anteil am Aufbau der Zellmembran, deren Durchlässigkeit es mitbestimmt (membrandichtender Effekt). Die Erfassung mit histologischen Methoden ist erfolgreich versucht worden.

Dem Cholesterin chemisch verwandt sind die Gallensäuren, die männlichen und weiblichen Geschlechtshormone, die Wirkstoffe der Nebenniere und das Vitamin D.

Kohlenhydrate

Die Kohlenhydrate haben ihren Namen von der Art ihrer chemischen Zusammensetzung erhalten: auf je ein C-Atom entfallen H- und O-Atome im gleichen Verhältnis wie im Wasser (Summenformel $C_n[H_2O]_n$). Chemisch sind sie definiert als einfach oxydierte Polyalkohole. Ihre kleinsten Bausteine sind die Zucker. Der einfachste Zukker leitet sich vom dreiwertigen Alkohol Glycerin ab und ist je nach der Lokalisation der Oxydation ein Aldehyd oder ein Keton:

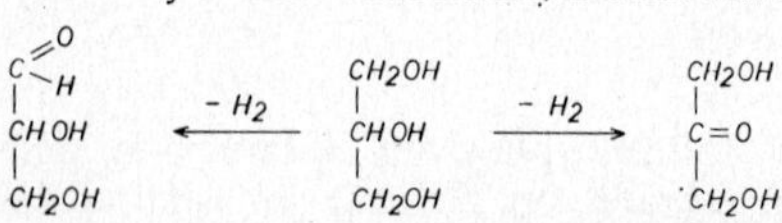

Glycerinaldehyd Glycerin Dioxyaceton

Nach der Zahl der Kohlenstoffatome unterscheidet man Triosen (3-C-Atome), Pentosen (5er-Zucker), Hexosen und Heptosen (7er-Kette). Die beiden Triosen kommen nur in Bindung an Phosphorsäure vor. Von den Pentosen sind in Verbindung mit Nukleinsäuren Ribose am Aufbau der Zellorganellen und Desoxyribose am Aufbau des Zellkerns beteiligt. Die Freisetzung der Aldehydgruppe dieser Zucker ermöglicht den histochemischen Nachweis der Kernstoffe (s. S. 146).

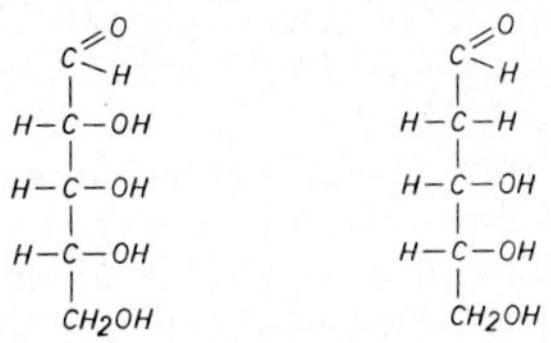

Ribose Desoxyribose

Zu den 6er-Zuckern gehört vor allem die Glucose (Traubenzucker, Dextrose), die in den Zellen und im Blut zwar immer nur in geringen, doch stets konstanten Konzentrationen vorkommt und den Brennstoff zur Energieproduktion repräsentiert. Im Aufbau von der Glucose nur durch die Lage einer OH-Gruppe unterschieden ist die Galaktose, die ein Bestandteil des Milchzuckers, der Cerebroside (s. S. 11) und zahlreicher Eiweiße ist. Durch eine andere Form der Oxydation ist Fructose (Lävulose), der Bestandteil des Rohrzuckers, entstanden, die die Süße der Früchte bestimmt. Wegen ihrer guten Löslichkeit sind alle Hexosen ohne Bindung an andere fixierbare Stoffe einem direkten histologischen Nachweis nicht zugänglich. Prinzipiell ist ihre chemische Struktur wegen der Glykolgruppen aber für einen histochemischen Nachweis geeignet (s. S. 148), so daß die Schwierigkeit nur mit dem physikalischen Zustand zusammenhängt. Diese Zucker kommen im Blut und in der Gewebsflüssigkeit vor.

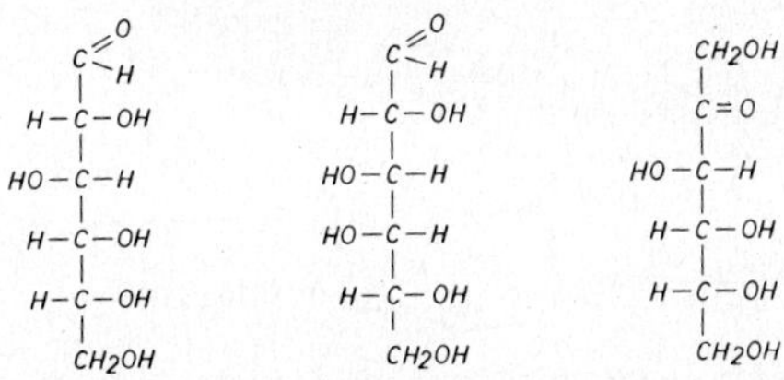

Glucose Galaktose Fructose

Kohlenhydrate aus zwei Zuckern werden zum Unterschied von den Monosacchariden Disaccharide, solche aus unendlich vielen Zuckern Polysaccharide genannt. Rohrzucker (ebenfalls gut löslich = Saccharose) besteht aus Glucose und Fructose. Auch Milchzucker (Lactose) und Malzzucker (Maltose) sind Disaccharide. Mit zunehmender Molekülgröße verlieren die Kohlenhydrate den süßen Geschmack, den sie nach Aufspaltung in Disaccharide wiederbekommen.

Ein aus einer unbekannten Vielzahl von Glucose aufgebautes Polysaccharid ist das pflanzliche Reservekohlenhydrat *Stärke*, die mit Jod gebläut werden kann. Das der Stärke nahe verwandte tierische Polysaccharid aus Glucose ist das *Glykogen*, das mit Jod eine mahagonibraune Farbe annimmt. Stärke und Glykogen bilden infolge des hohen Molekulargewichtes (bis 20 Mill.) kolloidale Lösungen. Sie müssen aus diesem Grunde in der histologischen Technik wie wasserlösliche Stoffe behandelt werden. Glykogen ist praktisch in jeder Zelle vorhanden, jedoch in unterschiedlichen Mengen, besonders in Leber und Muskulatur. Es läßt sich in zwei Fraktionen trennen, von denen die eine besonders gut in Wasser löslich (Lyoglykogen), die andere wegen Bindungen an Strukturen weder löslich, noch histochemisch direkt nachweisbar sind (Desmoglykogen). Die kleisternde zweite Fraktion macht 80% aus.

Die Stützsubstanz aller pflanzlicher Gewebe, die *Zellulose*, ist ebenfalls ein Polysaccharid aus Glucose (Strukturformel s. S. 63). Weitere Polysaccharide sind das Chitin, das Inulin, der Agar-Agar und die synthetischen Dextrane (Makrodex®, Rheomakrodex®).

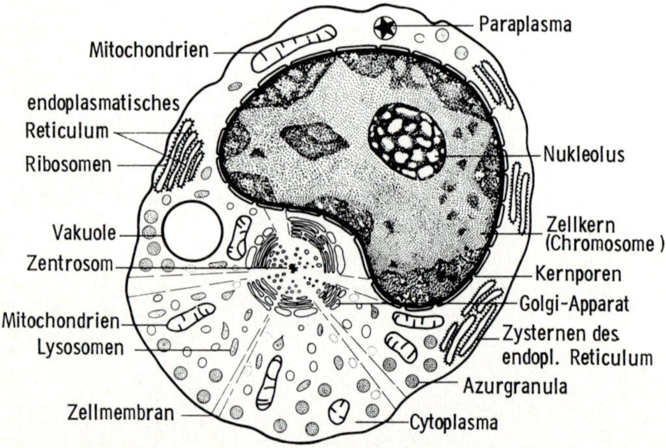

Abb. 2 Schema der Zellorganellen (nach BESSIS).

Der chemische Aufbau der Zelle

Die allgemeine Mikrostruktur einer undifferenzierten Zelle zeigt die Abb. 2. Das Zentrum des von Plasmamembran (Plasmalem) umschlossenen Protoplasten nimmt der Kern (Nucleus) ein, in dem das

Chromatin (Chromosomen) und der Nucleolus, das Kernkörperchen, zu erkennen sind. Das endoplastische Reticulum stellt ein Kanälchensystem dar, das die Zelle durchzieht und durch Poren Verbindung mit dem extrazellulären Raum hat. Haften den Kanälchen außen knopfartig die Ribosomen an, so haben wir mit diesem granulären Reticulum (Ergastoplasma) den Ort der Proteinsynthese vor uns, während das agranuläre Reticulum den Ionentransport und vereinzelt den Lipidstoffwechsel bewerkstelligt. In Zellhomogenaten nennt man die Fraktion des in Vesikel zerfallenen endoplasmatischen Reticulum mit den Ribosomen „Mikrosomen". Das Cystoplasma beherbergt als Organellen die Mitochondrien und die ihnen ähnlichen Cytosomen, die energieproduzierenden Zentren der Zelle. Die membranumschlossenen Vakuolen und das vom Ergastoplasma gebildete Paraplasma sind Materialablagerungstätten der Zelle (Wasser, Salze, Proteinkristalle, Glykogen, Lipoidtropfen). Lysosomen sind Speicherstellen verschiedener Verdauungsenzyme, die beim Absterben die Selbstverdauung (Autolyse) in Gang setzen. Das Hyaloplasma (der im Mikroskop homogen erscheinende Plasmaanteil) enthält den Golgi-Apparat (Dictyosomen), flache oder gekrümmte Zisternen, die der Sekretkondensation dienen. Kleine zylindrische Gebilde, die in einem von Organellen freien Teil des Grundplasma, dem Zentroplasma, nahe am Kern gelegen sind, heißen Zentrosom. Das in ihrem Zentrum situierte Zentriol leitet mit seiner Verdoppelung die Kernteilung ein.

Unter chemischem Gesichtspunkt sind die anatomischen Bausteine der Zellen und Gewebe im wesentlichen aus folgenden Stoffen zusammengesetzt (Abb. 2):

Zellkern: DNS (= Chromosome), Proteinmatrix, Wasser, Salze
Nukleolus: Ribonukleinsäure
Cytoplasma: Eiweiß, Wasser, Salze, Fermente
endoplasmatisches Reticulum: Ribonukleinsäure
Zysternen des endopl. Reticulum: Wasser, Salze
Ribosomen: Ribonukleinsäure, Protein (Ort der Eiweißsynthese)
Mitochondrien: Fermente, Lipide
Lysosomen: Fermente
Zentriolen des Zentrosoms: Ribonukleinsäure
Golgi-Apparat: Ribonukleinsäure
Zellmembran: Lipoideiweißfilme, Cholesterin
Paraplasma: Fett, Glykogen, Eisen, Pigment etc.
Basalmembran: Fasern aus Eiweiß
Zwischensubstanz: Eiweiß, Mucopolysaccharide, Wasser, Salze.

Im Geschehen innerhalb der Zelle spielen Stoffumsätze, Permeabilitäts- und Transportfragen die größte Rolle. Die histologische Technik kann nur beim Einblick in die räumliche Ordnung hilfreich eingesetzt werden, wobei durch histochemische Methoden eine Stoffwechselcharakterisierung möglich, jedoch eine Erfassung der Reaktionsabläufe nicht durchführbar ist. Etwas Dynamisches wird statisch, indem ein Prozeß in einer Momentaufnahme festgehalten wird.

Material und Entnahme

In Anatomischen, Pathologisch-anatomischen Instituten, Kliniken und anderen Laboratorien mit morphologischer Arbeitsrichtung werden im wesentlichen Materialien von vier verschiedenen Herkunftsorten zur Untersuchung kommen, deren Arbeitsziel ebenfalls unterschiedlich ist. (1) Bei kleinen, chirurgisch gewonnenen Probeausschneidungen, Abstrichen oder an Operationspräparaten von Patienten soll histologisch die Diagnose gestellt werden, um das ärztliche Handeln entsprechend dem Ergebnis festzulegen. Daher ist eine schnelle Bearbeitung wichtiger als die Qualität des Mikropräparates. Dies gilt in gleicher Weise für Punktionsflüssigkeiten (Zellnachweis in Ergüssen oder Spülflüssigkeiten). (2) Die mikroskopische Untersuchung von Leichenorganen ist für die Anfertigung einer endgültigen patho-anatomischen Diagnose unerläßlich. Da diese Präparate für die Ausbildung oder Fortbildung von Medizinern herangezogen werden und in zahlreichen Fällen später wissenschaftlich ausgewertet werden, sollten sie technisch einwandfrei und lange haltbar sein. (3) Ausschließlich wissenschaftlichen Fragestellungen dienen die meisten histologischen Schnitte von Versuchstieren, die mit Akribie hergestellt werden sollten. (4) Nur selten wird man Pflanzenbestandteile betrachten wollen.

Voraussetzung für eine erfolgreiche Bearbeitung ist die richtige Entnahme der Probe, zu der einige Grundkenntnisse erforderlich sind. Beim Herausschneiden kleinerer Stücke aus größeren Organen muß der anatomische Aufbau bedacht werden (z.B. Niere: Mark und Rinde; Gehirn: graue und weiße Substanz; auskleidende Schichten senkrecht schneiden; Muskulatur kann quer oder längs getroffen werden). Hohlorgane (Darm, Gallenblase etc.) behalten durch Füllen eine glatte Wandung. Man sollte in jeder Weise Vorsicht walten lassen: das Aortenendothel und das Bronchialepithel werden durch Pressen und Quetschen abgelöst; chirurgische Pinzetten zerstören die Stelle des Anfassens, so daß man diese später abschneiden muß; vor dem Austrocknen kann Material durch Übergießen mit physiologischer Salzlösung (vgl. S. 6) oder durch Lagerung im Kühlschrank bewahrt werden.

Bereits bei der Entnahme muß man sich die Orientierung erhalten und Verwechslungen ausschließen. Hierzu gehört eine verabredungsgemäß einheitliche Markierung jener Stelle, die später geschnitten werden soll (Anstreichen der Schnittfläche oder Gegenseite mit Kopierstift,

Einkerben der der Schnittebene gegenüberliegenden Fläche). Wird ein Material in mehrere aufeinanderfolgende Stückchen zerlegt, so empfiehlt sich die Anfertigung einer Skizze oder die Markierung auf einer Photographie (Beispiel s. S. 76), wobei man mit Pfeilen andeuten kann, in welcher Richtung das Material geschnitten wird. Nur *Pergament*papier und nur *Blei*stift sollen für Numerierungszettel genommen werden. Durch Aufstecken auf ein Korkstückchen mit Nadeln oder besser mit Igelstacheln oder durch Auflegen auf einen Streifen festes Papier können Schnittflächen plan erhalten werden. Korkstückchen müssen wegen des Gerbsäuregehaltes vor der ersten Verwendung ausgekocht werden, um eine Schwärzung des Objektes zu vermeiden, die notfalls durch verdünnte Lösungen von H_2O_2 beseitigt werden kann. Stücke paarig angelegter Organe schneidet man für *rechts recht*eckig, für links mehr dreieckig zurecht, um Einzelbearbeitung mit besonderer Protokollnummer in getrennten Gefäßen zu sparen. Proben aus verschiedenen Regionen eines Organs lassen sich durch unterschiedliche Größe wiedererkennen. Ist bei identischen Formen eine Trennung im gleichen Gefäß erforderlich, so empfiehlt sich lockeres Einbinden in Mull mit einem Nummernschildchen.

Ist die Größe des Untersuchungsmaterials nicht durch die Entnahme bereits festgelegt (streichholzgroßer Organpunktionszylinder), so sollte man aus Gründen der Fixierung eine etwa Fünfmarkstück große Scheibe herausschneiden (auch nicht dicker!) und diese nach erfolgter Fixierung auf höchstens halbe Briefmarkengröße zurechtstutzen, damit der Schnitt auf üblichen Objektträgern (70 x 26 mm) mit einfachen Deckgläschen (24 x 24 mm) fertiggestellt werden kann. Außerdem verbleibt Restmaterial. Man schneide zur Schonung der Schneide auf einer Korkunterlage mit *scharfem* Messer oder einer in einem Haltegriff eingespannten Rasierklinge, um Quetschungen zu vermeiden. Kleinstobjekte gestatten nur einen Arbeitsweg, der im Hinblick auf Nachweiswünsche vorbedacht sein will.

Für die Anfertigung von *Schaupräparaten* wird ein Organ durch Einfüllen einer Flüssigkeit in die Arterie, bei der Lunge in die Bronchien, fixiert. Hiervon können dann *Organ-Ganzschnitte* hergestellt werden. Von dem sehr zerfließlichen Gehirn schneidet man z. B. eine etwa 2 mm dicke Scheibe heraus und legt sie in einer großen Schale auf ein vorher befeuchtetes Filtrierpapier; dann gießt man Fixierlösung darüber. Die Bearbeitungszeiten müssen diese Gewebsausmaße berücksichtigen. Man kann ein Organ auch im toten Körper durch Einspritzen der Fixierlösung in ein Gefäß (z. B. Gehirn vor Öffnen der Schädelhöhle) erhalten. Bei Versuchstieren ist das Einführen der Fixierungsflüssigkeit bei erhaltenem Kreislauf wegen der Fixierungsgeschwindigkeit vorteilhaft und anderen Methoden vorzuziehen.

Große Flüssigkeitsvolumina läßt man kurze Zeit absitzen, um sie dann bis auf 100 ml zu dekantieren und mit gleicher Menge Fixie-

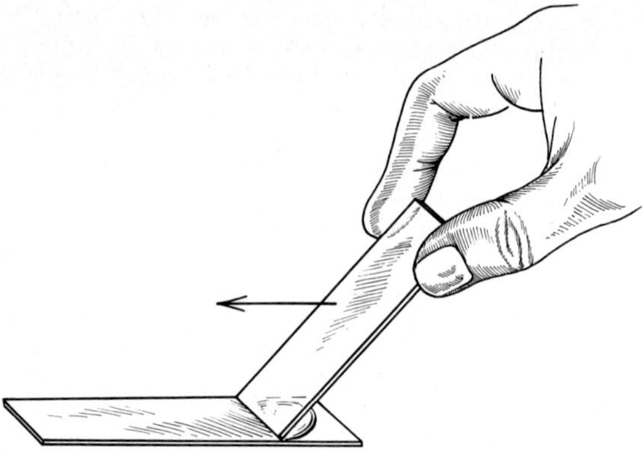

Abb. 3 Anfertigung eines Ausstrichpräparates.

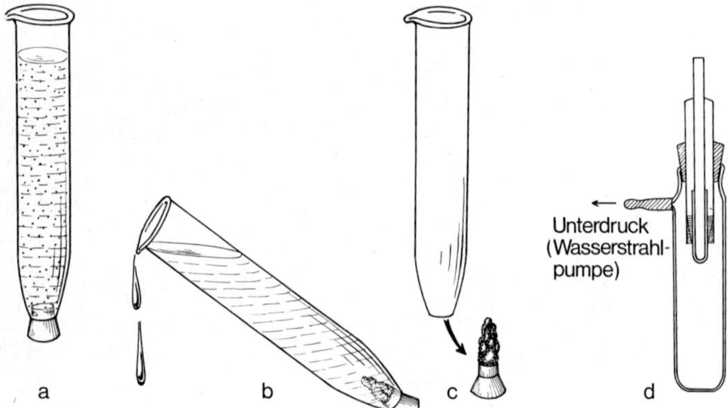

Abb. 4 Anreicherung von Punktatpartikelchen. a) gefülltes Röhrchen mit Gummistopfen, b) Abgießen der Flüssigkeit nach dem Zentrifugieren, c) Herausnehmen des „Gewebsblöckchens".

rungsflüssigkeit zu versetzen (am besten mit Äther/Alkohol āā). Entweder wird der Bodensatz auf einem entfetteten Objektträger ausgestrichen wie ein Blutausstrich (Abb. 3), von dickerem Untersuchungsgut (Eiter, Gewebsbrei, Detritus) kann man zwischen zwei Objektträgern ein Quetschpräparat herstellen, oder die Flüssigkeit wird in einem Spitzglas mit Gummistopfen scharf zentrifugiert, so daß auf dem Stopfen ein festes Hütchen entsteht. Dieses kann nach Dekantieren und Herausziehen wie ein Gewebsblöckchen behandelt werden (Abb. 4). Faserige Materialien können zur Untersuchung mit spitzen

Nadeln zerzupft werden. Um Austrocknung zu vermeiden, wird dies in einer Lache von physiologischer Lösung (s. S. 5) praktiziert.

Zur *Tumor-* oder *Liquorzelldifferenzierung* in kleinen Flüssigkeitsmengen (wenige ml) durch cytologische Färbemethoden engt man das Volumen durch Vakuumfiltration an einer Wasserstrahlpumpe mit Hilfe einer Collodiumhülse (Selecta-Ultrahülsen 100 GR – Fa. Schleicher) innerhalb von 10 min. bei 25–60 mm Hg ein (vergl. MUNZ u. SPAAR). Das gewünschte Endvolumen (0,2 ml) wird durch eine Wassermenge in der Hülse markiert (Abb. 4 d). Das Vakuum sollte durch ein Manometer kontrolliert werden. Der Rückstand wird auf einem Objektträger ausgestrichen (Abb. 3). Das Präparat kann wie ein Blutausstrich behandelt werden (fixieren mit Äther-Alkohol āā oder Methanol).

Besonders für menschliches Untersuchungsgut sind folgende Richtlinien beachtenswert: bei Hohlorganen soll die gesamte Wanddicke zur Untersuchung kommen; bei Knochenveränderungen muß möglichst etwas unveränderter Knochen an der Probe verbleiben; Geschwulstgewebe ist am Rand ergiebiger wegen der Neigung zu Gewebszerfall (= Nekrosen) im Zentrum; daher sollen von nekrotischen Geweben ebenfalls Randpartien geschnitten werden; bei Abszessen und tuberkulösen Veränderungen wird die Diagnosestellung erleichtert, wenn weit im Gesunden herausgeschnitten wird. Zirkulär entnommene Portioexzisionen (sogen. Konisationen) werden quer zu den Muttermundslippen (senkrecht zum Portioepithel) mitten durch den Zervixkanal zerschnitten. Beide Hälften werden dann in 3 mm dicke Scheiben aufgeschnitten, wobei die vordere Lippe gekennzeichnet werden kann. Beide Hälften werden getrennt weiterverarbeitet, damit man die Ausdehnung von Prozessen erfassen kann.

Native Untersuchungen

Man versteht hierunter die Beurteilung eines natürlichen, d. h. frischen oder sogar lebendigen Materials mit dem Ziel, entweder einen Vergleich zu den Beobachtungen an fixiertem Gewebe zu haben oder etwas nachzuweisen, was durch die Fixierung zerstört wird (besonders Fermente). Für die kurzfristige Aufbewahrung dieses Materials eignen sich die physiologischen Lösungen (s. S. 5), wobei man sich einer feuchten Kammer bedienen kann. Diese besteht aus einer zugedeckten Petrischale mit flüssigkeitsgetränkten Watte- oder Zellstoffstückchen.
1. Die Betrachtung von *unfixiertem, frischen*, jedoch dem Organismus entnommenen *Material* stellt eine *Supravitalbeobachtung* dar, wobei man die Zeit zwischen Individualtod und Zelltod auszunutzen sucht, in der die Stoffwechselprozesse noch weiterlaufen. Die Lebensfunktionen der Objekte werden durch Suspension in den gepufferten physiologischen Lösungen (s. S. 5) möglichst lange erhalten. Um von größeren tierischen Organen Frischpräparate zu erhalten, muß man sich 0,3 mm dicke *Freihand-Schnitte* nach der Methode von DEUTSCH anfertigen (Abb. 5): Auf einem Holzblöckchen von der Grundfläche eines Objektträgers ist ein angerauhter Objektträger aufgeleimt, der eventuell auch noch mit Filtrierpapier überzogen wird und auf dem dann ein etwa 1 cm^3 großes Gewebsstück durch einen zweiten Objektträger sanft angedrückt wird. Mit einer scharfen Rasierklinge schneidet man so dicht an dem oberen Objektträger entlang, daß man die Klinge durchscheinen sieht. Derartig dünne Schnitte eignen sich auch zu Messungen des O_2-Verbrauchs des Gewebes mittels des Warburg-Apparates (Warburg-Schnitte). Einfacher sollen sich dünne Nativschnitte mit dem Gross Tissue Sectioner der Fa. Technicon herstellen lassen.

Einzelzellen oder Bakterien und Parasiten können zur *Lebendbeobachtung* am besten im *„hängenden Tropfen"* betrachtet werden (Abb. 6).

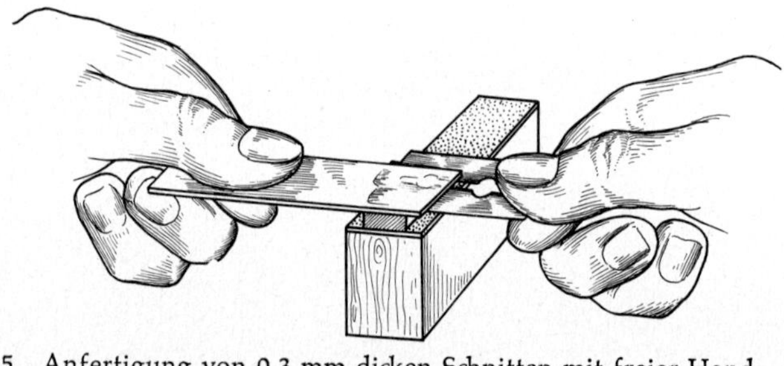

Abb. 5 Anfertigung von 0,3 mm dicken Schnitten mit freier Hand.

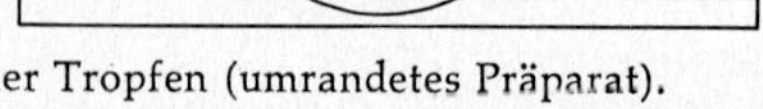

Abb. 6 Hängender Tropfen (umrandetes Präparat).

Hierzu verwendet man einen dicken Objektträger mit kugelsegmentförmiger Delle; in die Mitte eines Deckglases wird die Untersuchungsflüssigkeit getropft; das Deckglas wird umgedreht und so über die Delle gelegt, daß der Tropfen zur Vertiefung hinblickt; anschließend wird der Rand mit Paraffin bestrichen, um das Verdunsten zu verhindern. Der Flüssigkeit können Farbstoff oder Tusche zugefügt werden. Will man zwischen Cytoplasma und Zellkern differenzieren können, so benutzt man 3—5%ige Essigsäure, 2%iges Fuchsin oder 1%iges Neutralrot in physiologischer Lösung. Gelingt die Kernfärbung, so ist die Zelle im Absterben begriffen. Mit KOH oder NaOH werden zwar die Zellen zerstört, Fette, Fasern und Amyloid treten aber deutlicher hervor.

Lebendbeobachtung an großen Tieren ist nur an der Oberfläche oder nach Freilegen eines Organs an dessen Oberfläche möglich.

2. Kontraste bei Nativuntersuchungen sind nur durch Anwendung einer **Vitalfärbung** möglich. Man bezeichnet hiermit die Färbung lebender Zellen oder Organismen mit Farbstoffen. Die meisten Vitalfarbstoffe schädigen die Zellen schließlich doch, wobei für die Giftwirkung die Konzentration der Farbstoffe eine Rolle spielt. Die Färbung vom Körper isolierter, jedoch noch überlebender Zellen wird als *Supravitalfärbung*, die abgestorbener, aber noch im natürlichen Zustand befindlicher Zellen als *Postvitalfärbung* bezeichnet. Färbt sich bei dem Versuch der Vitalfärbung der Zellkern, so ist dies meist ein Zeichen dafür, daß die Zelle abgestorben ist. Vitalfärbungen des Kerns gelingen nur mit Fluoreszenzfarbstoffen, die in wesentlich niedriger Konzentration noch nachweisbar sind (s. S. 164). Vitalfarbstoffe können entweder zur direkten Beobachtung am lebenden Objekt oder zur Untersuchung bei Lebendapplikation, aber nach Tötung und Fixierung benutzt werden. Den meisten Verfahren liegt die Speicherung des Farbstoffs in Zellen oder Gewebsbezirken zugrunde, weil sie von der Zelle infolge Ähnlichkeit mit natürlichen Stoffen aufgenommen werden. Optisch wird die Farbe erst nach Erreichen einer Mindestkonzentration sichtbar. (Theorie der Farbstoffe vergl. S. 96). Die Methode wird zum Studium der Stoffaufnahme, -speicherung, -verteilung und -ausscheidung benutzt.

Auf Grund ihrer elektrischen Ladung werden die Vitalfarbstoffe in basische (positiv geladene) und saure unterteilt. Man kann sie entweder injizieren (i. v., i. p., i. m.), verfüttern, oder man setzt ein Farbstoffdepot, von dem aus eine langsame Aufnahme erfolgt (unter die Rückenhaut). Für die Verwendung von Fluoreszenzfarbstoffen siehe S. 166.

Die **basischen Vitalfarbstoffe** sind toxisch, werden bevorzugt von Nervenzellen und fettreichen Zellen aufgenommen und lagern sich gern in präformierten Zellräumen (z. B. Mitochondrien) ab:

Thiazin-Farbstoffe: **Methylenblau** (Formel s. S. 128), das stark toxisch, in Wasser und Alkohol löslich ist, eignet sich in 0,9 % NaCl-Lösung jedoch für Nervenelemente (Verdünnung 1:1000; 0,25–0,125 % Lösung i. p. oder i. m.). Man injiziert am besten intravenös folgende Lösung: 0,25 g Methylenblau, 2,0 g Glucose, 0,3 g Na-Pyruvat, 1,5 g Magnesiumbromid, 8,0 g NaCl, 1000 ml H_2O. Man benötigt die 10-fache Menge des Körpergewichts. Anschließend wird in 5–8 % Ammoniummolybdat fixiert und nach Einbettung 90 μ dicke Schnitte hergestellt. Ergebnis: Nervenfasern und -endigungen sollen blau sein. **Toluidinblau** (Formel s. S. 123) und **Thionin** (Formel s. S. 128) können eventuell zur Kerndarstellung genommen werden (Zellkern blau, Cytoplasma violett), 10 ml 1 % T. + 1–2 ml 1/10n $Na_2S_2O_3$ ad 100 ml Wasser, vor Licht schützen! Verdünnt zur Gewebekultur geeignet. Zugabe von 0,4 ml einer 0,5 %igen Toluidinblau-Lösung zu 2 ml Zitratblut führt nach einer Stunde Inkubation bei 25 ° als Supravitalfärbung zur Darstellung doppelbrechender Körnchen in Leuko-, Lympho- und Monozyten (MISSMAHL).

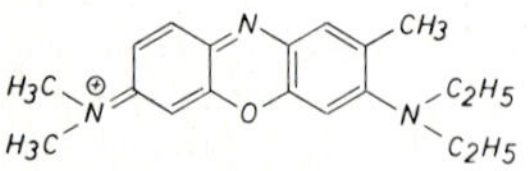

Capriblau

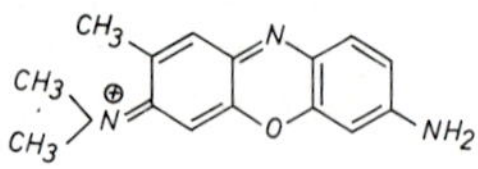

Brillantkresylblau

Oxazin-Farbstoffe: **Kresylviolett** (Formel s. S. 123) und **Brillantkresylblau,** das chemisch dem Capriblau nahesteht, werden zur Supravitalfärbung der Blutplättchen und Retikulozyten verwandt. Man kann einen fettfreien Objektträger mit konzentrierter alkoholischer Farbstofflösung übergießen und anzünden. Über den angetrockneten Farbstoff streicht man einen Bluttropfen. Am besten eignet sich folgendes Farbgemisch:

0,6 g Brillantkresylblau
0,6 g Methylenblau
0,15 g Kresylviolett
0,05 g Methylgrün
100 g Blutserum

Man mischt zwei Tropfen Blut mit einem Tropfen dieser Lösung (feuchte Kammer: 10 min. bei 37 °), anschließend wird ein Tropfen auf einem Objektträger ausgestrichen. Ergebnis: alte Erythrozyten grün, junge wenig getönt, Leukozyten und Retikulozyten prächtig blau gefärbt.

Nilblausulfat (1:100 000) kann zur Farbmarkierung in der Embryologie oder für kleine Wassertiere angewandt werden (Formel s. S. 133).

Azin-Farbstoffe: **Neutralrot,** das grünschwarz gefärbt, in saurer Lösung rot, gut wasserlöslich und am wenigsten toxisch ist, hat Vorteile für Gewebekulturen und Protozoen (1:200 000). Es kann auch verfüttert werden. Hingegen ist **Janusgrün B** sehr toxisch, so daß eigentlich nur eine Supravitalfärbung erreicht wird. Dennoch wird es zur Darstellung von Mitochondrien herangezogen (1:10 000 in isotonischer Lsg). Luftdicht abgeschlossene Präparate verblassen. Die

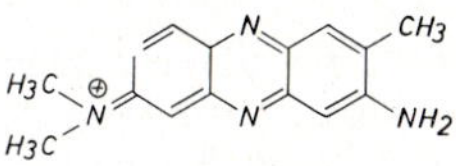

Neutralrot

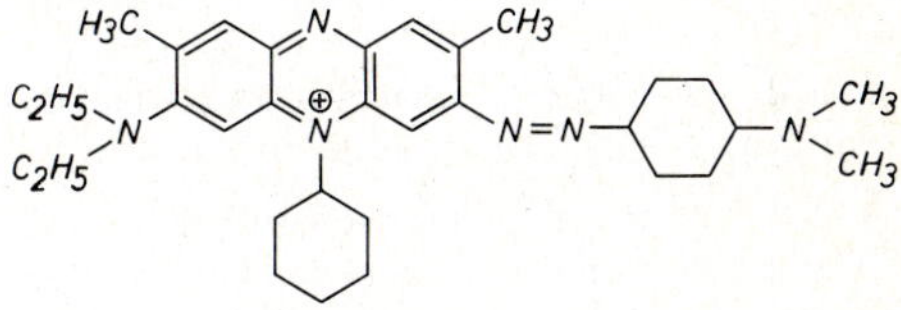

Janusgrün B

von verschiedenen Firmen hergestellten Sorten von Janusgrün sind unterschiedlich effektvoll (Firma Chroma Stuttgart, empfehlenswert). In Leukozyten und in Knochenmarkszellen lassen sich mit einer Kombination aus Neutralrot und Janusgrün Zellinnenstrukturen und Sekretkörnchen anfärben (z. B. basophile Leukozytengranula ziegelrot, eosinophile gelb, neutrophile rosa, Mitochondrien grün).

Triphenylmethan: Als Abkömmlinge der Fuchsingruppe (s. S. 107) gehören in diese Gruppe **Methylviolett,** von dem es verschiedene Sorten gibt, und **Viktoriablau.** Beide sind schwer zu fixieren.

Die **sauren Vitalfarbstoffe,** selbst Anionen, werden im Organismus bevorzugt von bestimmten Zellen verschiedenen Standortes gespeichert, die wegen dieser Fähigkeit zu einer Funktionseinheit zusammengefaßt werden. Zu diesem System gehören die Reticulumzellen der Milzpulpa und Lymphknoten, die Endothelien der Kapillaren von Leber (v. Kupffersche Sternzellen), Knochenmark, Nebennierenrinde und Hypophyse, sowie die Fibrozyten, Histiozyten und Monozyten; sie werden unter dem Namen *Reticuloendotheliales System* (RES)

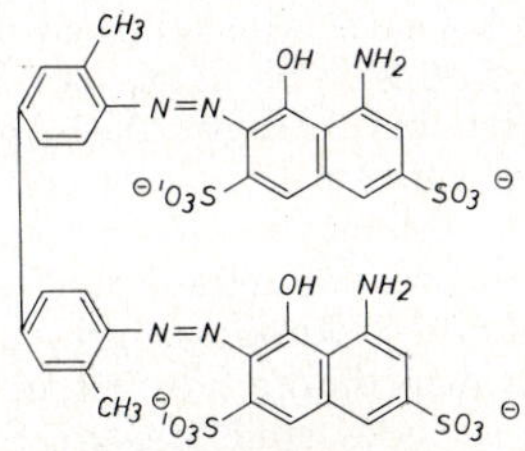

Trypanblau

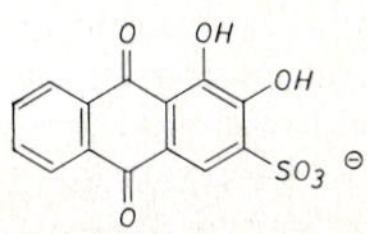

Alizarinrot S

zusammengefaßt. Man benutzt am besten 1%ige Lösungen von **Trypanblau** oder **Karmin** (0,2–0,5 ml/20 gKG bei kleinen Tieren) (s. S. 106). **Tusche** (Aufschwemmung von Ruß in Gelatine) hat ähnliche Eigenschaften. Allen Stoffen ist gemeinsam, daß sie elektronegative Kolloide oder Semikolloide sind und in den aufgenommenen Zellen Farbstoffgranula bilden. *Lithiumcarmin* (2,5 %) wird durch Kochen von 2,5 g Karmin in 100 ml ges. Lithium-Karbonat hergestellt (filtrieren).

Sudan III und **Scharlach R** (s. S. 133), beides nichtkolloidale toxische Azofarbstoffe, eignen sich zur Vitalfärbung von Lipiden, wozu sie in Öl, Milch, Käse oder Eigelb gelöst gefüttert werden. Unter Futter gemischtes **Alizarinsulfosaures Na** (Alizarinrot S oder Krapp) färbt den während dieser Zeit gebildeten Knochen türkischrot (ADKINS).

Als *Fixierungsmittel* eignet sich für vitalgefärbte Präparate am besten Sublimat, Formalin wegen der Gefahr des Herauslösens weniger gut; saure Vitalfarbstoffe sind leicht fixierbar, basische kaum. Gegenfärbung mit Kernechtrot.

3. Schließlich gehört zu den Nativuntersuchungen die Betrachtung von *unfixiertem abgestorbenen Material.* Hierfür müssen die gewünschten von den störenden Anteilen eines Gewebes getrennt werden.

Die erforderliche **Isolierung** bedeutet bei Flüssigkeiten eine Trennung in diverse Komponenten durch Zentrifugieren mit verschiedenen Drehzahlen. So lassen sich mit Hilfe komplizierter Zentrifugengefäße 80 % der Leukozyten vom übrigen Blut trennen. Diese Methode (Blut 10:231, 1964) eignet sich auch für Vitaluntersuchungen.

Um isolierte Gewebselemente oder einzelne Zellen aus Geweben zu erhalten, wird möglichst frisches Material **mazeriert.** Epithelien lassen sich durch 24–36stündige Einwirkung von 33%igem Alkohol gewinnen. Isolierte Muskelfasern, Drüsenschläuche oder Nierentubuli kann man 10–15 min. nach Einwirken von 32,5%iger KOH durch sanftes Zupfen in einer Lösung erhalten. Zur Isolierung von Nervenfasern eignet sich am besten *Müllersche Lösung* (2,5 g $K_2Cr_2O_7$, 1,0 g Na_2SO_4, 100 ml H_2O) (Dauer 1–2 Tage). Einzelzellen kann man durch Jod-Jodkalium isolieren (3 g KJ in 10 ml H_2O, 2 g J_2 in 90 ml abs. Alkohol: mischen) (Dauer: 7 Tage). Glatte Muskelzellen mazeriert man nach GUDRICH in einer in 0,75–0,9 % NaCl bis zur Sättigung gelösten Borsäurelösung 6 Stunden bis 3 Tage. Das Auseinanderzupfen der Fasern soll mit ganz spitzen Präpariernadeln in Flüssigkeit vorgenommen werden. Man drängt die Fasern auseinander bis kleine Klumpen zu sehen sind. Soll das feine Grundgerüst eines zellreichen Organs (Milz, Lymphknoten, Knochenmark) untersucht und dargestellt werden, so **pinselt** man dünne Schnitte in physiologischer Lösung (s. S. 5) vorsichtig ab oder spült dickere Stückchen unter sanftem Wasserstrahl. Auch durch leichtes Schütteln können mobile Zellen entfernt werden.

Um bestimmte Gewebselemente hervorzuheben, kann man unerwünschte Bestandteile **verdauen** (fermentative Auflösung). Durch *Pepsin* (0,5 g Pepsin. sicc. in 100 ml 0,2%iger HCl) wird Kollagen in

6–14 Std. bei 37 ° aufgelöst, so daß die elastischen Fasern, Fette und Kohlenhydrate übrigbleiben. Bei der *Trypsin-Verdauung* (0,3 g Trypsin. sicc. in 100 ml 0,3⁰/₀ig $NaHCO_3$) gehen in 12–24 Std. Eiweiß, Mucin, Mucopolysaccharide, elastische Fasern und Fett (nur bei anschließendem Entfetten) in Lösung; Kollagen und Silberfasern bleiben erhalten. Mit Ausnahme von Formalin, Osmiumsäure und Chromsäure ist eine Verdauung auch nach der Fixierung möglich. Gegen den Bakterienbefall gebe man immer einige Thymolkristalle zu. Alle durch Ausstrich, Mazeration, Verdauung, Isolation oder Zerfaserung hergestellten Präparate können direkt mikroskopiert werden.

4. *Anhang:* Histologische Präparate vermitteln nur einen zweidimensionalen Eindruck. Um räumliche Beziehungen analysieren zu können, ist man auf **Rekonstruktionen** angewiesen. Hierfür schneidet man aus lückenlosen Schnittserien (s. S. 76) nach Projektion unter stets gleicher Vergrößerung auf dünnes Zeichenpapier und Umrißübertragung Wachsplatten aus (Prinzip des Ausrädelns wie beim Zuschneiden eines Kleides). Dabei bestreicht man die Oberfläche der Wachsplatte mit Talkum (einige gr. Talkum mit Lackverdünner [Amylester] verrühren und aufstreichen). Dann wird das Papier zum Durchzeichnen aufgelegt und ausgerädelt. Nach dem Ausschneiden wird das Talkum abgewaschen. Die Platten von maßstabgerechter Dicke fügt man zusammen, glättet den Körper (Abb. 7) und fertigt von dem Wachsmodell einen Gipsausguß an (Einzelheiten s. Gaunt).

Bei 8 μ dicken Schnitten und 50facher Vergrößerung muß die Wachsplatte 0,4 mm dick sein. 1,35 mm dicke Platten von 17 x 8 cm Größe sind im Handel als Guß- oder Modellierwachs, auf dessen Dicke man die Vergrößerung abstimmen sollte (Fa. Gebdi, Heidelberg). Für die Rekonstruktion eines Nierenglomerulus sind je nach Genauigkeitsanspruch und Tier 50–2000 glatte, gleich dicke Serienschnitte notwendig. Um die Orientierung der Einzelelemente zu garantieren, wird in zwei parallele, senkrecht zur Schnittebene liegende Flächen des Paraffinblockes mit einem Laubsägeblatt je eine Furche geritzt (Abb. 8). Beide Flächen werden erst mit einer Rußlösung (Kampfer unter einer Glasplatte verbrennen, Ruß in Lackverdünner [Amylester] lösen), dann mit flüssigem Paraffin bestrichen, so daß zu jedem Schnitt zwei schwarze Striche mit Kerbe auf dem Objektträger erscheinen. Die Striche werden auf die Wachsplatte mitübertragen, so daß beim Zusammenlegen eine Leitstruktur vorhanden ist.

Mit dem Perspektomat der Fa. Forster lassen sich räumlich Bilder durch perspektivisches Überzeichnen von Schnitten erstellen. Man kann auch Stereobilder zur Betrachtung in einem Spiegelstereoskop (virtuelle Bilder) zeichnen.

Eine räumliche Vorstellung von Hohlorganen, besonders aber von Gefäßverläufen kann durch Injektion einer erstarrenden, gefärbten

Masse gewonnen werden (Celluloid, Acrylat, Plastoid, Technovit). Ist die Flüssigkeit fest geworden, wird das übrige Gewebe durch 20%ige KOH mazeriert: man erhält ein **Korrosionspräparat** (Tafel III S. 120). Die Masse muß blasenfrei bald nach der Organentnahme unter nur geringem Druck injiziert werden, weil sie sonst an ungewünschten Stellen austritt.

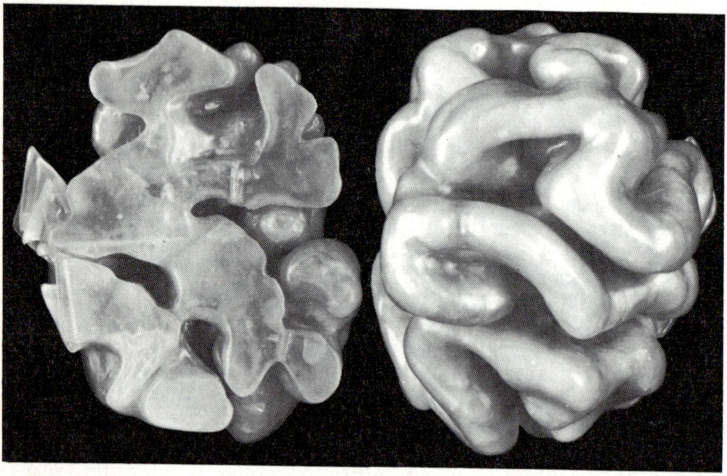

Abb. 7 Wachsplattenmodell eines Glomerulus: links in halbfertigem, rechts in fertigem Zustand (angefertigt von Dr. HEINZEL).

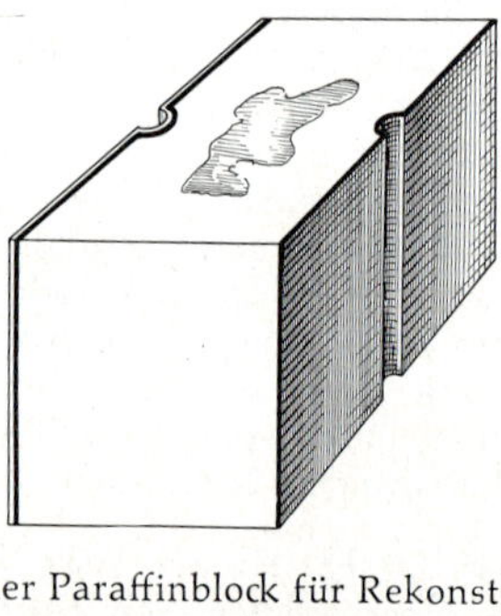

Abb. 8 Rußbestrichener Paraffinblock für Rekonstruktionen.

Durch die Injektion einer 1%igen $AgNO_3$-Lösung lassen sich Gefäßwände durch Schwärzung markieren. Anschließend darf nur mit Formalin fixiert werden. Durch die Peroxydasereaktion (s. S. 156) treten die bluthaltigen Gefäße dunkelblau auf hellem Grund hervor.

Fluoreszenzmikroskopisch gewinnt man Einblick in das Gefäßnetz durch den *Auslöscheffekt der Erythrozyten.* Man färbt formalinfixierte 100 μ dicke Schnitte flottierend 3 min. in Thioflavin S (1:10 000), spült, zieht auf und deckt mit Terpentinöl ein. Auf grünlichem Hintergrund erscheinen die Gefäße schwarz (s. Fluorochromierung S. 164 f).

Um im histologischen Schnitt bestimmte Hohlräume, Blut- oder Lymphgefäße zu kennzeichnen, kann man vor der Fixierung **Tusche** injizieren (50 g Gelatine in 100 ml H_2O bei 60 ° quellen lassen, mit Tusche verrühren) (s. Tafel VI, S. 121).

Fixierung

1. Die Grundbegriffe.

Leben und Tod eines Organismus und seiner Gewebe sind an den Ablauf von Prozessen gebunden. Es ist das Wesen der histologischen Technik, von dieser Dynamik ein statisches Bild nach Art der Momentaufnahme eines Bewegungsablaufs zu vermitteln. Mit der Fixierung soll die Unterbrechung des Prozeßhaften erreicht und der augenblickliche Zustand in einer den wahren Verhältnissen möglichst entsprechenden Form *fest*gehalten werden*). Diese Strukturerhaltung gelingt am besten im narkotisierten, noch lebenden Organismus durch Injektion, Übergießen oder Einfrieren oder unmittelbar bei der Entnahme des Gewebes. Nur so können die Lebensvorgänge momentan gestoppt werden. Jede später einsetzende Fixierung unterbricht nur Supravital- oder Sterbevorgänge (vergl. Tafel II, S. 105).

In abgestorbenen Geweben können verschiedene Prozesse in Gang kommen. Unter *Autolyse* wird die *Eigen*zerstörung durch ortsständige Enzyme ohne Gegenwart von Luftsauerstoff verstanden. Autolytisches Gewebe ist aus diesem Grunde nicht giftig. Die Geschwindigkeit dieser Selbstverdauung ist abhängig vom Fermentreichtum und daher von der Gewebeart und dem Blutfüllungszustand, von der Temperatur und daher von Körper- oder Organgröße, da Wärme in großen Volumina länger erhalten bleibt. Aus diesem Grunde kann Gewebe durch Tiefkühlen vor der Autolyse ohne Schaden bewahrt werden. Durch die Fixierungsflüssigkeit wird die Autolyse verhindert, nicht aber eine nachträgliche Einwirkung anderer frischer Fermente. Auch während der Fixierungszeit läuft die Autolyse in allen Bezirken ab, die vom Mittel noch nicht erreicht sind. Wärme fördert die Durchdringungsgeschwindigkeit, aber auch die Autolyse. Fixierung bei 0—4 ° dauert lange, bewahrt das unfixierte Material aber noch länger vor der Autolyse und ist für empfindliches Gewebe vorzuziehen. In-

*) *figo:* ich befestige; *fixus:* unveränderlich, fest.

jektion oder Betropfen des Organs am Lebenden ist das Mittel der Wahl.

Fäulnis bedeutet Gewebszerstörung unter Mitwirkung von Bakterien. Sie kann auch an fixiertem Gewebe in Gang kommen und wird durch desinfizierende Mittel verhindert (Sublimat, Formalin, Thymol etc.). Faule Organe können Infektionsquellen sein; sie können die von Bakterien gebildeten Toxine enthalten und daher giftig sein. „Leichengifte" gibt es jedoch nicht.

Die unter Anwesenheit und Mitbeteiligung von Luftsauerstoff ablaufende Zersetzung nennt man *Verwesung.*

Während das Wesentliche der Fixierung darin besteht, durch Stillstand vor allem der Enzymprozesse einen stabilen Zustand zu erreichen, bedeutet *Konservieren* nur die Bewahrung des bereits Erhaltenen. Viele, jedoch nicht alle Fixierungsmittel konservieren auch (Alkohol, Formalin – nicht OsO_4). Für eine Aufbewahrung auf lange Sicht müssen besondere Medien verwendet werden (s. S. 48 f).

2. Die Theorie des Fixierungsvorganges.

Da die Fixierung einen Abbau oder eine Umwandlung aller in der Zelle vorhandenen Stoffe verhindern soll, müssen die komplizierten physiko-chemischen Prozesse, wenn auch vereinfacht, so doch für Eiweiße, Fette und Kohlenhydrate getrennt dargestellt werden.

Bei der Fixierung der **Eiweiße,** der entsprechend der Mittel verschiedene Vorgänge zugrunde liegen können, sind die Verhältnisse besonders verwickelt. Dies hängt damit zusammen, daß bei Proteinen das Molekulargewicht und der Durchmesser so groß sind, daß die einzelnen Teilchen keine „echte" Lösung bilden können. Auf Grund ionisierter Gruppen an den Aminosäuren ($-^{\oplus}NH_3$) werden im Wasser H_2O-Moleküle fest angelagert, so daß jedes Eiweißmolekül mit einer Wasserschicht umgeben ist. Dies ist möglich, weil Wasser durch asymmetrische Lage der H-Atome auf einer Seite gering positiv, auf der anderen negativ geladen ist (Dipolstruktur) (s. Abb. 9). Diese Wasserverbindung (= Hydratation) der Eiweiße verursacht außer der Hydratationshülle, daß jedes Molekül im gleichen Sinne außen elektrisch geladen ist. Trotz des hohen Gewichtes bleiben die Teilchen durch Abstoßung und Wassermantel in der Schwebe und bilden so eine kolloide Lösung (leimähnlich) oder ein hydrophiles*) Sol, das sich auch nach langer Zeit nicht absetzt.

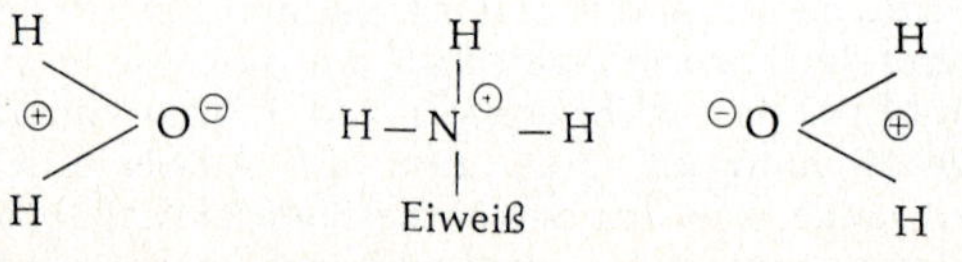

Abb. 9 Hydratationsmantel des Eiweiß.

*) *hydrophil* = wasserliebend; *hydrophob* = wasserfürchtend (wörtl.).

Wird einem hydrophilen Kolloid die Wasserhülle durch organische oder anorganische stärker wasseranziehende Mittel geraubt (konz. Lösungen von Alkohol, Aceton, Ammonsulfat), so reichen Hydratation und elektrische Abstoßung nicht mehr aus: das Eiweiß bildet Flocken und fällt aus *(Koagulation)*. Diese Flockung kann durch Zugabe genügender Wassermengen rückgängig gemacht werden; bei diesen Vorgängen verändert sich das Eiweiß chemisch nicht.

Vereinigen sich hingegen im Laufe der Zeit einige Moleküle eines hydrophilen Sols, so kann es in Folge zu großer Teilchen ebenfalls zur Flockung kommen. Dieses als „Kolloidalterung" bezeichnete Zusammenfließen von Kolloidteilchen wird auch beobachtet, wenn z. B. durch Alkoholzusatz teilweise dehydratisierte Moleküle mit ihren Hüllen zusammenfließen, Häufchen bilden und sich das Kolloid entmischt *(Koazervation)*. Einige Alterungsprozesse des Organismus könnten hierin eine Teilerklärung finden. Als Folge einer Koazervation erscheint gleichförmig und typisch nach allen Fixierungen im Kern das Chromatingerüst, das schon im Leben fällungslabil präformiert, jedoch maskiert und daher homogen vorliegt (NETTER 1959).

Erst die **Denaturierung** stellt einen Eingriff in das Eiweißmolekül dar, dessen komplizierte Helix-Struktur (s. S. 8) durch zusätzliche Bindungen aufrechterhalten wird und thermodynamisch einen unwahrscheinlichen Zustand repräsentiert. Die Lockerung oder Lösung dieser Bindungen überführt die Moleküle in eine wahrscheinlichere, thermodynamisch stabile Form. Dieser Vorgang heißt Denaturierung (Abb. 10). Er besteht aus einer echten chemischen und physiko-chemischen Veränderung des Moleküls ohne eine Änderung des prozentualen Anteils der Bausteine. Die Summenformel der Moleküle bleibt praktisch konstant, so daß eine Abspaltung von Teilstücken nicht mit Denaturierung gleichzusetzen ist. Diesem Verlust an spezifischer Ordnung, bei dem Faserproteine entstehen, folgt die Einbuße des Hydrationsmantels, so daß aus dem hydrophilen ein hydrophobes*)

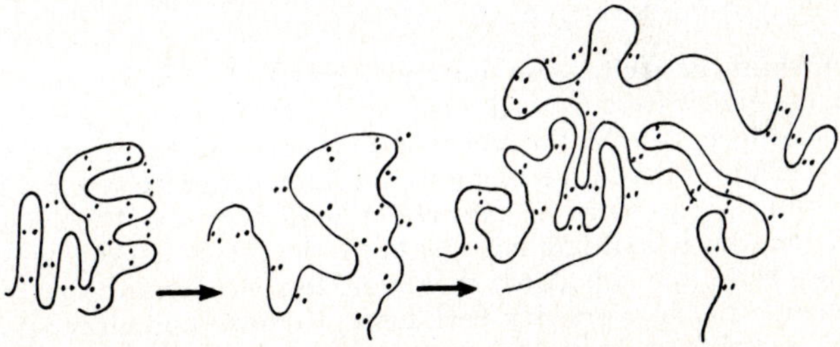

Abb. 10 Schema der Physikochemie der Eiweißfixierung.

*) Erläuterung s. S. 28.

Kolloid wird. Dabei werden die einzelnen Gruppen der Aminosäuren des Eiweiß freigelegt, weshalb denaturierte Eiweiße chemisch besser reagieren. Da peptidgruppenspaltende Fermente leichter angreifen können, wird denaturiertes Eiweiß schneller zerlegt oder verdaut (gekochte Eier werden schneller faul, Kochen bahnt die Verdauung an). Man erreicht eine Denaturierung durch Hitze, Detergentien (Seifen), Strahlen, Schütteln, Oberflächenwirkung, Chemikalien (z. B. Harnstoff, Guanidin) und H-Ionenkonzentrationsänderung.

Die durch Denaturierung entstandenen Fasermoleküle haben andere Eigenschaften als das Sphäroprotein. Die Solteilchen richten sich wegen ihrer Länge gegeneinander aus und nehmen Beziehungen zueinander auf. Dies wird durch die bei der Denaturierung freigesetzten Gruppen begünstigt. Dann kommt es wahllos zu chemischen Bindungen zwischen den einzelnen Teilchen des Sols, was als **Vernetzung** (Abb. 10) bezeichnet wird. In dieser Phase geht das *Sol* durch Denaturierung und Vernetzung in die sperrige *Gelform* über. Während beim Sol noch eine Lösung der hydratisierten Moleküle vorliegt, repräsentiert das Gel eine feste Phase, dem infolge Quellung nur wenig (freies) Wasser eingelagert ist. Die Sol-Gel-Umwandlung, die aus einer Erstarrung denaturierter Moleküle in einem neuen, wirren Raumgefüge besteht, markiert den Abschluß der Fixierung, der die Denaturierung aber vorausgeht.

Bei den chemischen Veränderungen, die bei Denaturierung und Vernetzung in Szene gehen, kann die auslösende Substanz an das Eiweiß gebunden und verbraucht werden (*Formalin-Typ* der Fixierung). Es kann aber auch durch die Denaturierung nur der Anstoß zur Vernetzung kommen (*Alkohol-Typ, Salz-* und *Säuretyp* der Fixierung).

Der Verlust der höheren räumlichen Ordnung kann auch das Ende der biologischen Wirksamkeit bedeuten. Dies spielt bei Wirkstoffen eine große Rolle. Für die Nachweisverfahren der Fermente ist diese Einbuße zu berücksichtigen.

Die Fixierung der **Fette** kann nur durch eine Änderung des chemischen Aufbaues erzielt werden, weil Lipide über keine zusätzliche Raumordnung verfügen. Alle Maßnahmen sind darauf abgestimmt, das Sauer- oder Ranzigwerden zu verhindern. Die Lipide werden durch Mikroorganismen, physikalische Umwelteinflüsse oder die Wirkung von Fermenten durch Spaltung mit Freisetzen der Karboxylgruppen sauer. Ranzige Fette, die sich durch charakteristischen Geruch auszeichnen, bestehen aus freigewordenen Fettsäuren, Ketonen und niederen Aldehyden, wobei durch Licht, Wärme oder Mikroorganismen ungesättigte Fettsäuren oxydiert worden sind. Die Fettfixierung basiert auf einer Härtung durch gezielte Oxydation der Lipide möglichst ohne Spaltung, wodurch sie weniger leicht löslich werden, oder darauf, daß unlösliche Salzbildungen erzwungen werden.

Durch die meisten gebräuchlichen Fixierungsflüssigkeiten werden die Fetttropfen der Gewebe bei der Eiweißfixierung von diesem umschlossen, so daß durch organische Lösungsmittel „Löcher" (Vakuolen) im Cytoplasma hinterbleiben. Diese Fette waren aber nicht fixiert, lediglich eingeschlossen. Gleiches trifft auf Kohlenhydrate bei normalen Fixierungslösungen zu.

Eine Fixierung niedermolekularer eiweißfreier **Kohlenhydrate** ist praktisch gar nicht, eine der höhermolekularen nur schwer möglich. Die meisten Verfahren fußen auf Fällungsreaktionen, die aber bei Übertragung in eine andere Lösung reversibel sind. Der gute Anfangserfolg ist dann vergeblich gewesen. Bei allen Arbeiten zum Zweck eines Kohlenhydratnachweises muß wegen der Löslichkeitsverhältnisse längeres Verweilen in wäßrigen Lösungen vermieden werden. Überziehen mit einem Celloidinhäutchen (s. S. 63) soll die gefällte Substanz bei der Färbung in wäßriger Farbstofflösung im Schnitt zurückhalten. Durch die Eiweißfixierung werden gröbere Kohlenhydratablagerungen zunächst fest umschlossen. Sie diffundieren aber anschließend im Wasser langsam hinaus.

3. Richtlinien für das Vorgehen bei der Fixierung.

Das Material soll möglichst *bald* und *nicht zu groß*, vor allem aber nie zu dick geschnitten werden, weil das Fixierungsmittel sonst zu langsam oder gar nicht die oberflächenfernen Schichten erreicht. Hohlorgane sollten aus diesem Grunde mit der Flüssigkeit zusätzlich gefüllt werden, wodurch außerdem durch die Wandspannung glatte Flächen geschaffen werden. In gleicher Weise kann ein Darmstück abgebunden und nach Ausspülen durch eine Füllung fixiert werden. Dünne schrumpfungs- und krümmungsgefährdete Partien lassen sich gut auf einer Korkplatte aufpinnen (vergl. S. 17).

Das richtige *Mengenverhältnis* von Objekt zur Flüssigkeit ist vor allem bei jenen Lösungen wichtig, die durch den Fixierungsprozeß verbraucht werden (Einbau des Formalins s. S. 38) oder deren Wirksamkeit durch Verdünnung abnimmt (konz. Alkohol, Aceton etc.). Als untere Grenze gelte 1:20! Das Fixierungsmittel darf aus den gleichen Gründen nur einmal benutzt werden. Es muß von allen Seiten zum Gewebe Zutritt haben. Daher dürfen nur mehrere Stückchen in einem Glas sein, wenn sie nicht zusammenkleben. Man gieße stets erst die Flüssigkeit ins Gefäß und gebe dann die Stückchen dazu, weil sie andernfalls auf dem Boden des Glases festkleben und von dieser Seite nicht fixiert werden. Über schwimmende Proben (fettreiches, luftreiches Material) legt man ein Stück Zellstoff.

Jedes Fixierungsmittel hat eine optimale *Wirkungsdauer*, die man am besten selbst ermittelt (z. B. 4%iges Formalin für 4 mm dicke Stücke bei 4 °C rd. 4 Std.), da später sich nachteilige Erscheinungen einstellen können. Die größte Gefahr liegt in einer übermäßigen Härtung, die

die Weiterbehandlung erschwert. In der Regel ist eine Fixierungsdauer über 24 Std. nur bei speziellen Mitteln erforderlich. Längere Fixierung in anderen ist nur vertretbar, wenn die Flüssigkeit auch konservierende Eigenschaften hat. Dünnere Stückchen müssen entsprechend kurzzeitiger behandelt werden. Bei Gemischen muß sich die Fixierungszeit nach der Diffusionsgeschwindigkeit des „langsamsten" Stoffes richten.

Nach neuerer Kenntnis wird die Bedeutung des *osmotischen Druckes* der Fixierungsflüssigkeit vielfach unterschätzt. Man sollte die Osmolarität der Lösung berechnen oder durch Messen der Gefrierpunktserniedrigung bestimmen und die fehlende Osmolarität auf *0,45 osm* durch NaCl, Saccharose oder Dextran ergänzen. Die Gefrierpunktserniedrigung einer 0,3 osm Lösung beträgt 0,56 °, die einer 0,45 osm 0,74 °. Sie wird mit dem Beckmann-Thermometer oder einem Gerät mit direkter Ablesemöglichkeit bestimmt (Fa. Knauer, Berlin). Schon isotonische Lösungen führen zu Schwellungen, stark hypertonische zu Schrumpfung (s. S. 5).

Um ein *optimales pH* (6—8) zu gewährleisten, setzt man den Lösungen und Gemischen eine genügende Menge einer Pufferlösung zu. Auch hierbei muß der osmotische Druck beachtet, notfalls neu bestimmt werden. Geeignet sind Phosphat-, Bikarbonat-, Collidin-, Veronalazetat- und Trispuffer.

Unter den *unerwünschten Effekten*, denen man vorbeugen soll, stehen Quellung und Schrumpfung an erster Stelle. Essigsäure hat quellende, Chromsäure, Alkohol und Aceton haben durch Beeinflussung der Wassermenge im Gel schrumpfende Nebenwirkung, die vom osmotischen Druck unabhängig sind. Eine weitere Gefahr wird in der Herauslösung von wichtigen Stoffen aus dem Gewebe gesehen. Zahlreiche Flüssigkeiten zerstören durch Veränderung des Hämoglobins die natürliche Farbe des Objekts. Vorbehandlung der Proben mit CO-haltigem Stadtgas (Explosionsgefahr) erzeugt durch Bildung von CO-Hämoglobin eine leidlich stabile hellrote Farbe (vergl. S. 48).

Durch Verdunstung der Fixierungsflüssigkeit nach langem Stehenlassen *eingetrocknete Gewebsstücke* lassen sich durch **Anfrischen** doch noch weiterverarbeiten. Früher benutzte man dazu **Antiformin** (NaClO/NaOH āā; 1 g Antiformin auf 5 ml Wasser oder von der konzentrierten Lösung 20 ml auf 80 ml mit Wasser verdünnen). Selbst völlig vertrocknete Stücke werden durch **Dimethylsulfoxyd** (DMSO), einem Weichmacher der Kunststoffindustrie, dem man 5 % Wasser zufügt, wieder bearbeitungsfähig. Bei völlig mumifiziertem Gewebe schadet selbst reines DMSO auch nach längerer Einwirkungszeit (üblicherweise 24 Std.) nicht. Die durch Antiformin, mit dem es kombiniert werden kann, hervorgerufene Verquellung, Gewebsauflösung und Gasbildung entfällt wegen einer bakteriziden Wirkung des DMSO (Stein). Als 20%iger Zusatz zu einer 2,5%igen Glutaraldehydlösung macht DMSO möglich, daß vom selben Gewebsblock Kryostat- und Araldit-(Epon-)Schnitte angefertigt werden können (ZAGURY u. Mitarbeiter).

4. Reine Fixierungsmittel.

Außer Formalin, Alkohol und Osmiumsäure werden die einfachen Fixierungsmittel niemals allein genommen, weil ihren Vorteilen zu ausgeprägte Nachteile gegenüberstehen. Schließlich liegt die Absicht der Fixierung nicht darin, ein bestimmtes Gewebselement ausschließlich und besonders gut darstellen zu können, sondern oft kommt den anfänglichen Nebensächlichkeiten unerwartet doch Bedeutung zu. Wenn dennoch die Fixierungsmittel nach ihrem Wirkungsmechanismus einzeln aufgeführt werden, so soll damit eine Charakteristik der Eigenschaften gegeben werden.

Fixierung durch Wasserentzug

Stoffe, die schnell und leicht Wasser binden, bewirken eine Fällung der Eiweiße durch Entzug des Hydratationsmantels ohne Denaturierung (Koagulation). Da sie meist zu den organischen Lösungsmitteln gehören, wird Fett herausgelöst. Polysaccharide bleiben zwar ungelöst, werden aber nicht fixiert oder konserviert.

Alkohol

Gewöhnlich wird Äthylalkohol ($CH_3 \cdot CH_2OH$), der Alkohol i. e. S. (Äthanol: klar, farblos, flüchtig, brennbar) benutzt, der in 96%iger (handelsüblicher) oder absoluter Lösung die stärkste Wirkung entfaltet. Bei kleinen Stückchen (5 mm Dicke) läßt man ihn 2–4 Std. mit dreimaligem Wechsel einwirken. Weil verdünnter Alkohol schwerer ist als konzentrierter, sollte das Gewebe vorteilhafterweise hochgelagert oder gehängt werden, weil sich der wasserhaltige Alkohol am Boden sammelt. Bei etwas größeren Stückchen besteht die Gefahr, daß durch absoluten Alkohol eine gehärtete Außenschale am Gewebsblock entsteht, die das weitere Eindringen des Alkohols verhindert. Um auch eine gute Fixierung des Zentrums zu erreichen, sollte als Kompromiß zwischen optimalem Wasserentzug und optimaler Durchdringung 70%iger Alkohol bereitstehen, der auch aus den gleichen Gründen am besten desinfiziert. 70–80%ige Lösung ist für Gefrierschnitte zu bevorzugen; anschließend muß allerdings ausreichend gewässert werden. Niedrigere Konzentrationen mazerieren.

Alkohol, Weingeist, brennt mit heißer, blauer Flamme, weshalb er Brennspiritus genannt wird. Billiger, unverzollter Alkohol ist vergällt und daher giftig. Bei einigen Spezialkernfärbungen (z. B. Darstellung der BARRschen Kernkörperchen) ist nur mit unvergälltem Alkohol das gewünschte Resultat zu erzielen. Für unverzollten, chemisch reinen Alkohol zu wissenschaftlichen Zwecken sind eine Bescheinigung und Buchführung über verbrauchte Mengen erforderlich. Alkoholreinigungen, auch verschmutzter Lösungen, durch Destillation ist gesetzlich verboten!

Absoluter Alkohol wird über weißem, geglühtem Kupfersulfat ($CuSO_4$) wasserfrei gehalten; er kann dadurch auch aus 96%iger Lösung gewonnen werden. Dabei bildet sich durch Aufnahme von Kristallwasser blaues Kupfervitriol ($CuSO_4 \cdot 5H_2O$), das wieder ausgeglüht werden kann (Abzug benutzen). Am günstigsten wird ein Filtrierpapierbeutel mit Kupfersulfat in die Flasche gehängt und nach Blaufärbung ausgetauscht. Zugabe eines kleinen Marmorstückchens in den Beutel verhindert ein saures pH durch freigesetzte Säure. Die Wasserfreiheit des Alkohols läßt sich durch Messung des spezifischen Gewichtes mit einer Spindel bestimmen. Die Zugabe von Calciumcarbid (CaC_2), das infolge der Aufnahme etwa vorhandenen Wassers durch Azetylen-Perlen eine Trübung entstehen läßt ($H-C \equiv C-H$), ist eine Probe auf Wasserfreiheit. Wasserfreier Alkohol bleibt dann klar.

Alkohol fällt die Proteine, Glykogen und Schleime rasch. Dabei bleiben die Nukleoproteide und Glykogen wasserlöslich. Hämoglobin wird langsam, Lipide werden schnell gelöst. Trotz ziemlich starker Schrumpfung und Härtung werden die Resultate gut.

Bei der Glykogenfällung wird mit dem Eindringen des Alkohols in die Zelle das Glykogen, evtl. auch der Zellkern, bis zur entgegengesetzten Zellmembran mitgenommen. Artefiziell wird Glykogen auf der dem Eindringen gegenüberliegenden Seite angereichert (Abb. 11). Das durch Konzentrationsunterschiede entstehende Phänomen wird *Substanzflucht* genannt und teilweise durch Hochlagerung des Gewebes verhindert (s. o.).

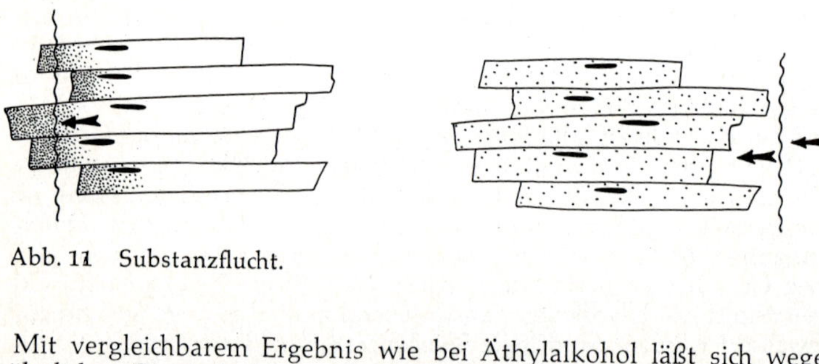

Abb. 11 Substanzflucht.

Mit vergleichbarem Ergebnis wie bei Äthylalkohol läßt sich wegen ähnlicher Eigenschaften auch **Methylalkohol** (H_3COH; Holzgeist: farblos, flüchtig, brennbar, giftig, billig) verwenden. Besonders gut werden Blutausstriche fixiert. Entwässerung wird mit Kupfersulfat vorgenommen. Als Zusatz zu Formalin verhindert er dessen Polymerisation (s. S. 38).

Aceton

Wegen des abrupten Wasserentzuges verursacht Aceton ($CH_3 \cdot CO \cdot CH_3$, flüchtig, farblos, brennbar) erhebliche (störende) Schrumpfung. Man erhält nur orientierende Bilder. Daher soll nur solange wie unbedingt notwendig fixiert und dann sofort eingebettet werden (Fixierungsdauer maximal 2 Std., bei dünnen Stücken 20 min.). Bei —4 ° eignet es sich in der Enzymhistochemie zur Fixierung. Entwässert wird auch Aceton durch Kupfersulfat. Aceton wird gern zum Entwässern fixierter Materialien bei Kunstharzeinbettungen genommen.

Fixierung durch Salzbildung

Die rasche Fixierung der Oberfläche wird mit dem Nachteil eines langsamen Eindringens erkauft, wodurch die Fixierung leicht uneinheitlich ausfällt. Alle Stoffe werden nur in Gemischen benutzt, da sie beträchtlich härten.

Sublimat

Das kristalline, weiße, sehr giftige Pulver ($HgCl_2$) fällt in 5—6⁰/₀iger Lösung Proteine durch Schwermetallsalzbildung unter Weißfärbung des Gewebes; dabei bleiben diese Salze in KJ löslich. Eine anschließende Entfernung störender Sublimatniederschläge durch KJ darf nur erfolgen, wenn eine Behandlung mit 70⁰/₀igem Alkohol vorausgeht oder wenn Sublimat in stark saurem Fixiergemisch zur Anwendung kam und die Proteine denaturiert sind. Die Niederschläge werden dann mit 70⁰/₀igem Jodalkohol während einiger Stunden entfernt (3 g KJ in 10 ml H_2O + 2 g J_2 in 90 ml abs. Alkohol; hiervon eintropfen in 70⁰/₀igen Alkohol bis zur Cognac-Farbe). Nach dem reichlichen Spülen in 70⁰/₀igem Alkohol wird überschüssiges Jod in einigen Stunden durch 0,25⁰/₀ige wäßrige Natriumthiosulfatlösung ($Na_2S_2O_3$) beseitigt. Sublimat härtet, führt zu starker Schrumpfung und dringt unterschiedlich rasch ein (in 5 Std. 5 mm tief). Kern- und Zellstrukturen kommen gut zur Darstellung. Unfixierte später zugegebene Fermente zersetzen das Gewebe weiterhin.

Kaliumbichromat

Das gelbrote wasserlösliche Salz ($K_2Cr_2O_7$) ist ein starkes Oxydationsmittel. Die meisten Eiweiße werden ohne Präzipitation fixiert, indem das Chromat mit den Hydroxylgruppen der Proteine reagiert. Dadurch wird die Zahl der basischen Gruppen (NH_2—) größer und die Acidophilie des Eiweiß nimmt zu. Lipide werden durch Oxydation fixiert, so daß Mitochondrien gut erhalten bleiben. Zellkernbestandteile werden z. T. gelöst, Zellkerne bleiben homogen. Nach dem Anwenden ist gutes Wässern erforderlich.

Uranylazetat

Das in gelben Oktaedern kristallisierte Salz ($[CH_3 \cdot COO]_2 UO_2 \cdot 3H_2O$) ist ähnlich wie das gelbgrüne Uranylnitrat ($UO_2 [NO_3]_2 \cdot 6H_2O$) gut in Wasser löslich, zersetzt sich aber am Licht. Als 2–3%iges Fixierungsmittel allein wird es kaum noch benutzt, obwohl es ohne Härtung gut fixiert. Daher muß anschließend gut entwässert werden. Wegen der elektrostatischen Adsorption der Uranylionen (UO_2^{++}) an die negativen Gruppen des Proteids wird es hauptsächlich zum Kontrastieren der OsO_4-Lösung zugesetzt.

Pikrinsäure

Die goldgelben, nadelförmigen Kristalle (Trinitrophenol) sind sehr giftig, explosiv und zu etwa 2% wasserlöslich. Pikrinsäurelösung fällt Eiweiß als Proteinpikrate mit Schrumpfung ohne Härtung, wobei diese wasserlöslich bleiben. Daher muß die Pikrinsäure nach dem Fixieren durch Spülen in Alkohol (70–80%) entfernt werden, was durch Zusatz von einigen Tropfen Ammoniak gefördert wird. Sie ist für Celloidin-Einbettung nicht empfehlenswert und hat allgemein ein geringes Diffusionstempo.

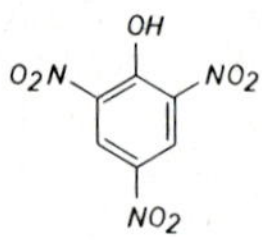

Trinitrophenol

Fixierung durch Änderung des Quellungszustandes

Die Kraft, mit der kolloide Teilchen Wasser aufnehmen, wird *Quellung* genannt. Nur geringe Quellung zeigt ein Gel, weitere Wasseraufnahme kann zum Sol führen und umgekehrt. Die Quellung der Eiweiße zeigt ein Minimum im isoelektrischen Punkt (z. B. bei pH 4,7 für Casein), nimmt mit geringer Entfernung vom I. P. zum basischen und sauren schnell zu, um dann bei hohem und niedrigem pH wieder ganz gering zu sein. Die Einstellung eines niedrigen pH durch Zugabe von Säuren führt die Eiweiße in einen Bereich minimaler Quellung, also in den Gelzustand und zur Ausfällung. Alle Stoffe dieser Gruppe dringen rasch ein und lösen Kalksalze auf.

Essigsäure

Ihre Stärke liegt in der Fällung der Nucleoproteide, so daß Zellkern und Chromosomen ausgezeichnet fixiert werden. Sie verursacht auch die „balkige" Struktur der Kerne. Cytoplasma und Mitochondrien werden hingegen nicht gut, höchstens vorfixiert. In 1–4%iger Konzentration ist Essigsäure (Acidum aceticum, CH_3COOH, konz. = Eisessig) in zahlreichen Fixiergemischen enthalten, weil sie durch Schwellung die Schrumpfungswirkung anderer Stoffe kompensiert und die Gewebe weich bleiben. Allein wird sie zur Fixierung nicht benutzt. Die blättrigen Essigsäure-Kristalle, die nur bei Temperaturen unter 17 °C vorliegen, ätzen. Als Probe auf Reinheit darf Eisessig einen Tropfen Kaliumpermanganatlösung nicht entfärben. Essigsäuredämpfe sind brennbar.

Trichloressigsäure

Die farblosen, hygroskopischen Kristalle (CCl_3COOH) ätzen und sind gut wasserlöslich. Die 5%ige Lösung, die vor allem auch zur Entkalkung benutzt wird, eignet sich zur Nervenfixierung (8–20 Std.). Wegen Schwellung des Bindegewebes darf nach TCS-haltiger Fixierung nicht gewässert werden. Weil Nukleinsäuren herausgelöst werden, ist es im übrigen 2,5%ig nur im Gemisch mit anderen Mitteln vorteilhaft im Gebrauch. Sie dient auch sonst zum Enteiweißen durch Fällung.

Sulfosalicylsäure

Im Fixiergemisch oder als 5%ige Lösung gehört sie zu den besten Fixantien, da sich auch alle Färbungen und Versilberungen anschließen lassen. Die Eiweißfällung ist quantitativ, daher dient sie in Flüssigkeiten auch zum Eiweißnachweis. Sie fixiert in 6–24 Std. im Dunkeln (!) mit optimaler Härtung ohne Schrumpfung und muß dann durch gründliches Wässern entfernt werden. Mit gleichen Teilen gesättigter Pikrinsäure garantiert sie ein besonders gutes Gelingen der Feulgenschen Nuklealreaktion.

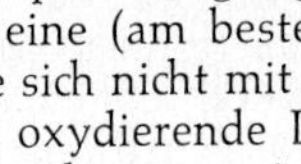

Sulfosalicylsäure

Chromsäure

Die rotbraunen, hygroskopischen giftigen Kristalle des Anhydrids (CrO_3) geben in Wasser eine (am besten 1%ige) Stammlösung von Chromsäure (H_2CrO_4), die sich nicht mit Alkohol oder Formalin mischt. Eine 0,5–0,25%ige stark oxydierende Lösung dringt über Tage hin auch in kleinste Stücke nur langsam ein, führt dabei zu einer Grünfärbung, läßt sich gut auswaschen, macht aber Nachhärtung erforderlich. Niedrige Konzentrationen mazerieren! Feinstrukturen lassen sich anschließend vor allem mit basischen Farbstoffen gut darstellen.

Fixierung durch Vernetzung

Formalin

Beispielhafter Repräsentant dieser Gruppe ist der Formaldehyd (HCHO, gasförmig, bei –21° flüssig, giftig, typischer Geruch), dessen wäßrige Lösung Formalin, mit Handelsnamen Formol genannt wird. In der Kälte fällt aus hochprozentigen Lösungen ein Polymerisationsprodukt, Paraformaldehyd ($[HCHO]_n$), aus, das in der Wärme unter

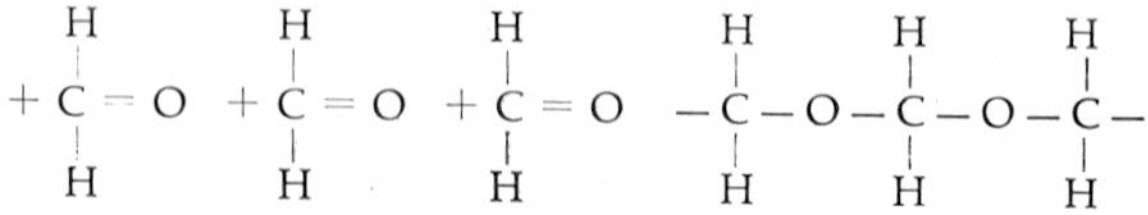

Beispiel einer Polymerisation (Formaldehyd → Paraformaldehyd)

Zusatz von etwas NaOH infolge Zerfalls wieder in Lösung geht. Zwar nimmt mit dem Niederschlag nicht die Brauchbarkeit, aber die Konzentration des Formalin ab. Lichteinwirkung setzt Ameisensäure (HCOOH = Acidum formicicum) frei. Daher bewahrt man die Lösung in dunklen Flaschen oder zusätzlich noch über einem Bodensatz aus Kalk ($CaCO_3$), besser mit einem Stück Marmor (kristalliner Kalk), Kreide*) oder Dolomit ($CaMg[CO_3]_2$) auf, die die Säuerung als Folge der Ameisensäureentstehung unter Bildung von H_2O, CO_2 und Ca-formiat verhindern. Auch der Fixierungsvorgang zahlreicher Gewebe läßt in kleinen Mengen Ameisensäure entstehen, so daß entweder mit Entkalkung zu rechnen ist oder durch Zusatz eines Puffers (Phosphatpuffer s. S. 5) oder von Karbonaten oder Bikarbonaten diese Nebenwirkung ausgeschaltet werden muß („Neutralformol"). Man kann vor Gebrauch das pH mit Indicatorpapier prüfen.

Der Fixierungsvorgang beruht auf einer Vernetzung der Eiweiße untereinander, indem ein Formaldehydmolekül an ein Eiweißmolekül angelagert wird und durch Verbindung mit einem weiteren Proteinmolekül eine „Brücke" zwischen beiden schlägt. Diese Methylenbrücke ($-CH_2-$) kann durch Bindung an Amino-, Imino-, Peptid-,

$$R-H + \mathbf{HCHO} \rightarrow R-\mathbf{CH_2OH} + HR^1 \rightarrow R-\mathbf{CH_2}-R^1 + H_2O$$

Guanidyl-, Hydroxyl-, Carboxyl-, SH-Gruppen und an aromatische Ringe die Eiweiße vernetzen, wodurch das Formalin verbraucht wird. Man wechsle daher oder erneuere die Lösung und benutze sie nicht zweimal. Bei alkalischer Reaktion reagieren viele Gruppen nicht, so daß Neutralformol nicht pH 8 überschreiten darf. Auf Grund dieses Fixierungsvorganges bleiben zahlreiche Enzyme aktiv (alkalische und saure Phosphatase, unspezifische Esterase, Sulfatase, Lipase, Phosphoamidase). Dehydrogenasen und Cytochromoxydasen werden inaktiviert. Kohlenhydrate selbst werden durch Formalin nicht fixiert Durch Vernetzung des umgebenden Eiweiß werden sie aber zunächst eingeschlossen und behalten ihren Standort, so daß durch Zusätze oder Nachbehandlung bessere Ergebnisse erzielt werden (für Mucopolysaccharide Pb-Salze, für Kohlenhydrate Alkohol und Pikrinsäure-

*) N. B. = Kalkkreide (denn Tafelkreide ist Gips $CaSO_4 \cdot 2H_2O$).

gemisch). Auch bei Fetten kommt eine Vernetzung der Moleküle untereinander in Betracht, wie sie als Beispiel bei der OsO_4-Fixierung (s. u.) deutlich wird. Zusätze von Cd- oder Co- oder Cr-Salzen verbessern das Resultat; Oxydantien, die O_2 an Fette abgeben, stabilisieren am besten. Nukleinsäuren (Kerne) lassen sich wegen Blockierung wichtiger Gruppen nach Formalinfixierung schlechter färben. Daher ist Formalin für Blutbilder nicht empfehlenswert. Nach langzeitiger Fixierung wird DNS in saurer Lösung sogar herausgelöst, so daß Gewebe bei Formalinaufbewahrung *ohne Marmorzusatz* nach Jahren *nicht* mehr *kernfärbbar* sind. Essigsäurezusatz bei der Fixierung schafft eventuell Abhilfe. Mitochondrien und Golgi-Apparat werden gut fixiert. Formalin eignet sich notfalls auch für eine Fixierung zur elektronenmikroskopischen Untersuchung. Glykogen und Harnsäure werden herausgelöst.

Auf Grund der geringen Kosten, der einfachen Handhabung und der guten Resultate ist Formalin trotz des Geruchs das universelle Fixierungsmittel geblieben, das ohne starke Schrumpfung, jedoch konzentrations- und zeitabhängig mit Härtung fixiert. Zudem bleibt das Material mit Marmorstückchen jahrelang haltbar. Zu hart gewordene Stücke werden in 10%iger Zitronensäure aufgeweicht. Gute Resultate bekommt man mit 4%iger, bessere mit 8–10%iger Lösung (1 Teil 40%iges F. + 3 Teile H_2O) in spätestens 24 Std. Die 4%ige Lösung dringt mit geringer Härtung über Nacht (16 Std.) 4 mm tief, in 40 Std. 6 mm tief von beiden Seiten in ein größeres Leberstück ein, 10%iges mit stärkerer Härtung hingegen in 16 Std. 6 mm, in 40 Std. 15 mm tief. Daher ist ein 4 cm dickes Stück mit 10%igem Formalin in 40 Std. ganz, mit 4%igem nicht einmal zur Hälfte fixiert. 5 mm dicke Gewebsscheiben sind bei Zimmertemperatur in 5 Std., im Thermostaten (35–70 °) in einigen Minuten sicher vollständig fixiert (für Schnellschnittdiagnostik). Obwohl eine 3%ige Formalinlösung mit einem osmotischen Druck von 1000 mosm stark hyperton im Vergleich zum normalen (300 mosm) und abgestorbenen Gewebe (etwa 450 mosm) ist, sieht man bei Verwendung einer bis etwa 6%igen Konzentration keine wesentlichen Schrumpfungen.

Mit dem aus Erythrozyten ausgetretenen Hämoglobin entstehen durch Abbau dunkelbraune, unregelmäßig verteilte, doppelbrechende Niederschläge von sog. *Formalinpigment.* Wenn dies stört, kann es durch Einstellen der Schnitte in alkalische Alkohollösung in 15 min. bis 4 Std. entfernt werden:

entweder: 1 Teil 1% KOH + 99 Teile 80% Alkohol (Verocay)

oder: 5–1 Teil 1–5% Salmiakgeist + 95–99 Teile 70% Alkohol (Kardasewitsch)

anschließend 2mal 5 min. in Aq. dest. waschen und 5 min. in 80% Alkohol nachspülen. Mit der besseren Lösung nach Kardasewitsch wird allerdings auch Malariapigment entfernt.

Glutaraldehyd

Die Verwendung von Glutaraldehyd, einer öligen, in 25%iger Lösung käuflichen Flüssigkeit, dessen Fixierungsvorgang dem des Formalin sehr ähnlich ist, bringt zahlreiche Vorteile und übertrifft z. T. die Fixierung mit OsO_4. Da erst seit 1958 (Bahr) gebräuchlich, erfreut er sich zunehmender Beliebtheit vor allem für die Gehirnfixierung

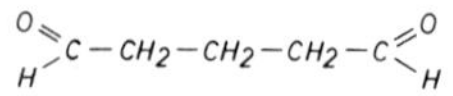

Glutaraldehyd (Mg : 100,12)

und für Ultradünnschnittechnik, wofür eine Kontrastierung durch OsO_4-Nachbehandlung möglich und gut ist. Optimale Resultate erhält man mit Konzentrationen zwischen 1,0% und 6,25%. Da eine 1-%ige Lösung nur einen osmotischen Druck von 100 mosm hat, sollte daher bei niedrigen Konzentrationen die fehlende Osmolarität bei intravitaler Fixierung bis 350 mosm, bei postmortaler Fixierung bis 450 mosm ergänzt werden. Für 1000 ml 1%ige phosphatgepufferte Glutaraldehydlösung von 400 mosm pH 7.3 nimmt man 2,98 g $NaH_2PO_4 \cdot H_2O$, 30,4 g $Na_2HPO_4 \cdot 7\,H_2O$ und 40 ml 25%iges Glutaraldehyd. Oder man verdünnt die Stammlösung mit Phosphatpuffer 1,8 g $NaH_2PO_4 \cdot H_2O$ + 23,25 g $Na_2HPO_4 \cdot 7\,H_2O$ in 1000 ml H_2O) oder Cacodylatpuffer (0,1 M bei pH 7,2), bestimmt den osmotischen Druck durch Ermittlung der Gefrierpunktserniedrigung und reguliert diesen durch Zugabe von $CaCl_2$. Isotonische Lösungen (0,3 osm) führen zu Gewebe- und Zellschwellungen. Genaue Vergleichsuntersuchunwurden von Maunsbach durchgeführt. Er empfiehlt zur Verdünnung auch eine Tyrode-Lösung mit nur 3/4 der vorgeschriebenen NaCl-Konzentration (s. S. 5). Kleine Stücke fixieren in 1—6 Std.; man kann das Gewebe aber auch länger in Glutaraldehyd aufbewahren und wäscht dann in Phosphatpuffer aus. Ausgezeichnet eignet sich Glutaraldehyd zur Ganzkörperfixierung. Man injiziert durch die Aorta ascendens bei 18 °C eine Lösung, die 3% Glutaraldehyd, 3% Glucose in 0,1 M Cacodylat-Puffer (pH 7,4) enthält. Durch einen 20%igen Zusatz von Dimethylsulfoxyd erreicht man, daß vom fixierten Gewebe Kryostat-, Paraffin- und Aralditschnitte angefertigt werden können (Zagury u. Mitarb.).

Osmiumsäure

Der Fixierungsvorgang der Osmiumsäure (OsO_4, goldgelbe, flüchtige, wasserlösliche, teure Kristalle, abgewogen zu 0,1—1,0 g in Ampullen im Handel) ist nur für Fette und Lipoide hinreichend aufgeklärt. Man diskutiert aber für die Eiweißfixierung ähnliche Vorstellungen. Wegen ihres geringen Durchdringungsvermögens (0,5 mm/Std.) ist die Anwendung auf die Ultradünntechnik mit ihren kleinen Gewebsproben beschränkt, obwohl sie unbestritten die besten Resultate liefert. Die Dämpfe der OsO_4-Lösung schädigen die Schleimhäute von Mund und Nase (rauhe Kehle!) und die Hornhaut; daher sollte mit ihr nur mit Schutzbrillen oder besser noch im Digestorium hantiert werden.

Bei allen Lipiden reagiert OsO_4 mit den Doppelbindungen unter Ausbildung von Peroxydverbindungen:

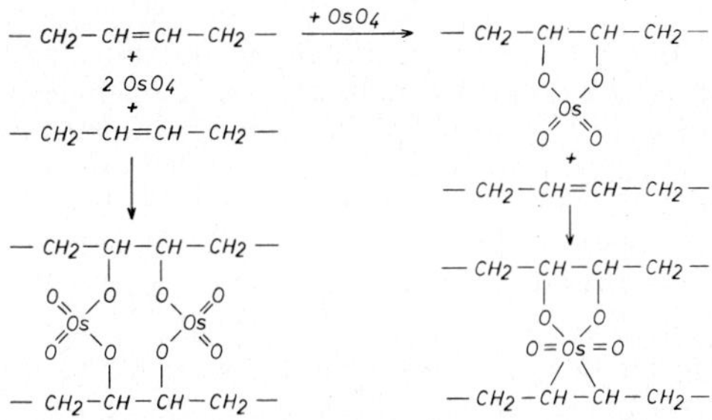

Dabei kann es zur Brückenbildung zwischen zwei Molekülen durch ein oder zwei OsO_4-Gruppen kommen. In beiden Fällen entsteht eine der Vernetzung sehr ähnliche Zusammenlagerung. Sind mehrere Doppelbindungen in einem Molekül vorhanden, so führt die Fixierung mit OsO_4 eine Polymerisierung nach Art einer Vernetzung herbei. In Folge ähnlicher Anlagerungen an Polysaccharide ist eine Freisetzung von Aldehydgruppen zum Nachweis mit der PAS-Reaktion ohne Entfernung des OsO_4 (durch H_2O_2) nicht möglich (SASSE). Bei der OsO_4-Entfernung zerfallen auch die Fette an der Stelle der früheren Doppelbindung unter Glykolbildung und geben eine positive PAS-Reaktion. Daher ist OsO_4 für eine geplante PAS-Reaktion zur Fixierung ungeeignet. Sie gibt aber sonst wegen der geringen Schrumpfung die besten Resultate für alle Bausteine und durch Einbau des Metalls Os Kontraste für elektronenmikroskopische Bilder. Bei zu langer Fixierung mit OsO_4 können die Bindungen durch Überoxydation wieder zerfallen, wobei auch dann die Moleküle an der Stelle der früheren Doppelbindung gespalten werden.

Die Reaktion läuft bei Eiweißen vergleichbar ab. Dabei kommen folgende reaktive Gruppen der Proteine zur Bindung in Betracht:
–SH, $-NH_2$ ≡N, –S–, –OH (2mal endständig), –CHO. Aus diesem Grunde sind bei Eiweißen zahlreiche Formen der Vernetzung möglich. Da einige SH-Gruppen bei Eiweißen nicht genau bekannt sind, ist die Aufklärung der Vorgänge schwierig. Entscheidend ist der Gehalt an den Aminosäuren Tryptophan, Cystein und Histidin. Daher kommt eine OsO_4-Fixierung für die Enzymhistochemie nicht in Frage. Da OsO_4 die gleichen vernetzungsfähigen Gruppen der Proteine wie Formalin besetzt, wird eine Osmiumnachfixierung nach einer Forma-

linfixierung, bei der die Stellen schon gebraucht wurden, keine weitere Vernetzung erreichen, sondern im wesentlichen nur eine Kontrastierung durch Ablagerung von metallischem Osmium. Eine ähnliche Niederschlagsbildung von reduziertem OsO_4 läuft der gewöhnlichen OsO_4-Fixierung immer parallel. Weiteres überschüssiges OsO_4 muß durch Waschen entfernt werden.

In der Praxis wird nur gepufferte OsO_4-Lösung angewendet. Man reinigt die Ampulle von außen sorgfältig und wirft sie nach dem Öffnen mitsamt Inhalt in die vorberechnete Flüssigkeitsmenge. Da OsO_4 durch Licht zersetzt wird, läßt man den stundenlangen Lösungsvorgang im Dunkeln ablaufen. Alle Fixierungslösungen sollen hypertonisch sein (0,45 osm), was durch Zusatz von Dextran oder Saccharose erreicht wird. Die bewährten Puffer sind in Tab. 5 für 1—3%ige OsO_4 zusammengestellt. Dabei ist die Puffersubstanz wegen der Anlagerung an Strukturen wichtiger als der genaue pH-Wert.

Tab. 5 **Pufferung zur OsO_4-Fixierung** (nach WOOD u. LUFT)
(nach unten abfallend gute Resultate und ohne Korrektur der Osmolarität, alle Puffer pH 7,4)

Puffer zu 1–3 1/3 % OsO_4	Schneidbarkeit	Kontrastierung für Elmiskop	Färbbarkeit f. Lichtmikroskop
1. 0,067 M Collidin (= 2,4,6-Trimethylpyridin)	gleichmäßig gut	Uranylacetat (Pb)	weiche Farben
2. 100 ml 0,3 M $NaHCO_3$ 2,5 ml 1 N HCl	gut	Pb Uranylacetat	mittel stark ∅ Mitochondrien
3. 0,067 M Phosphatpuffer s. S. 5	weniger gut	Pb (Uranylacetat)	kräftig
4. 0,056 M Veronalacetatpuffer	weniger gut	Pb Uranylacetat	mittel stark ∅ Mitochondrien

Fixierungsgemische

Die Gemische sollen durch günstige Zusammenstellung Nachteile des einen Stoffes durch Vorteile eines anderen ausgleichen. Eine sind auf besondere Materialien, andere auf spezielle Fragestellungen ausgerichtet. Aus der Vielzahl gebräuchlicher Gemische wird eine Auswahl bewährter Lösungen gegeben.

Formalinhaltige Gemische

Das ORTHsche **Gemisch** (1 Teil Formalin und 9 Teile MÜLLERsche Lösung (s. S. 24) = MÜLLER-Formol) bringt in 24—28 Std. gute Resultate. Die Wirksamkeit des Na_2SO_4 wird bezweifelt. Wir lassen es ohne Schaden fort. MÜLLERsche Lösung allein soll zur Fixierung von Rükkenmark (8—14 Tage!) geeignet sein, MÜLLER-Formol hat den gleichen Anwendungsbereich wie reines Formalin; günstig für Gefrierschnitte.

Das BOUINsche **Gemisch** (15 Teile ges. Pikrinsäure, 5 Teile Formalin, 1 Teil Eisessig) ist eines der besten Gemische (2—24 Std.) und eignet sich vorzugsweise für Embryonen. Nach beendeter Fixierung wird mit 80⁰/₀igem Alkohol gewaschen bis zur vollständigen Entfärbung, was durch 1 Tropfen Ammoniak auf 100 ml beschleunigt wird.

HELLYsches **Fixierungsmittel:** 100 ml MÜLLERsche Lösung (S. 24), 5 g Sublimat, 5 ml Formalin (1—6 Std.). Wegen guter Fixierung der Kern- und Plasmastruktur für Knochenmark und cytologische Untersuchungen geeignet, da die Granula gut herauskommen. Die Lösung härtet nicht. Sublimatkörner werden wie Seite 35 beschrieben entfernt.

HEIDENHAINsches **„Susa“:** 4,5 g **Su**blimat, 0,5 g Koch**sa**lz, 4 ml Eisessig, 2 ml Trichloressigsäure, 20 ml Formalin, 80 ml Wasser (1—12 Std.), anschließend in 80⁰/₀igen Alkohol bringen. Das Gemisch dringt rasch ein und eignet sich besonders für dünnes Material (Warburg-Schnitte) und Azan-Färbung. Man beachte, daß entkalkt wird. Fixiertes Gewebe kann in 70⁰/₀igem Alkohol aufbewahrt werden.

SCHAFFERsches **Fixierungsmittel:** 2 Teile 90—96⁰/₀ Alkohol, 1 Teil Formalin (1—2 Tage), waschen in Alkohol. Vielfältig für 5 mm dünne Stücke geeignet.

CIACCIOsches **Fixiermittel:** 80 ml 5⁰/₀iges K-bichromat, 20 ml 40⁰/₀iges Formalin, 5 ml Eisessig (48 Std.). Für Fette und Lipoide geeignet. Man wässert 24 Std. in strömendem Leitungswasser.

Bleinitrat-Formalin nach LILLIE: 8 g Bleinitrat, 80 ml abs. Alkohol, 10 ml 4⁰/₀iges Formalin, 10 ml Wasser (24 Std.). Für Mastzellen und Mucopolysaccharide geeignet.

MAXIMOWsches **Gemisch:** besteht aus Zenker und Helly āā (1—6 Std.) und hat gleichen Anwendungsbereich.

CAJALsches **Brom-Formol-Gemisch:** 15 ml Formalin, 2 g Ammoniumbromid, 85 ml Wasser. Wird zur Glia-Imprägnation benutzt. Nach der Fixierung (2—25 Tage!) muß gut gewässert werden.

LISON-VOKAERsche **Glykogenfixierung:** 85 ml in 96⁰/₀igem Alkohol gesättigte Pikrinsäure, 10 ml Formalin, 5 ml Eisessig. Kleine Proben werden im Kühlschrank 5—10 Std. oder in der Kühltruhe (—70 °)

18–24 Std. mit praktisch quantitativer Erfassung des Glykogen fixiert und dann über abs. Alkohol eingebettet.

Muskelfixation: Gewebe einige Stunden in feuchter Kammer aufbewahren. Dann 24 Std. in einer Mischung, die 5%iges Formalin, 5%ige Trichloressigsäure und 1% Platinochlorid enthält, fixieren, anschließend ohne Entwässern in 96%igen Alkohol, öfters wechseln, dann einbetten Paraffin. Es ist vorteilhaft für gute Muskelquerschnittpräparate, wenn die Probe bei der Entnahme zum Spannen auf ein Hölzchen (z. B. Zahnstocher) gebunden und gespannt fixiert wird.

Formalinfreie Gemische

CARNOYsches **Gemisch:** 60 ml abs. Alkohol, 30 ml Chloroform, 10 ml Eisessig. Dringt in 1 Std. 1 mm tief ein und macht ein gutes Allgemeinergebnis. Man soll höchstens 24 Std. fixieren und dann über abs. Alkohol in Paraffin oder Celloidin einbetten.

ZENKERsche **Flüssigkeit:** 100 ml MÜLLERsche Lösung (S. 24), 5 g Sublimat; vor Gebrauch Zusatz von 5 ml Eisessig (12–24 Std.). Gutes allgemeines Fixierungsmittel bei 5 mm Gewebsdicke für alle Färbungen, besonders für Azan und GOLDNER (wegen Sublimatniederschlägen s. S. 35).

FLEMMINGsches **Gemisch:** 15 ml Chromsäure (1%), 4 ml OsO_4 (2%), 1 ml Eisessig (24 Std. bis 2 Tage). Vor Gebrauch frisch ansetzen. Ohne Eisessig werden die Strukturen besser, die Durchdringung nimmt aber ab. Für Cytologie und Mitosen bei dünnen Schnitten geeignet. Durch die Elektronenmikroskopie ist die Bedeutung lichtmikroskopischer Beobachtung von Ultrastrukturen und damit der Nutzen dieser Lösung zurückgedrängt worden.

CAJALsche **Neurofibrillenfixierung:** 40 ml Pyridin, 30 ml 96%iger Alkohol. Nach 24 Std. wird 24 Std. gewässert und für diese Sonderfärbung vorbereitet.

SANNOMIYAsche **Flüssigkeit:** 3 g Sulfosalicylsäure, 5 ml Eisessig, 95 ml abs. Alkohol. Das frisch bereitete Gemisch ist besonders zum Nachweis von Glykogen, Myofibrillen und Sekretgranula zusammengestellt. Nach 3–12 Std. schrumpfungsfreier Fixierung im Dunkeln wird mit abs. Alkohol gewaschen.

Übersicht der Fixierungsflüssigkeiten nach dem Untersuchungsziel

(Geordnet nach der Eignung: das günstigste steht voran.)

Übersichtspräparate:	Formalin, Bouin, Zenker, Schaffer
Cytologie (Blut):	Helly, Zenker, Flemming
Plasmastruktur:	Helly, Maximow, Zenker
Mitochondrien:	Flemming, Zenker, Formol

Myofibrillen:	Sannomiya, Susa
Harnsäure:	abs. Alkohol
Lipide:	OsO_4, Ciaccio, Sulfosalicylsäure
Glykogen:	Lison-Vokaer, Carnoy, Alkohol
Mucopolysaccharide:	Lillie
Kalk:	neutrales Formalin, Alkohol
Neurofibrillen:	Cajal (Pyridin)
Gewebe	
Knochen:	Helly, Formalin, Susa
Knorpel:	Helly, Lillie, Formalin
Blutbildungsorgane:	Maximow, Helly
Blutausstrich:	Methylalkohol
Muskulatur:	Susa, bes. Muskelfixation, Sannomiya
Nervensystem:	Cajal (Brom-Formol), Formalin
Drüsen:	Bichromat, sublimathaltige Flüssigkeit
Aorta, Gefäße:	Sannomiya, Lillie, Maximow
Darm:	Schaffer, Susa
Niere:	Orth
Nebenniere:	Bichromathaltige Flüssigkeiten
Hoden:	Carnoy, Bouin
Hypophyse:	Bouin
Punktionsflüssigkeit:	Äther/Alkohol āā
Elektronenmikroskopie:	OsO_4, Formalin + OsO_4, Glutaraldehyd
Fluoreszenzuntersuchungen:	Formalin (wenn möglich), kein Metallsalz

Kontrastieren und Nachkontrastieren

Das Ergebnis des elektronenmikroskopischen Untersuchungsverfahrens ist ein Schwarzweißbild, auf dem das Dargestellte infolge unterschiedlicher Durchdringung des Elektronenstrahls durch die Mikrostrukturen in verschiedenen Grautönen bis zur Schwärzung erscheint. Je weniger die Elektronen in einer Schicht stecken bleiben, um so schwärzer wird sie abgebildet. Wird einem Strukturbestandteil elektronendichtes Material angelagert, so kann es intensiver grau auf dem Photogramm nachgewiesen werden. Die Zunahme der Elektronenabsorption durch Einbau geeigneter Stoffe erreicht einen besseren Bildkontrast. Wird sie durch die Fixierungsmittel Osmium, Chrom, Wolfram, Uran, Lanthan und Thallium geleistet, heißt es Kontrastieren; bei eigens nachträglich durchgeführtem Arbeitsgang spricht man von Nachkontrastieren. Im Prinzip wird der Kontrast vermehrt.

Osmiumsäure wirkt wegen der Aufnahme in die Moleküle auch als Kontrastierungsmittel. Weil zahlreiche Gruppen mit OsO_4 reagieren, kommt eine gute „Anfärbung" zustande. Fixierung in gepuffertem $KMnO_4$ erfüllt den gleichen Zweck. Zur Nachkontrastierung eignet sich 0,5%iges Uranylacetat nach OsO_4-Fixierung und Wässern oder 1%ige Phosphorwolframsäure und 0,5%iges Uranylacetat (in 70%igem Alkohol), während der Entwässerung auf der Stufe des 70%igen Alkohols. Nach Osmiumsäurefixierung wird nicht für alle Gewebe der Bildkontrast durch diese Nachbehandlung verbessert. (Kontrastieren mit Bleizitrat s. REYNOLDS.)

Beurteilung der abgeschlossenen Fixierung

Oberstes Gebot für die gesamte Fixierung ist ein gutes Urteilsvermögen über die Qualität des Erreichten. Die primitivsten Anforderungen an eine gute Strukturerhaltung bestehen darin, daß die Lagebeziehungen einzelner Komponenten zueinander erhalten bleiben müssen. So muß ein Thrombus auf der Gefäßwand oder ein Schorf auf seiner Unterlage verblieben sein. Nach vollzogener Fixierung trennen sich verschiedene Gewebsbestandteile weniger leicht. **Zerreißungen** entstehen in der Regel durch gewaltsame größere Lageverschiebungen gegeneinander. An Grenzflächen von Arealen mit unterschiedlichem Wassergehalt kommt es bei ungleicher Schrumpfung zu Abscherkräften. Wo dicht gebautes Gewebe an ein lockeres Gefüge grenzt, wie Submucosa und Muscularis des Darmes, entstehen durch Aneinander-Vorbeischrumpfen Zerreißungen, die die Schichten völlig trennen.

Sind die Abscherkräfte geringer, so kommt es nur zur Ausbildung von kleinen unerwünschten **Schrumpfungsspalten.** Diese virtuellen Entfaltungen des Interstitium können zu so kleinen Schrumpfräumen führen, daß sie für reale Gewebsbestandteile gehalten werden. Vor allem unter dem Epithel des Darmes entstehen hierdurch die „GRÜNHAGEN-MINGAZZINIschen Räume", die lange als Realität angesehen wurden. Die Diskussion um die DISSEschen Räume der Leber und die VIRCHOW-ROBINschen Räume im Gehirn (s. Tafel I) flackert unter diesem Aspekt immer neu auf. Schrumpfungsspalten entstehen weniger leicht in frisch gewonnenem Gewebe, bevorzugt an autolytischem Material. Ihre völlige Vermeidung ist technisch sehr schwierig.

Bei gleichmäßiger Volumenänderung spielt nur für *quantitative Aussagen* die Gesamtschrumpfung eine Rolle. Sie hat für jedes Fixierungsmittel eine eigene Dimension (Tab. 6). Kennt man diese, so sind ohne weiteres Vergleichsmessungen möglich. Für Volumen- oder Flächenangaben in vivo wird man mit Hilfe schrumpfungsfreier Verfahren (Gefriertrocknung) über eine Fixationskonstante umrechnen müssen. Nach Messungen verhalten sich 5%iges Formalin und LILLIEsche Flüssigkeit bei der Niere gleich. MAXIMOW bewirkt stärkere, 96%iger Alkohol sehr starke Schrumpfung (JAHNECKE).

Tab. 6 Flächenänderungen (bezogen auf den Nativzustand) nach der Anwendung der in engere Wahl zu ziehenden Fixierungen.

Fixierung		Flächenänderung [%] a) nach Fixation	b) nach Entwässerung	nach a) + b)	c) nach Einbettung in Acrylat
1. Formol 35 %	)+	–4,16	–14,68	–18,84	–14,44
2. Formol 10 % m. isoton. Puffer pH 7,5	)+	+2,48	–12,33	– 9,85	+ 5,25
3. Formol 5 % isoton. Puffer pH 7,4		–5,79	–19,25	–25,04	– 4,11
4. Formol 5 % isoton. Puffer pH 7,1		–3,45	–17,02	–20,47	– 0,38
5. Formol-Athanol 96 % pH 7,4		+1,58	– 2,05	– 0,47	+ 8,34
6. Formol-Methanol 96 % pH 7,4		+3,29	– 1,66	+ 1,63	+ 7,91
7. Glutaraldehyd 25 %		–8,28	–12,67	–20,95	–17,76
8. Glutaraldehyd 3 % m. Ph. Puffer pH 7,5		+1,09	–17,57	–16,48	–13,49
9. Glutaraldehyd Äthanol 1:2 pH 7,5	)+	–5,72	– 7,01	–12,73	+ 7,47
10. Glutaraldehyd Methanol 1:2 pH 7,5	)+	+1,80	– 8,79	– 6,99	+18,32
11. Maximow-Gemisch		–5,61	– 0,89	– 6,50	– 4,95

)+ 4 mm anstatt 2,5 mm hohe, sonst flächengleiche Milzstückchen.

Die Fixierung soll das Gewebe auch härten. Die Härtung, die gewöhnlich mit dem Wasserentzug zustandekommt, soll nicht jenes Maß übersteigen, das durch Entwässerung vor der Einbettung noch erreicht wird.

Die *Qualität des feinstrukturellen Bildes* wird nach der Übereinstimmung mit der Natur und der Aussagekraft aus dem erstellten Präparat bewertet. Eine vollständige Naturtreue läßt sich auch bei sorgfältigem Vorgehen nicht erzielen. Vielleicht kommt die OsO_4-Fixierung den idealen Verhältnissen am nächsten. Zur Beurteilung von normalem Gewebe oder von Veränderungen muß folglich eine Gesetzmäßigkeit des histologischen Präparates erreicht werden, die auf Grund reproduzierbarer Bilder trotzdem eine exakte Aussage ohne absolute Naturtreue gestattet. *Eine für eine Struktur charakteristische, dabei nicht unbedingt naturgetreue, jedoch stets reproduzierbare und erfahrungsgemäß mit gesetzmäßiger Gleichheit auftretende histologische Erscheinung wird* **Äquivalentbild** *genannt* (Franz Nissl). Ein solches, zudem vom Fixierungsmittel einigermaßen unabhängiges Äquivalentbild ist das bei fast allen Fixierungen gleich erscheinende Kernchromatin, während die Substanzflucht durch Mittel und Material bedingt ist (fixationsabhängiges Äquivalentbild).

Bestehen keine reproduzierbaren Beziehungen mehr zur Struktur und ist ein Rückschluß auf den Zustand vor der Fixierung nicht möglich, so handelt es sich bei dem Bild um ein Kunstprodukt **(Artefakt).** Die Übergänge vom Artefakt zum Äquivalentbild können fließend sein; in einem Gewebe kann beides vorkommen. Fixationsgemische sollen die Schwierigkeiten beheben helfen.

Konservierung

Eine der häufigsten Tagesaufgaben besteht darin, von dem fixierten Gewebe nur ein Teilstück weiter zu bearbeiten und einen Rest für andere Fragestellungen oder zur Reserve zu verwahren. Zahlreiche Fixierungsmittel gestatten nur ein zeitlich begrenztes Verweilen, weil das Gewebe sonst zu hart wird oder schrumpft (z. B. OsO_4, abs. Alkohol, Susa). Bei anderen Flüssigkeiten wird zwar eine Fixierung erreicht, die Lösung schützt aber das Gewebe nicht vor einer Zersetzung (z. B. MÜLLERsche Lösung, ZENKERsche Flüssigkeit). Einfachste und beste Konservierungsflüssigkeit ist das Formalin, wenn es Marmor enthält.

Das beste Verfahren für kleine Proben macht sich die Plastikstoffe zunutze. Aus aufgerolltem Polyäthylenfolienschlauch (180 x 0,1 mm) fertigt man sich durch „Zusammenschweißen" Plastikbehälter an, in denen das Gewebe mit 5%igem Formalin luftdicht eingeschlossen wird. Man gebe ein kleines Stückchen Marmor gegen die Ameisensäure bei! Auch ein Beschriftungszettel kann in einen eigenen Schlitz eingeschweißt werden.

Formalinfixierte und -konservierte Gewebe werden fahlgrau. Soll ein Gewebe mit natürlicher Farbe konserviert werden, so kann man eine Formalinfixierung bei durchperlendem CO-haltigem Stadtgas vornehmen. Das Kohlenoxyd lagert sich fest an das Hämoglobin und färbt die Gewebe rot. Dies Vorgehen ist wegen der Explosionsgefahr gefährlich und sollte nur im Freien (nicht einmal am Abzug) durchgeführt werden. Am besten ist das System geschlossen zu halten (Abb. 12), so daß man das ausströmende Gas am Ende verbrennen kann. Mit gleicher CO-Durchströmung fixiert und konserviert man günstig

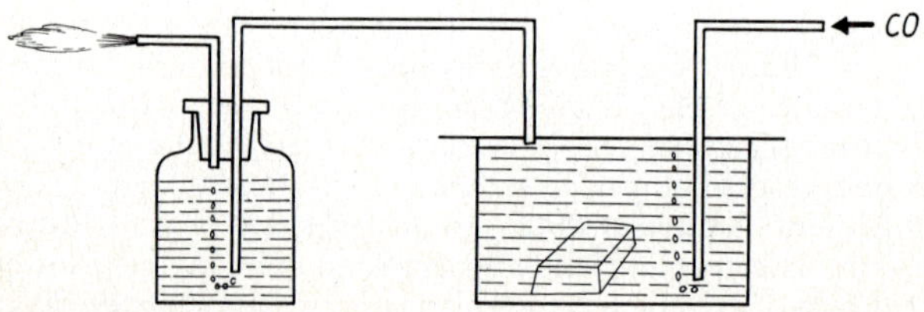

Abb. 12 Farberhaltung des Gewebes mit durchgeleitetem Stadtgas vor der Fixierung.

nach Jores durch Einlegen für einige Tage bis Wochen in: 50 g Karlsbader Salz, 50 ml Formalin, 50 ml wäßriges Chloralhydrat, 1000 ml H_2O. Karlsbader Salz ist ein Gemenge aus 22 g Na_2SO_4, 1 g K_2SO_4, 9 g NaCl und 18 g $NaHCO_3$. Nach dem Auswaschen (24 Std.) wird in 300 g K-acetat, 600 ml Glycerin plus 1000 ml H_2O aufbewahrt.

Zwei weitere Konservierungsverfahren benutzen Lösungen, die die entfärbten, 6 Tage in 10%igem Formalin fixierten Gewebe wieder zu Farbe bringen. Die Lösung nach Romhanyi (4800 ml H_2O, 1200 ml 40%iges Formalin, 120 g $Na_2S_2O_4$, 30 g K_2CO_3, 300 g NaCl, 25 ml Pyridin) muß während des 2wöchigen Einwirkens auf alkalische Reaktion geprüft und eingestellt werden; dann wird das Gewebe in dieser Lösung fest verschlossen. Ermocida benutzt erst eine Lösung, die die Farbe wiedergibt (700 ml 96%iger Alkohol, 300 ml H_2O, 20 g KJO_3) und verschließt das Organ in einer Konservierungsflüssigkeit (1000 ml H_2O, 200 ml Glycerin p. a., 80 g K-acetat, 20 g KJO_3; für Gehirne mit Blutungen: 1000 ml H_2O, 100 g Zucker, 100 ml Glycerin).

Auswaschen

Zahlreiche Fixierungsflüssigkeiten können die Einbettung oder die Färbung und Farbe ungünstig beeinflussen. Vor allem bleichen mehrere Farben unter dem Einfluß von Spuren der Fixierungsmittel aus. Dies wird durch sorgfältiges Auswaschen nach beendeter Fixierung vermieden. Einer Formalinfixierung wird längeres Wässern angeschlossen, wobei man Leitungswasser in ein mit einem Mulläppchen verschlossenes Glas laufen läßt. Kleine Gewebskrümelchen (Abrasionsmaterial, Punktionszylinder) wickelt man vorher zusätzlich in einen Tupfer ein. Plätschern und Spritzen verhindert man durch einen Bindfaden zwischen Wasserhahn und Glasgefäß. Chrom- und osmiumsäurehaltige Fixierungsflüssigkeit wird in gepufferter Lösung ausgewaschen, pikrinsäurehaltige mit 70%igem Alkohol bis zur Entfärbung, sublimat- und trichloressigsäurehaltige mit 90%igem Alkohol, was in die Einbettungsreihe hinüberleitet und wegen Schrumpfungsgefahr nicht zu lange dauern darf. Empfehlenswerte Waschflüssigkei-

Tab. 7 **Empfehlenswerte Waschflüssigkeiten für Fixiergemische**

Nach Fixierung in	Auswaschen mit	Nach Fixierung in	Auswaschen mit
Bouin	70% Alkohol	Lison-Vokaer	abs. Alkohol
Cajal	Leitungswasser	Maximow	Leitungswasser
Carnoy	abs. Alkohol	Orth	Leitungswasser
Ciaccio	Leitungswasser	Sannomiya	abs. Alkohol
Flemming	Puffer	Schaffer	80% Alkohol
Helly	Leitungswasser	Susa	90% Alkohol
Lillie	90% Alkohol	Zenker	Leitungswasser

ten nach Fixierung in Gemischen sind in Tab. 7 zusammengestellt. Beim Auswaschen mit Alkohol gehen Lipide, beim Wässern Glykogen, in Lösung. Die Waschflüssigkeiten müssen mehrfach gewechselt werden.

Entkalken und Erweichen

Mehr oder weniger hartsubstanzhaltige Gewebsteile sind nicht schneidbar und beschädigen das Messer. Daher müssen die Mineralsalze entfernt und Horn (Keratin) aufgeweicht werden. Als Mineralsalze kommen Ca-Karbonat (Kalk) und Kalzium-Fluor-Phosphat (Apatit) im Knochen und in pathologischen Kalkablagerungen vor. Indem man durch eine stärkere Säure die schwächere (H_2CO_3) aus ihren Salzen verdrängt, wird Kalzium in ein lösliches Salz übergeführt und das Gewebe entkalkt; z. B.

$$CaCO_3 + 2\,HNO_3 \rightarrow Ca(NO_3)_2 + H_2O + CO_2$$

Bei kleinen Verkalkungen genügt der Zusatz einer Säure (Essigsäure, Trichloressigsäure) zum Fixierungsmittel oder die Verwendung eines säurehaltigen Fixierungsgemisches (Bouin, Susa, Ciaccio, Maximow, Zenker, Carnoy, Flemming, Sannomiya, Lison-Vokaer). Umgekehrt sind Gewebe nach dieser Fixierung entkalkt und für den Kalknachweis ungeeignet.

Als Entkalkungsflüssigkeiten für größere Kalkbezirke kommen in Betracht: 5–7,5%ige Salpetersäure, 5%ige Trichloressigsäure, konzentrierte Ameisensäure, 5%ige schweflige Säure. Zähne werden in konzentrierter Ameisensäure/70%igem Alkohol āā entkalkt und dann in 70%igem Alkohol gewaschen. Zur Entkalkung muß das Gewebe fixiert sein, weil sonst Mazeration eintritt. Beste Ergebnisse erreicht man, indem nach Fixierung und Auswaschen die auf- und absteigende Alkoholreihe durchgangen wird, um Niederschläge aus Säure und Formalin zu verhindern. Da die entkalkenden Säuren zeitabhängig DNS zu lösen vermögen, beeinträchtigt langwieriges Entkalken die Kernfärbbarkeit (besonders Trichloressigsäure).

Praktisch soll man sich mit kleinen Stückchen bei großem, täglich erneuertem Flüssigkeitsvolumen begnügen, da die entkalkende Säure durch Bildung ihrer Ca-Salze verbraucht wird (Eindringungsgeschwindigkeit 1 cm in 2–4 Tagen). Die Entkalkung dauert ein bis mehrere Tage und kann durch Anlegen einer Gleichstromspannung an säurefeste Elektroden in der Lösung (Gemisch aus Ameisen- und Salpetersäure) beschleunigt werden *(elektrolytische Entkalkung)*. Der Vorteil liegt in der schnellen Entfernung von Ca^{++} aus dem Gewebe, da es zur Kathode (negative Elektrode) wandert. Hier gibt es seine Ladung ab und bildet mit dem Wasser $Ca(OH)_2$ unter Freisetzung von H_2.

Ob außer dem Zeitgewinn die elektrolytische Entkalkung vorteilhaft ist, steht dahin.

Modern entkalkt man (vor allem für histochemische Zwecke) durch den Einbau des Calcium in einen elektronegativen Komplex. Zur *Komplexbildung* eignet sich das Binatrium- und Tetranatriumsalz der *Äthylen-diamin-tetraessigsäure* (EDTA, Komplexon, Idranal, Titriplex, Chelaton, Versen); die Lösung ist alkalisch, wirkt rasch, setzt kein CO_2 frei, ist aber teuer (250 g Komplexon III mit 200 ml H_2O erwärmen und 50 ml 40%ige NaOH zugeben, auffüllen auf 800 ml, pH-Wert mit NaOH auf 7,4 einstellen, auf 1000 ml auffüllen, je 1 g Gewebe 100 ml Lösung). Man kann die Lösung durch Schütteln mit Ammoniumoxalat unter Bildung von Calcium-oxalat regenerieren (Einzelheiten bei Adam und Czihak). Nach dem Entkalken wird in Leitungswasser gewaschen und die Einbettung begonnen.

Nach neuerer Mitteilung kann der Entkalkungsprozeß durch Beschallung bei besseren Ergebnissen der Strukturerhaltung beschleunigt werden. So kann ein Oberschenkelknochen der Ratte durch Anwendung von *Ultraschall* (90 000 Schwingungen/sec.) in 10%iger HNO_3-Lösung in 1 Std. entkalkt werden, wobei selbst die Osteozyten gut färbbar und erkennbar bleiben (Dreyer).

Den *Erfolg der Entkalkung* prüft man durch Schneiden (nicht Biegen) oder durch die Dichte des Röntgenschattens. Dem Entkalken folgt die Entfernung der Säure durch Auswaschen, wobei eine vorherige Behandlung mit 5%iger Lithium- oder Natriumsulfatlösung (Glaubersalz) durch Kollagenhärtung eine Schwellung verhindert.

Kommt bei einem Paraffinblock unerwartet während des Schneidens eine verkalkte Stelle zum Vorschein, so kann das Blöckchen eine Weile in konzentrierter Ameisensäure „anentkalkt" werden. Die entkalkte Schichtdicke reicht zur Herstellung einiger Schnitte aus.

Zur Untersuchung unentkalkter Hartpräparate (Knochen, Zähne) muß der Gewebsblock so dünn geschliffen werden *(Knochenschliff)*, daß in durchfallendem Licht mikroskopiert werden kann. Zur Herstellung eines Schliffpräparates klebt man eine dünn gesägte Gewebescheibe mit der einen glatt geschliffenen Fläche durch Eukitt auf einen Objektträger und schleift nach dem völligen Erstarren auf Schleifflächen (rauhe Glasplatte) mit Schleifpulver (Bimsstein, Schmirgelpulver, Ton) die andere Fläche herunter bis zur gewünschten Dicke. Kleine Stücke werden in schleiffähige Harze (Araldit) eingebettet. Mit besonders gehärteten Messern kann stark gefrorener Knochen und mit dem Hochleistungsmikrotom (s. S. 74) plexiglaseingebetteter unentkalkter Knochen geschnitten werden.

Die **Erweichung** von Horn und Chitin gelingt am besten nach Formalin, Alkohol-, Eisessig-Fixierung (100 ml Schaffersches Gemisch plus 10 ml Eisessig) und anschließendem Wässern, aufsteigender Alkoholreihe und absteigender bis zum 70%igen Alkohol und nachfolgendem Einlegen in gelbes Diaphanol (= Chlordioxydessigsäure) (Einzelheiten s. ROMELS § 2331), das fertig im Handel bezogen wird („Chloratren" Chroma). Blasse Lösungen sind wirkungslos. In 70%igem Alkohol wird wieder gewaschen. Alle Hypochlorit- und Chlordioxydlösungen bleichen. Sie entfärben dadurch Pigmente (Melanin).

Einbettung

Um dünne und gleichmäßige Schnitte herstellen zu können, muß das Material eine bestimmte Härte und eine homogene Stabilität bekommen. Dies wird durch Gefrieren nicht in ausreichendem Maße erreicht (Gefrierschnitte werden immer dicker als eingebettete). Daher zieht man es vor, das Gewebe mit einem flüssigen Stoff zu durchtränken, der sich in eine feste, homogene Phase umwandelt. Der Vorgang heißt Einbettung. Dabei lagert sich das Einbettungsmittel überall dort ab, wo Platz ist, besonders wo sich Wasser befindet oder entfernen läßt. Wasserlösliche Einbettungsmittel diffundieren in dieses Gewebswasser und werden dann zum Erstarren gebracht. Für wasserunlösliche Stoffe muß das Wasser zunächst entfernt und dann durch das Lösungsmittel des Einbettungsstoffes ersetzt werden. Dann erst kann dieses Lösungsmittel mit dem Einbettungsmittel gesättigt und durch dieses ersetzt werden. Gewebebröckel (Uterusschabsel, Punktionszylinderfragmente, Zentrifugate) bekommen durch die Einbettung einen Zusammenhalt.

Entwässern und Härten

Die Gewebsentwässerung dient zwei Zwecken. Zum einen erreicht sie durch Konsistenzvermehrung eine Härtung des Gewebes; zu hartes Material, das durch zu starkes und langes Fixieren oder zu gründliches Entwässern entsteht, läßt sich allerdings schlecht schneiden. Zum anderen wird entwässert, weil sich Paraffin, Celloidin und Kunstharze (Plexiglas) nicht mit Wasser mischen; ungenügend entwässertes Material läßt sich nicht richtig einbetten. Der richtige Mittelweg ist Erfahrungssache.

Zum Entwässern eignen sich organische Lösungsmittel mit großer Affinität zum Wasser, die dem Gewebe dadurch das Wasser entziehen. Die besten Resultate werden mit steigenden Konzentrationen von *Äthylalkohol* erzielt (sogen. aufsteigende Alkoholreihe), bei der man Gewebe je 2–4 Std. in 10–60%iger, 12–24 Std. in 70–96%iger Alkoholkonzentration verweilen läßt. Die Verweildauer richtet sich nach Wassergehalt und Größe der Probe. Eine ausreichende Reihe für 4 mm dicke Nierenstückchen besteht z. B. aus 70% (5 Std.), 70% (3 Std.), 80% (3 Std.), 96% (4 Std.), abs. Alkohol (8–12 Std. 2 x erneuern).

Das Material soll im Gefäß hoch liegen oder hängen, da der wasserreichere Alkohol zu Boden sinkt. Der Arbeitsgang soll nur in 70%igem Alkohol längere Zeit unterbrochen werden, weil niedrigere Konzentrationen mazerieren, höhere zu sehr härten. Die höheren Konzentrationen sollen häufig erneuert werden, weil sie durch die Wasseraufnahme verdünnt und durch Lösen der Lipide verunreinigt werden. Für einige Untersuchungen (Darstellung der BARRschen Zellkernkörperchen) ist die Entwässerung mit unvergälltem Alkohol zufriedenstellender.

Das wirtschaftlichere, aber langwierigere Verfahren benutzt zum Entwässern Isopropylalkohol ($CH_3 \cdot CHOH \cdot CH_3$) oder auch Propanol ($CH_3 \cdot CH_2 \cdot CH_2OH$). 100%iges Propanol ist leicht zu erhalten und wenig hygroskopisch, es wird über $CaCl_2$ entwässert, ist aber zur Celloidineinbettung nicht geeignet. Die Reihe besteht aus 50—70—90-%iger Lösung (je 6—12 Std.), abs. Propylalkohol (12—24 Std.; 2 x wechseln).

Aceton wird besonders zur Entwässerung in der Ultradünnschnitttechnik verwendet. Man stellt 30-60-90-100%ige Lösungen bereit und benutzt jede 15—30 min. Die Gesamtentwässerung dauert höchstens 6 Std. In den ersten Stufen schrumpft das Gewebe um 5—10%.

Paraffinmethode

Die Paraffine sind die wasserstoffreichsten, daher gesättigten Kohlenstoffketten; CH_3-CH_2-CH_2 . . . . oder C_nH^{2n+2}. Schmelz- und Siedepunkt hängen von der Kettenlänge ab; z. B. Dekan ($C_{10}H_{22}$) siedet bei $+173°$, schmilzt bei $-32°$, Oktadekan ($C_{18}H_{38}$) bei $+317°$ bzw. $+28$. Das Paraffin der histologischen Technik besteht aus einem Gemisch der Ketten von C_{22} bis C_{28}, entsprechend der Zusammensetzung liegt der Schmelzpunkt zwischen 45 und 60 °C. Überhitztes Paraffin wird infolge Oxydation gelb und dann beim Abkühlen seifig. Die Kristallgröße des erstarrten Paraffin ist für die Schneidbarkeit wichtig. Rasch in kaltem Wasser abgekühltes Paraffin liegt feinkristallin vor, sieht glasig durchscheinend aus und schneidet sich gut. Das beste Paraffin erhält man durch mehrfaches Erwärmen und Abkühlen vor dem Gebrauch oder durch Mischen von gebrauchtem und frischem Paraffin. Altes Paraffin wird im Brutschrank in der Wärme durch Filtrieren durch einen Faltenfilter von Staub, Holz und Sand gereinigt.

Paraffin als Einbettungsmittel hat zahlreiche Vorteile vor den Stoffen der anderen Verfahren. Es ist chemisch inaktiv, worauf der Name (parum affinis = wenig beteiligt an [Reaktionen]) hindeutet, daher unbegrenzt haltbar, bei Zimmertemperatur homogenfest, leicht schmelzbar (zwischen 45° und 60°) und mit Wachs gut mischbar, wodurch die Schneidbarkeit verbessert wird. Nachteilig wirkt sich aus, daß das Gewebe zur Einbettung auf fast 60° erhitzt werden muß und daß es in Wasser gar nicht, in Alkohol praktisch nicht löslich ist.

Eine Mischung aus äußerst reinem Paraffin und verschiedenen plastischen Polymeren mit abgestimmten Molekulargewichten ist als *Paraplast* im Handel (Fa. Shandon). Die bei 57 °C schmelzende, völlig klare Masse macht Kühlen beim Schneiden überflüssig und bröckelt auch nach langsamem Abkühlen nicht. Unter Zusatz des Weichmachers DMSO (s. S. 32) wird es als *Paraplast-Plus* vertrieben. Im Vergleich zum einfachen Paraffin ist die Gewebeinfiltration von Paraplast vier mal schneller (nur 1/4 Infiltrationszeit erforderlich). Man kann Schnitte bis 1 µm Dicke und auch gut Serienschnitte (Bänder s. S. 76) herstellen.

Voraussetzung einer guten Paraffineinbettung ist daher außer der guten Entwässerung die ausreichende Entfernung des Alkohols. Alkoholentziehende paraffinlösende Flüssigkeiten heißen **„Intermedien"**, weil sie zwischen die aufsteigende Alkoholreihe und die Paraffindurchtränkung eingeschaltet werden. Man benutzt mit abnehmendem Erfolg Chloroform, Benzol, Zedernöl, Toluol, Xylol. Alle Lösungen müssen absolut wasserfrei sein. Das Gewebe ist 2–3 Std. (2 x wechseln) im Intermedium, anschließend in einer Lösung aus Intermedium und weichem Paraffin (1:1) (1 Std.), dann in mit Paraffin gesättigtem Intermedium. Zu langes Verweilen macht das Material spröde. Bei geringeren Anforderungen an die Güte des Schnittes kann man die Reihe verkürzen. Chloroform ist sehr flüchtig, verspricht aber bei völliger Wasserfreiheit die besten Erfolge. Von Xylol und Toluol ist abzuraten, da sie wegen geringer Flüchtigkeit schwer zu beseitigen sind und die Schneidbarkeit ungünstig beeinflussen.

Wegen geringer Schrumpfung wird *Dekalin* (Dekahydronaphthalin) empfohlen, das sich mit Äthanol, Methylbenzoat, Benzol und Xylol mischt. Nach 12 Std. abs. Alkohol bringt man das Material für 2 bis 4 Std. in Dekalin-Methylbenzoat (8:2), für 2–4 Std. in Dekalin, für eine Stunde in Dekalin-Paraffin (1:1) und für 2–4 Std. in Paraffin.

Besonders gute Resultate werden durch Zwischenschalten von Methylbenzoat ($C_8H_8O_2$) zwischen Entwässern und Intermedium (Benzol) gewonnen. Man bringt das Gewebe 2mal bis zum Untersinken in die Flüssigkeit (2–6 Std. je nach Größe), wobei es glasdurchscheinend wird, und anschließend für 2 Std. in Benzol. Trübes Material war nicht genügend entwässert. Man geht die Reihe zurück und entwässert erneut.

Um feste Gewebsblöcke zu bekommen, wird weiches Paraffin im Thermostaten bei 50–55 °C zum Schmelzen gebracht. In dieses erwärmte „48 grädige" Paraffin legt man das Gewebe für 8 Std., wobei man solange wechselt, bis der Geruch des Intermedium (Benzol) nicht mehr wahrnehmbar ist, anschließend für 4 Std. in bei 56–58 ° schmelzendes im Brutschrank bei 60 °, bis das Gewebe mit diesem Paraffin ganz durchtränkt ist. Im Sommer soll Paraffin von 62 ° Schmelzpunkt bevorzugt werden (bewährte Zeiten s. Tab. 10, S. 62).

Tab. 8 **Mischbarkeit verschiedener Intermedien**

Intermedium	Celloidin	Paraffin	abs. Alkohol
Aceton	+	−	+
Äthyläther	+	−	+
Äthanol	+	−	+
Benzin	−	+	+
Benzol	−	+	+
Bergamotteöl	−	+	80 %ig
Chloroform	−	+	+
Dekalin	−	+	+
Dioxan	+	+	+
Propanol	−	+	50 %ig
Methanol	+	−	+
Methylbenzoat	+	−	80 %ig
Origanumöl	−	+	90 %ig
Terpentinöl	−	+	+
Tetrahydrofuran	+	+	+
Toluol	−	+	+
Xylol	−	+	+
Zedernholzöl	−	+	95 %ig

Letzter Schritt ist das *Ausblocken* oder *Ausgießen*. Hierzu stehen gläserne oder porzellane Blockschälchen (Abb. 16) oder Ausgießrähmchen zur Verfügung (Abb. 13). Die Rähmchen werden auf einer glatten Glasunterlage zur gewünschten Größe zusammengesteckt und mit warmem flüssigen Paraffin gefüllt. Das paraffindurchtränkte Ge-

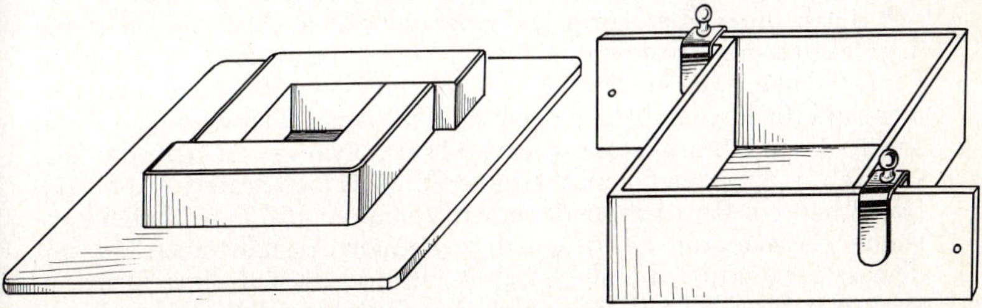

Abb. 13 Ausgießrähmchen aus Bleiwinkeln (links) und zum Zusammenstecken (Fa. Jung).

webe wird mit einer im Bunsenbrenner erhitzten Pinzette in das flüssige Paraffin derart gelegt, daß die zu schneidende Fläche plan auf dem Boden liegt. Nachdem sich eine dünne, erkaltete Haut gebildet hat, bringt man die Formen in kaltes Wasser. Plastirack-Einbettungsformen aus Spezialkunststoff (Abb. 14) eignen sich für Epon, Araldit

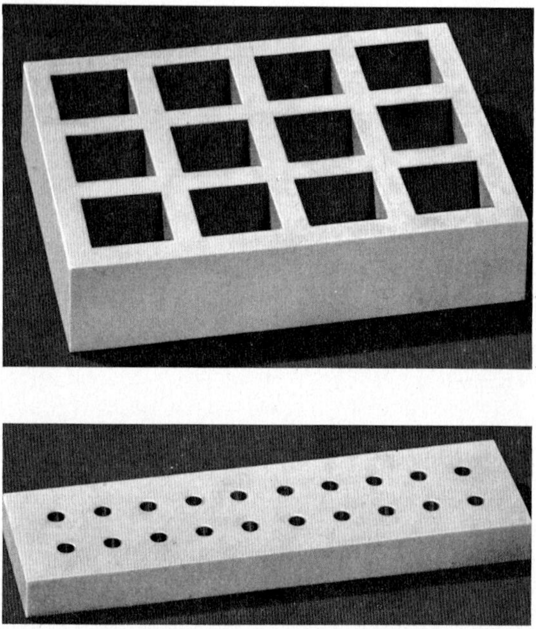

Abb. 14 Plastirack-Einbettungsformen (Fa. Medipharm).

und Paraffin, nicht aber für Vestopal. Die fertigen Blöckchen lassen sich durch Biegen der Form leicht herausdrücken. Die A-Formen für die Elektronenmikroskopie gibt es in zwei Größen, die C-Formen zur Paraffineinbettung in 25 x 25 x 25 mm und 30 x 30 x 30 mm. B-Formen sind für Flacheinbettung gedacht. Das Ausgießen wird jetzt durch sogen. Gewebe-Einbettungsgeräte (Thermolyne – Fa. Labora, Tissue-Tek – Fa. Vogel, Paratherm – Fa. WKF) erleichtert (Abb. 15). Dabei hält ein Paraffinspender einen Vorrat von 5 l Paraffin bei konstanter Temperatur. Durch einen gewärmten Auslaßstutzen, der mit dem Fuß betätigt wird, fließt das Paraffin in die auf einer Orientierungsplattform bei 65 ° stehenden Ausgießformen. Wenn das Präparat richtig liegt, schiebt man die Form auf eine Kühlplatte von –5 ° wo das Paraffin sofort erstarrt.

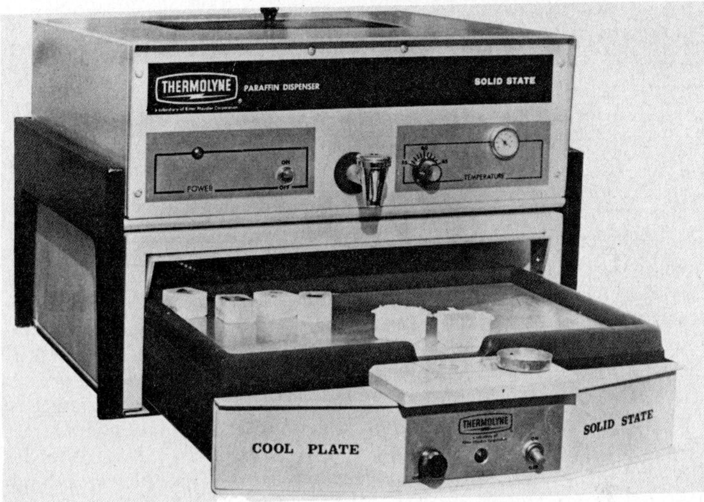

Abb. 15 Ausgießapparat der Fa. Labora.

Die flachen Paraffinblöckchen, die im Ausblockschälchen entstehen, (Abb. 16 a), können nicht sofort im Mikrotom eingespannt werden. Sie müssen erst rechteckig geschnitten und in besonderem Arbeitsgang auf kleine Holzklötze (2 x 2 x 1 cm) „aufgeblockt" werden (Abb. 16 b). Man hält einen dünnen breiten erhitzten Spatel zwischen Holz und Paraffin, zieht schnell weg und drückt den Block an. In Rähmchen

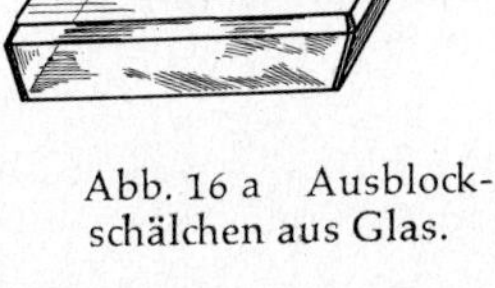

Abb. 16 a Ausblockschälchen aus Glas.

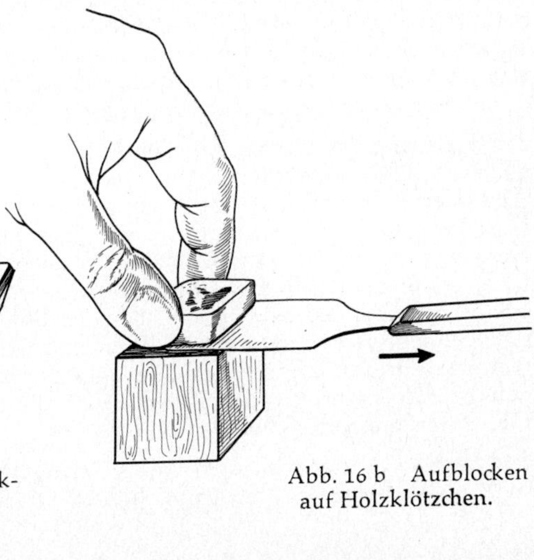

Abb. 16 b Aufblocken auf Holzklötzchen.

ausgegossene Paraffinblöcke können in beliebiger Größe hergestellt und daher sofort ins Mikrotom eingespannt werden, was Zeit spart. Für sehr kleine Gewebsstückchen in kleinen Blöcken ist das Aufblokken unerläßlich (Punktionszylinder). Block und Gewebe müssen vorplanend so orientiert sein, daß man bald nach dem Anschneiden die ersten guten Schnitte bekommt.

Großobjekteinbettung für Organganzschnitte

Geht es um die Fragestellung, krankhafte Veränderungen in ihrer Verteilung oder bei herdförmigem Befall in ihrer Ausdehnung innerhalb eines Organs holotopistisch zu analysieren, so müssen **Großflächenschnitte** ganzer Organe angefertigt werden. Eigene gute Erfahrungen liegen mit Niere, Lunge, Gehirn, kindlicher Niere plus Nebenniere und Knochen, von MATUSCHKA mit ganzen Uteri sowie Uteri mit anhängenden Parametrien vor. Bei der Einbettung dieser Organe gibt es Schwierigkeiten bei der vollständigen und gleichmäßigen Durchtränkung mit Paraffin, da sich in großen Stücken leicht Reste des Intermedium verbergen. Man findet dann schmierige, kaum schneidbare Stellen im Block. Daher kann man Intermedien vermeiden, indem man zwischen Alkohol und Paraffin Aceton einschaltet, das sich zwar nicht mit Paraffin mischt, aber leicht verdunstet. Es wird dazu ein Paraffin verwendet, dessen Schmelzpunkt und somit dessen Molekülgröße so abgestimmt ist, daß es bei 70° genauso schnell in das Präparat eindringt, wie das verdunstende Aceton entweicht. Der Ablauf der Acetonverdunstung kann am Aufsteigen kleiner Bläschen verfolgt werden. Wegen der guten Mischbarkeit von Aceton mit Wasser braucht der abs. Alkohol nicht ständig auf Wasserfreiheit kontrolliert zu werden. Wegen des mit einem Schmelzpunkt von 60° benutzten Paraffins entfällt beim Schneiden das Kühlen der Schnittfläche mit Eisstückchen (Messer d zu empfehlen s. S. 81). Um gleichmäßig dünne, falten- und verzerrungsfreie Schnitte (Tafel III, S. 120) zu erhalten, bedarf es einiger Erfahrung.

Zur Fixierung der Organe ist eine Füllung mit Fixierungsflüssigkeit über ein Gefäß anzuraten (Niere und Gehirn: Arterie; Lunge: Trachea oder Bronchien). Notfalls sollte man das frische Organ durch Großflächenschnitte in Scheiben, die Niere mindestens in Hälften schneiden. Nach mehrstündigem „Anfixieren" (besonders beim Gehirn) sollte man sich mit einem langen, scharfen Messer 5–8 mm dünne Scheiben schneiden, die man 24 Std. weiterfixiert. Gehirnschnitte gelingen einem nicht so dünn und müssen länger nachfixiert werden. Vor der Einbettungsreihe ist an ausreichendes Wässern zu denken. Die nachfolgenden Zeiten sind Approximativwerte, die der Objektgröße angepaßt werden müssen.

Für höchste Ansprüche kann dieses „Schnellverfahren" gelegentlich nicht ausreichend sein. So empfiehlt sich in der Neurohistologie für

Tab. 9 **Einbettungsreihe für Großflächenschnitte über Aceton**

	Objekte üblicher Größe und Härte			Großobjekte (Nieren, Uteri, Gehirne)	
	Zimmertemperatur	70 °C	Schnellmethode 70 °C	Zimmertemperatur	70 °C
Alkohol 70%ig I	2 h	1 h	1 h	4—6 h	2—3 h
Alkohol 70%ig II	2 h	1 h	—	2—4 h	—
Alkohol 96%ig I	2 h	1 h	1 h	2—4 h	1—2 h
Alkohol 96%ig II	2 h	1 h	—	2—4 h	—
Alkohol absolut I	2 h	1 h	1/2 h	3—5 h	1—2 h
Alkohol absolut II	2 h	1 h	1/2 h	3—5 h	1 h
Alkohol-Aceton 1 : 1	1 h	1/2 h	3/4 h	2—3 h	1 h
Aceton I	1 h	1/2 h	1/2 h	2—3 h	1 h
Aceton II	1 h	1/2 h	1/2 h	1—2 h	1/2 h
Spezial-Paraffin I (60 °C)	3 h	3 h	3 h	2—3 h	2—3 h
bei 70 °C II	3 h	3 h	3 h	4—6 h	4—6 h
	Anschließend Ausgießen der Blöcke mit Spezial-Paraffin 60 °C				

die Bearbeitung von *Gehirngroßflächenschnitten* oder *Nierentotalschnitten* die Einschaltung von Chloroform als bestem Intermedium, eventuell auch von Methylbenzoat (3 Portionen je 3 Tage) und Benzol (zweimal 3 Stunden). Das Chloroformverfahren dauert allerdings 4 Wochen lang: Je 24 Std. in 50 und 60%igem Alkohol, je zweimal 24—46 Std. in 70, 80, 90 und 96%igem Alkohol, zweimal 12 Std. in abs. Alkohol, dreimal 24 Std. in Chloroform, zweimal 24 Std. in weichem und viermal 24 Std. in hartem Paraffin (56—58 °). Nieren haben wir bis 4 Tage im „Ausgießparaffin" bei 60 ° belassen.

Um *Lungengroßflächenschnitte* nach GOUGH und WENTWORTH herzustellen, werden die Lungenflügel über die Trachea mit Formalin 10 Tage fixiert. Ein 2 cm starker Großflächenblock wird 2 Tage gewässert und im Vakuum in folgende warme Lösung für 1 Std. gebracht: 300 ml Gelatine, 40 ml Äthylenglykol-monoäthylester, 5 ml Kaprylalkohol, 75 ml Glycerin und 1250 ml Wasser. Der erkaltete Block wird 24 Std. bei —25 ° gefroren. Die auf einem Tetrander-Mikrotom angefertigten Schnitte werden in 10%igem Formalin nachfixiert und dann gewässert. Sie werden auf Plexiglastafeln aufgezogen, die mit einer Schicht überzogen sind aus 75 ml Gelatine, 70 ml Glycerin und 850 ml Wasser. Restliche Luftbläschen und Montage-Lösung werden mit Filterpapier beseitigt. Nach 24stündigem Trocknen im Trockenschrank läßt sich von der Plexiglastafel ein Blatt abheben, auf dem sich der Lungengroßflächenschnitt befindet, der mit üblichen Methoden gefärbt werden kann.

Die Aufarbeitung ganzer menschlicher *Aorten* erfordert einen besonderen Kunstkniff: Man rollt das freipräparierte, ventral aufgeschnittene „Gefäßband" an den Aortenklappen beginnend wie einen Gürtel zusammen (Intima soll innen liegen) und schnürt um diese Rolle einen Bindfaden, der durch alle Stationen der Bearbeitung bis zum Ausblocken belassen wird.

Konisationen der Portio vaginalis uteri werden in der Reihenfolge der Scheiben (s. S. 19) der Länge nach dicht nebeneinander in einen länglichen rechteckigen Block ausgegossen und später von der Breitseite her geschnitten. So kann man sehr viele Schnitte auf einem Objektträger unterbringen und gleichzeitig färben.

Schnelleinbettung

Das Paraffineinbettungsverfahren läßt sich auf zwei verschiedene Weisen beschleunigen: Durch Verwendung eines Automaten, der die Nachtzeit nutzt, oder durch Forcieren der Einzelschritte mittels Zeitkürzung.

Eine **Schnelleinbettung** mit 3 mm dicken frischen Stückchen innert einer Stunde benutzt als Ausrüstung eine Schüttelvorrichtung. Während jeder Stufe des nachfolgenden Ablaufs wird geschüttelt: (1) Stücke zurechtschneiden, (2) in 250 ml Erlenmeyer-Kolben 3 min. bei 80 ° in 10⁰/₀igem Formalin, (3) umlegen in Schraubglas (100 ml) in 96⁰/₀igen Alkohol 5 min., (4) dasselbe, (5) 5 min. in abs. Alkohol, (6) dasselbe, (7) Alkohol/Aceton āā 5 min., (8) konz. Aceton 5 min., (9) Aceton/Xylol āā 5 min., (10) Xylol 5 min., (11) Gewebe mit einer Pinzette 5 min. in 65 ° warmem Paraffin rühren, bis keine Blasen kommen, (12) 10 min. mit leichtem Schütteln in 58 ° grädigem warmen Paraffin: ausblocken. Man erhält gute Übersichtsbilder (Robinson und Fayen).

Für **Schnelldiagnosen** kann man wasserfreies *Aceton* nehmen, wobei es allerdings zu erheblichen Schrumpfungen kommt. Sehr dünne Gewebsscheiben überträgt man nach 3 Std. aus wasserfreiem Aceton für 1/2 Std. in Aceton-Benzol (āā), dann für 1/2–1 Std. in Benzol und bettet in Paraffin ein.

Wesentliche Erleichterungen gewähren *Dioxan* und *Tetrahydrofuran*, weil sie die Eigenschaften des Entwässerns und des Intermedium auf sich vereinen (Vorgehen s. Tab. 10).

Dioxan

Einbettungsautomaten

Bei automatischer Einbettung (Autotechnikon, Histokinette, Fisher Tissuematon, Gewebeeinbettautomat von Shandon-Elliot oder von WKF event. mit Färbeautomat) stehen die einzelnen Stufen der Einbettungsreihe im Kreis (je 12 Bearbeitungsstationen zu 1 Liter (Abb. 17). Ein Uhrwerk, dessen Zeitplan den eigenen Anforderungen entsprechend eingestellt wird, sorgt dafür, daß der maschinelle Trans-

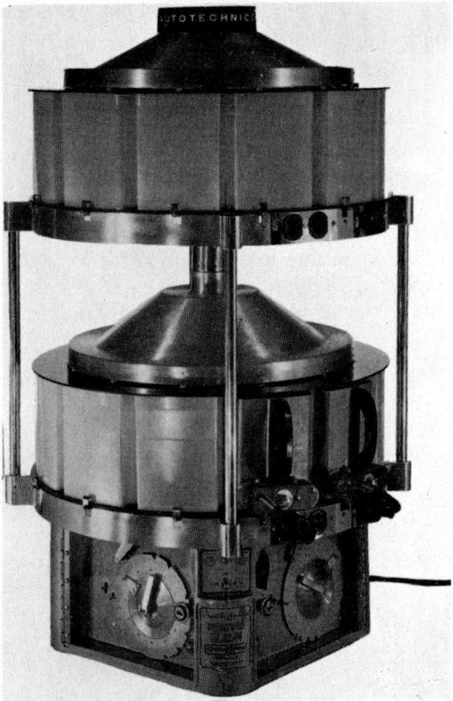

Abb. 17 Zweigeschossiges Auto-Technikon DUO zur Einbettung.

port von einem zum nächsten Gefäß erfolgt (vergl. Tab. 11). Die letzten zwei Gefäße sind für Paraffin bestimmt und daher heizbar. Die Gewebestückchen kommen in kleine Kapseln, die gemeinsam in einem Korb hängen. Dieser rotiert langsam, damit die Lösungen durchmischt und der Austausch beschleunigt werden. Das doppelstöckige Gerät ermöglicht bei gleichen Transportzeiten für beide Etagen die Bewältigung größerer Materialmengen. Das neuere Autotechnicon Ultra ermöglicht durch Erwärmung der Flüssigkeiten und durch

Tab. 10 **Zusammenstellung bewährter Paraffin-Einbettungsverfahren für Handeinbettung von 4 mm dicken Schnitten:**

Fixieren

Auswaschen

50% Alkohol	2 Std.	50% Propanol	2 Std.	Dioxan/ Wasser āā	6 Std.
70% Alkohol	3 Std.	75% Propanol	3 Std.	Dioxan	3 Std.
96% Alkohol	4 Std.	90% Propanol	6 Std.	Dioxan	4 Std.
100% Alkohol	4 Std.	100% Propanol	4 Std.	Dioxan	6 Std.
100% Alkohol	4 Std.	100% Propanol	4 Std.	Dioxan/Paraffin āā 60°	1 Std.
Methylbenzoat	1½ Std.	Propanol/Paraffin 60°	12 Std.	Paraffin 60°	8 Std.
Methylbenzoat	1½ Std.	Paraffin 60°	8 Std.		
Benzol	2 Std.				
Benzol/Paraffin	1 Std.				
Paraffin 60°	8 Std.				

Anwendung von Vakuum eine schnellere Gewebedurchtränkung. Bei einer 30-minütigen Fixierung können auf diese Weise Schnellschnitte mit Paraffintechnik in 2–3 Std. fertiggestellt werden (Tab. 11). Für wissenschaftliche Zwecke ist trotzdem die Handeinbettung vorzuziehen (Tab. 10).

Tab. 11 **Einbettung mit dem Autotechnikon**

Einbettung mit MONO oder DUO				Einbettung mit Ultra	
große Stücke		kleine Stücke			
70% Alkohol	2 Std.	70% Alkohol	1 Std.	70% Alkohol	5 min.
70% Alkohol	2 Std.	70% Alkohol	1 Std.	70% Alkohol	12 min.
96% Alkohol	1 Std.	96% Alkohol	1 Std.	96% Alkohol	12 min.
96% Alkohol	1 Std.	96% Alkohol	1 Std.	96% Alkohol	12 min.
100% Alkohol	1 Std.	100% Isopropylalkohol	2 Std.	100% Alkohol	12 min.
100% Alkohol	1 Std.	100% Isopropylalkohol	2 Std.	100% Alkohol	12 min.
100% Alkohol	1 Std.	100% Isopropylalkohol	2 Std.	100% Alkohol	12 min.
Benzol	2 Std.	Xylol/Alkohol 1:1	1 Std.	Benzol	15 min.
Benzol	2 Std.	Xylol	½ Std.	Benzol	20 min.
Paraffin	1 Std.	Paraplast	2 Std.	Paraffin (Paraplast)	15 min.
Paraffin	1 Std.	Paraplast	2 Std.	Paraffin (Paraplast)	25 min.

Celloidineinbettung

Wegen einiger Umständlichkeiten erfreut sich dieses etwas mühsamere Verfahren trotz vieler Vorzüge und guter Ergebnisse geringer Beliebtheit. Für die Einbettung mancher Objekte (z. B. Ganzschnitte von Augen) ist die Methode unentbehrlich. Wesentliche Nachteile sind die längere Einbettungszeit, die mangelhafte Haltbarkeit der Blöcke und die oft ungenügende Schnittdicke. Nach sorgfältigem Entwässern bringt man auch dünnere Schnitte zuwege.

Celloidin ist das Dinitrat der Zellulose, auch Kollodium genannt, das durch Einwirkung verdünnter Salpetersäure auf Zellulose gewonnen wird und in Form knorpeliger durchsichtiger Tafeln oder als watteartiges Procelloidin (Cedukol, Collodion) gehandelt wird. Es ist chemisch mit Zelluloid (Kollodium/Kampfer āā) und Schießbaumwolle

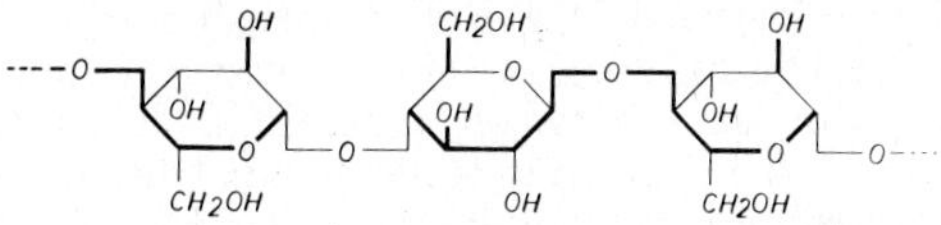

Zellulose

(Trinitro-zellulose) verwandt und aus diesem Grunde mit Initialzündung explosiv. Es ist in absolutem Alkohol wenig, in Äther gar nicht, in Äther/Alkohol āā sehr gut löslich. Beste Löslichkeit wird mit Amyl-

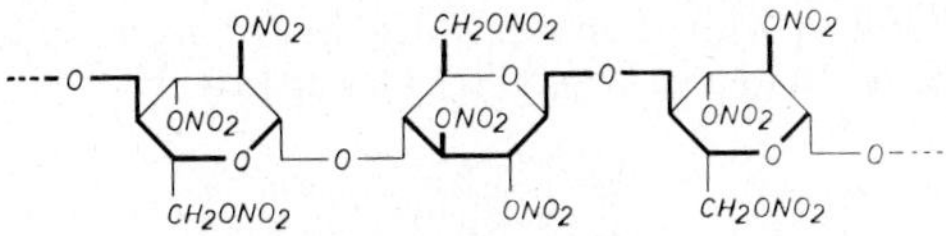

Schiessbaumwolle

acetat erreicht, in dem sich niedrig viscöse Nitrozellulose sogar bis 40 % anreichern läßt. Der zur Lösungsmischung mit Alkohol vorgesehene Äther wird mit $CaCl_2$ (siccum), metallischem Natrium oder 50%iger H_2SO_4 getrocknet. Pikrinsäurehaltige Fixierung soll vermieden werden, da Celloidin danach schlecht eindringt.

Die Einbettung beginnt mit gewöhnlichem Entwässern (s. S. 52), das durch Einlegen des Objektes in wasserfreien Äther/Alkohol, der einmal gewechselt wird, für 12—48 Std. vervollständigt wird. Man stellt eine aufsteigende Celloidinreihe (2—4—8 %) her, indem man Wolle oder von den Tafeln geraspelte Späne erst quellen läßt und dann auf endgültige Verdünnung bringt. Das Gewebe bleibt jeweils 2—3 Tage oder länger in der Lösung. Nach hinreichender Durchtränkung legt man die Stücke in Einbettungsrähmchen (Abb. 14) und übergießt sie mit 8%igem Celloidin bis zu dreifacher Höhe. Ein 1stündiges vorheriges festes Verschließen mit einem Deckel läßt Luftblasen entweichen. Eingedickt wird anschließend im Exsiccator, neben conc. H_2SO_4, wobei die doppelte Konzentration (halbes Volumen) erreicht wird (Dauer 1 Woche). Dann stellt man zur Härtung das Einbettungsgefäß in eine Schale, deren Boden mit 70%igem Alkohol bedeckt ist. Wenn sich nach Stunden ein Häutchen gebildet hat, gießt man 70%igen Alkohol auf das Einbettungsschälchen, das den absoluten Alkohol aus dem Celloidin herauszieht. Das Blöckchen schrumpft und härtet dadurch innerhalb 24 Std. Am Ende wird es aus der Form herausgeschnitten und in eine mehrfache Menge 70%igen Alkohol gelegt. Am stärksten härtet ein Gemisch aus 1 Teil Glycerin und 2 Teilen 70%igem Alkohol.

Eine Arbeitserleichterung kann folgende Patenteinbettung bedeuten (Abb. 18): In ein fest verschließbares Gefäß legt man die endgültig entwässerte Probe und gießt 100 ml Äther/Alkohol darüber. In einem Gazebeutelchen wiegt man 8 g Kollodiumspäne aus und hängt es teilweise in die Flüssigkeit. Die eintauchenden Celloidinstückchen lösen sich langsam, dann rutschen andere nach. Diese Flasche wird 8 Tage beiseite gestellt und nur täglich einmal bewegt. Mit zunehmender Auflösung wird eingebettet. Hängt das Säckchen heraus, neigt man die Flasche etwas. Wenn alles Celloidin gelöst ist, wird ausgegossen.

Die Blöcke müssen nach Behandlung mit 70%igem Alkohol klar bleiben. Trübung zeigt unvollständige Entwässerung an. Weil sich die Blöckchen beim Einspannen in das Mikrotom deformieren, werden sie auf Stabilith-Klötzchen mit Hilfe von 8%iger Celloidinlösung aufgeklebt (beide Seiten bestreichen, andrücken). Holzklötzchen sind

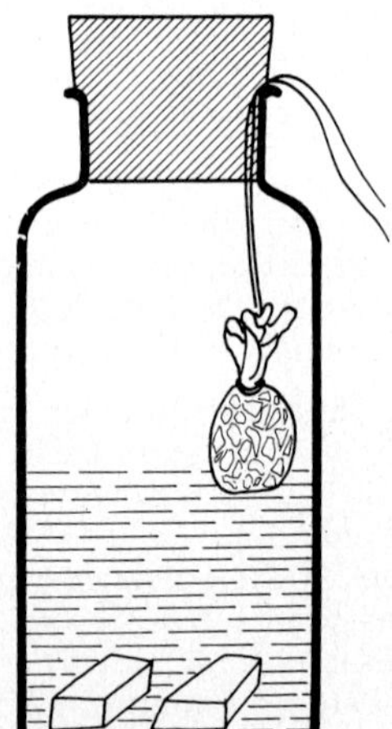

Abb. 18 „Automatische Celloidineinbettung“.

wenig geeignet, da sie beim Beträufeln mit 70–80%igem Alkohol leicht quellen (ungleich dicke Schnitte!) und ihr Gerbsäure-und Harzgehalt den Block ablösen können (notfalls mit Äther-Alkohol extrahieren). Die Blöcke werden in 70%igem Alkohol aufbewahrt.

Celloidinblöcke werden unter ständiger Alkoholbeträufelung des Mikrotommessers und Befeuchten der Blöcke mit 70%igem Alkohol geschnitten. Der Schnitt soll auf das Messer aufschwimmen. Man erreicht höchstens 10–15 µm, kann aber im Gegensatz zu anderen Methoden auch 100 µm dick schneiden. Die Schnitte werden anschließend flottierend gefärbt, wobei sich Celloidin meist nicht mittingiert. Man entwässert in aufsteigender Alkoholreihe und bringt die Schnitte über eine Terpentinöl-(Terpenöl, Nelkenöl-)Xylolmischung in Xylol und deckt mit Harz ein (abs. Alkohol vermeiden). Man kann ungefärbte Schnitte auf mit Eiweiß-Glycerin (S. 87) bestrichene Objektträger aufziehen und mit Filtrierpapier anpressen. Nach Übergießen mit Nelkenöl und abs. Alkohol wird das Celloidin mit Äther/Alkohol entfernt. Diese Schnitte schwimmen aber leicht ab.

Schema der Celloidineinbettung:

1. Entwässern in aufsteigender Alkoholreihe
2. Äther/Alkohol āā wasserfrei 2–3 Tage
3. 2%iges Celloidin in Äther/Alkohol 2–3 Tage
4. 4%iges Celloidin in Äther/Alkohol 1–2 Tage
5. 8%iges Celloidin in Äther/Alkohol 2–3 Tage
6. Ausgießen mit 8%igem Celloidin
7. Eindicken im Exsiccator (H_2SO_4) 1 Woche
8. Vorhärtung über 70%igem Alkohol
9. Härtung in 70%igem Alkohol
10. Nachhärten in Glycerin-Alkohol

Die Vorteile der Paraffin- und Celloidineinbettung lassen sich in einem kombinierten Verfahren vereinigen (Celloidin-Paraffin-Einbettung). Wegen starker eigener Doppelbrechung ist Celloidin für polarisationsoptische Studien ungeeignet.

Gelatineeinbettung

Durch Kochen von Knorpel-Knochenstückchen gewinnt man die Gelatine, den Knochenleim, der beim Erkalten fest wird (*gelatus* = erstarrt). Sie ist in Form farbloser, geruchloser, durchsichtiger Blätter im Handel, die in warmem Wasser gelöst werden. Rohe Gelatine ist Leim.

Phenol- Destillationsprodukt aus Steinkohle

Die Einbettung in Gelatine umgeht das Entwässern und eignet sich daher für den Nachweis solcher Stoffe, die durch organische Lösungsmittel bei anderen Verfahren verloren gehen (Fette und Lipoide). Ihr besonderer Vorteil besteht in geringer Gewebsschrumpfung; daher greift man zu diesem Verfahren auch bei der Einbettung wasserhaltiger Gewebe (Gehirne von Kindern und Säuglingen). Nachteilig wirkt sich aus, daß die Gelatine nicht herausgelöst werden kann und sich später auch anfärbt.

Formalinfixiertes Gewebe eignet sich am besten, was aber gründlich gewässert werden muß, da das Formalin das Gelatineeiweiß natürlich fixiert. Mit Karbolwasser (1 g Karbol in 100 ml H_2O schütteln) wird eine 25%ige Gelatinelösung im Brutschrank bei 37 ° hergestellt und aufbewahrt. Das Gewebe kommt für 5–12 Std. im Brutschrank in eine auf das doppelte verdünnte (12%ige) Gelatinelösung, dann für 2 Std. in die Stammlösung und wird dann mit 25%iger Gelatine in Rähmchen (Abb. 14) ausgegossen. Im Kühlschrank werden die Blöcke fest wie Radiergummi, die dann in 8%igem Formalin 1–2 Tage nachgehärtet oder aufbewahrt werden. Man klebt die Blöcke nach langem Wässern mit Gelatine auf Stabilith-Klötze und schneidet mit dem Gefriermikrotom (10 µm) nach langsamem Anfrieren.

Carbowachseinbettung

Dieses ebenfalls in wässeriger Phase ablaufende Verfahren nutzt die Eigenschaft von Äthylenglykol zu polymerisieren (Polyäthylenglykol, Polywachs, Aquaffin, Synthawachs) (Carbowac, Fa. Walter):

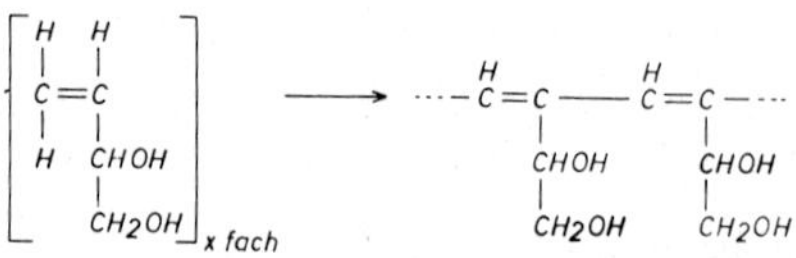

Entsprechend der Kettenlänge und der Höhe des Molekulargewichtes des Polyäthylenglykol ist der Stoff flüssig (MG 200–500), salbenartig (MG 500–900) oder paraffinähnlich (MG 1000–10 000), dabei immer wasserlöslich. Die Einbettung ist für Kohlenhydrate, Lipide und Fermente (Histochemie) geeignet, da sie zudem bei Zimmertemperatur abläuft und wenig Schrumpfung hervorruft. Handelsüblich fügt man dem Präparat zur Kennzeichnung seiner physikalischen Eigenschaften das Molekulargewicht zu: z. B. PEG 1500.

Man beginnt die Einbettung in 50%iger Lösung niedrigmolekularer Carbowachs-Lösung 500 (30 min.), verbringt in 75%ige und konzentrierte Lösung (je 30 min.), und übergießt in konzentriertem Polywachs 1000 (1 Std.) (immer umrühren). Von der konzentrierten

Lösung an empfiehlt sich Arbeiten im Brutschrank bei 37°. Es folgt eine Lösung aus Polywachs 1000 mit PEG 1000-Monostearat (Nonex 63 B) 1 : 1 (20 min), dann wird in Nonex verbracht (20 min.), mit dem dann in Eiweißglycerin ausgestrichene Rähmchen ausgeblockt wird. Die Blöcke härten im Kühlschrank und werden mit gekühltem Messer, am besten im gekühlten, trockenen Raum mit langsamer Messerführung, geschnitten. Die Schnitte werden in besonderer Lösung gestreckt (40 Teile Diäthylenglykol, 50 Teile H_2O, 10 Teile 40%iges Formalin) und mit besonderem Klebemittel aufgeklebt (10 g pulv. Gelatine, 60 ml H_2O, 50 ml Glycerin, 1 g Phenol).

Schema der Carbowachs-Einbettung:

1. Formalinfixiertes Material wässern			
2. 50%iges Polywachs	MG 550	30 min.	
3. 75%iges Polywachs	MG 550	30 min.	
4. konz. Polywachs	MG 550	30 min.	37°
5. konz. Polywachs	MG 1000	30 min.	37°
6. Polywachs/Nonex āā		20 min.	37°
7. Nonex		20 min.	37°
8. Ausblocken mit Nonex			

Plexiglaseinbettung

Auf dem Prinzip des Polymerisierens eines niedermolekularen Stoffes zu einer durchsichtigen festen Substanz beruht die Einbettung in Kunstharze, die wiederum einer gründlichen Entwässerung bedarf. Durch die feste Konsistenz ist die Anfertigung von Schnittdicken weit unter 1 µm, mit Hilfe von Glas- oder Diamantmessern sogar bis 500 Å möglich. Die meist mit steigenden Aceton-Konzentrationen durchgeführte Entwässerung kann in einzelnen Schritten kurz gehalten werden (30—60 min.), da man für Ultradünnschnitte nur kleine Stückchen verwenden kann (2 mm Kantenlänge).

Ausgangsstoff für diese Einbettung, deren Ziel die Gewebsdurchtränkung mit einem Stoff gleicher Härte wie die gewebseigenen Strukturen ist, ist das zu Plexiglas polymerisierende **Methyl-methacrylat** (Formel s. u.). Reines Plexiglas (Polymethylmethacrylat) wird zu hart. Man stellt daher entsprechende Mischungen mit einem analogen Stoff, Butylmethacrylat, her, welcher in polymerisierter Phase zu weich zum Schneiden wäre. Man variiert entsprechend dem Zweck 5—30%iges Methylacrylat mit entsprechendem 95—70%igem Butylacrylat.

Zum Ingangkommen der Polymerisation wird dem Methacrylat der *Initiator* Benzoylperoxyd (auf 0,2 %) zugesetzt. Seiner Wirkung ist es zu verdanken, daß die Kettenbildung beginnt; dabei geht vom Initiator das Benzoyl in die Reaktion ein:

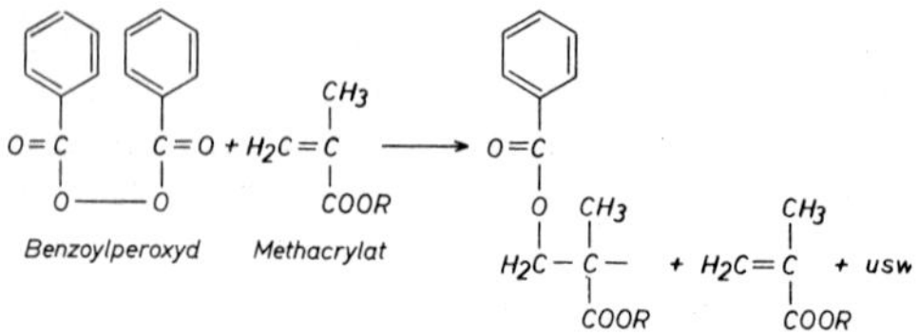

R = $-CH_3$ (Methyl) oder $-CH_2-CH_2-CH_2-CH_3$ (Butyl)

Ist das erste Kettenglied gebildet, das durch Benzoyl abgeschlossen wird, so verlängert sich die Kette in 10^{-3} sec. um ein weiteres Glied, in einigen Stunden auf 3000 Å. Sie wird durch die andere Hälfte des Initiatormoleküls beendet. Da die Reaktion spontan beginnen kann, ist Methacrylat mit Hydrochinon versetzt im Handel, das durch Schütteln mit 10%igem NaOH (Scheidetrichter), Waschen mit Aqua dest. und Trocknen gebrauchsfertig gemacht wird. Bei Bedarf in größeren Mengen empfiehlt sich die Entstabilisierung durch Destillation bei Unterdruck und Stickstoffdurchströmung (250 ml Destillat pro Std. nach BURKHARDT). Methacrylsäure-methylester mit nur 0,001 % Hydrochinon (Fa. Brenntag, Mühlheim) kann sofort benutzt werden. Zur Einbettung wird aufsteigend je 15—60 min. in 30, 50 und 70%igem Alkohol, dann 30—60 min. in 96%igem und abs. Alkohol (mehrfach) entwässert. Die Plexiglasmischung besteht aus entstabilisiertem (also hydrochinonfreien) Butylmethacrylat unter Zusatz von — je nach gewünschter Härte — 5—30 % Methylmethacrylat und 0,2 % Benzoylperoxyd. Zunächst verbringt man für 2 Std. in eine Mischung aus Alkohol und Methacrylatgemisch (āā) und dann für 2—12 Std. in die reine Plexiglasmischung. Schließlich wird das Material in etwa bleistiftstarken Gelatinekapseln mit Plexiglasmischung ausgegossen. Es polymerisiert in 12—24 Std. bei 56 ° (s. auch S. 56).

Folgendes *Vorgehen* kann für Routineuntersuchungen von Punktionszylindern sowie einige Millimeter dicken Gewebsschnitten nahezu jeglicher Fixierung (bes. Formalin, Glutaraldehyd, Osmiumsäure, ZENKERsche oder BOUINsche Flüssigkeit) empfohlen werden (ZAMBERNARD u. Mitarb.):

1. ausreichendes Wässern in Leitungswasser
2. 70%iger Alkohol 20—45 min.
3. 96%iger Alkohol 20—40 min.

4. absoluter Alkohol 20—40 min.
5. wasserfreies Aceton 10 min.
6. monomeres Methylmethacrylat (Fa. Matheson) 20 min.
7. monomeres Methylmethacrylat 20 min.
8. monomeres Methylmethacrylat + Lösung 2 āā 60 min.
9. Lösung 2 1—48 Std.

Lösung 1: 27 ml Methylmethacrylat, 6 g Polyäthylen-glycol-distearat (Fa. Ruger), 4 ml Dibutylphthalat bis zur Lösung des Distearates auf 56° erwärmen und dann auf Zimmertemperatur abkühlen.

Lösung 2: 90 ml Lösung 1, 0,6 g Benzoylperoxyd, 5 Tropfen Nonyl-phenoxy-polyäthylen-äthylen-oxyäthanol; dann unter Umrühren langsam 30 g Plexiglasmodellierpuder (Fa. Röhm & Haas) druntergeben; die Lösung ist im Eisschrank haltbar und muß vor Gebrauch auf Zimmertemperatur gebracht werden.

In Gelatinekapseln wird mit Lösung 2 ausgegossen. Nach 4 Std. Sensibilisieren unter UV-Licht polymerisiert das Blöckchen in 4 Std. bei 56°. Es ist 20 min. nach der Entnahme aus dem Wärmeschrank schneidbar, wobei man die Schnittfläche mit Alkohol befeuchten sollte. Man kann die Schnitte auf einem Tropfen 96%igem Alkohol auf einem Wärmetisch strecken und das Plexiglas durch Beträufeln mit Nelkenöl (10—20 min.) entfernen. Über dreimaligen 96%igen Alkohol geht der Schnitt in die „absteigende Alkoholreihe" und dann zum Färben. Kleine Objekte (Punktionszylinder können nach der Fixierung in 16 Std. eingebettet werden.

Für die Einbettung von Beckenkammstanzen hat sich bewährt, das Material durchdringen zu lassen von 885 ml Methylmethacrylate, 1 g K24 (Röhm & Haas), 115 ml Plastoid N (Durchdringungszeit 8 Tage bis 6 Wochen unter mehrmaligem Wechsel und häufigem Evaporieren mit Hilfe einer Wasserstrahlpumpe). Ausgegossen wird dann in einer Lösung aus 960 ml Methylmethacrylat, 40 g BP-Paste und 5 g Neopenthylglykoldimethacrylat als Vernetzer (alles Röhm u. Haas). Die Polymerisation wird im Wasserbad bei 40° 30 min. angestoßen. Die Nachhärtung geschieht bei 50—60°.

Auf ähnlicher Grundlage basiert die Einbettung in **Epoxydharzen:** Araldit (= Durcupan ACM, amerik. Produkt), Epon, Vestopal W und Durcupan (Fa. Fluka), die im Gegensatz zur Materialschrumpfung bei Plexiglas von 15—20% bei der Polymerisation nur um 2% (Araldit), bzw. 7—10% (Vestopal W) schrumpfen.

Da *Araldit* in Alkohol und Aceton löslich ist, kann wie zur Acrylateinbettung fixiert und entwässert werden. Entsprechend der Kettenlänge (s. Formel; n = 1—10) steigt seine Zähigkeit. Als Beschleuniger

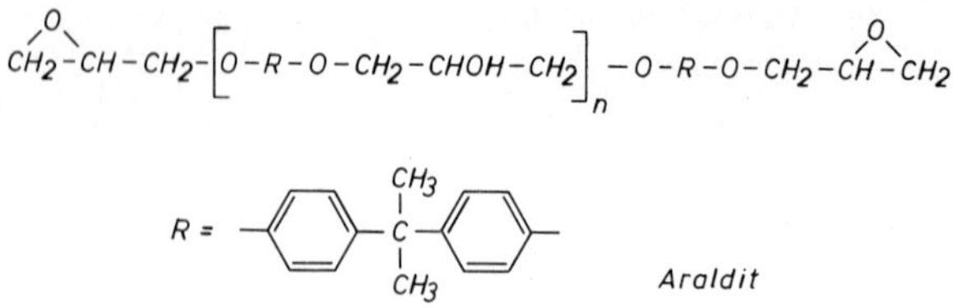

Araldit

dienen tertiäre Amine und als Härter aliphatische Polyamine (zum Zweck der Vernetzung), deren Struktur Firmengeheimnisse sind. Die Einbettungsmischung besteht aus 10 ml Araldit M, 10 ml Härter 964 B, 1 ml Dibutylphthalat und 0,5 ml Beschleuniger 964 C. Man verbringt das Material aus dem abs. Alkohol in ein Gemisch von Alkohol und Aralditmischung (āā) bei 48 ° (weiche Gewebe 2 Std., harte wie Muskulatur bis 6 Std.). Dann wird für 2–24 Std. in die reine Aralditmischung ohne Beschleuniger übergeführt (48 °), mit reiner Aralditmischung plus Beschleuniger in Gelatinekapseln ausgegossen und endlich bei 48 ° 2–24 Std. polymerisieren lassen.

Araldit eignet sich besonders zur Einbettung von *Nieren- oder Leberpunktionszylindern* zur Herstellung von Semidünnschnitten. Dazu werden die Zylinder 12 Std. in 10%igem gepufferten Formalin fixiert. In einem 15 ml Becherglas wird in isotonem Phosphatpuffer (0,01 M Puffer mit 0,145 M NaCl pH 7,1) gewaschen (mind. 2mal 30 min.) und über Nacht stehen gelassene. Dann wird in 1%iger Osmiumsäure (Phosphatpuffer und 2% OsO_4 āā) nachfixiert (90 min.). In Phosphatpuffer wird gewaschen, bis der Geruch nach OsO_4 verschwunden ist. Zur letzten Phosphatpufferwaschung wird langsam zum Entwässern Azeton addiert, abgegossen und mit 30%igem (30 min.) dann mit 70%igem (30 min.) und schließlich 6mal mit 100%igem Azeton übergossen. Nach dem Abgießen wird Araldit (30%ig in Aceton) darauf gegeben und 30 min. sanft geschüttelt. Nach Zugabe von 70%igem Araldit wird erst geschwenkt (30 min.) und dann in den Brutschrank bei 60 ° verbracht (30 min.). Man ersetzt mit 100%igem Araldit im Brutschrank bei 60 ° (gelegentlich umrühren). Man kann dann ausgießen in Gelatinekapseln mit Araldit plus Beschleuniger und läßt 48 Std. polymerisieren (EASTHAM u. ESSEX).

Weil *Epon*, ein aliphatisches Epoxydharz, dünnflüssiger ist, soll eine schnellere Gewebsdurchdringung erreicht werden (J. H. LUFT) – allerdings mit unterschiedlich gutem Erfolg. Man setzt zwei Stammlösungen an, die im Kühlschrank monatelang haltbar sind: I 62 ml Epon 812 + 100 ml DDSA; II 100 ml Epon 812 + 89 ml NMA. Als Einbettungslösung werden im Rührer gut gemischt: 5 ml I + 5 ml II + 0,15 ml Härter DMP-30. Nach der Fixation entwässert man auch hierfür in der aufsteigenden Alkoholreihe wie bei Methacrylat. Aus dem abs. Alkohol verbringt man 2 x 15 min. in Propylenoxyd,

1 Std. in Propylenoxyd/Einbettungslösung āā und zweimal 1 Std. in reine Einbettungslösung. Dann läßt man in der Einbettungslösung über Nacht im Zimmer stehen, setzt am Morgen neue Einbettungslösung an und läßt mit dieser 48 Std. bei 60° polymerisieren (Schnelleinbettung s. COULTER).

Zur *Vestopaleinbettung* wird in Aceton entwässert (30%, 50%, 70% je 15 min. – 90%, 100% je 60 min.). Man mischt dann Aceton mit Vestopal (3:1, 1:1, 1:3 – je 3–4 Std. einbringen) und verbringt für 4–12 Std. in Vestopal +1%igen Initiator, dem vor Gebrauch 0,5% Aktivator (= „Beschleuniger") zugesetzt wird. Mit dieser frisch bereiteten Lösung gießt man auch in Gelatinekapseln aus und läßt im Dunkeln 48 Std. bei 60° polymerisieren. Wegen Explosionsgefahr dürfen Initiator und Aktivator nie zusammen gegeben werden, sondern man fügt Aktivator der Mischung aus Vestopal mit Initiator zu.

$$COOH–(–R_1–COO–R_2–COO–)_n–R_1–COO–R_2–OH$$

Vestopal W

Durcupan (Fa. Fluka) ist das einzige wasserlösliche Epoxydharz. Man durchtränkt in verschiedenen Mischungen aus X 133/2097 mit Wasser: je 30 min. in 30 und 60%igem, je 45 min. in 70 und 90%igem und zweimal 90 min. in 100%igem, wobei gelegentlich geschüttelt werden muß. Mit einem Einbettungsgemisch wird dann ausgegossen in Gelatinekapseln: 5 ml X 133/2097 + 11,7 ml Härter 964 + 1 ml Beschleuniger 960 + 0,3 ml Dibutylphthlat. Nach 24 Std. bei 50° ist die Polymerisation beendet.

Die Gelatinekapseln werden in Wasser zum Quellen gebracht und vorsichtig entfernt. Die Plexiglasblöckchen werden auf der Seite des Gewebsstückchens pyramidisch mit einer Rasierklinge zugespitzt (Fachausdruck: trimmen). Dann können sie mit einem Ultramikrotom, größere Blöcke mit dem Mikrotom Jung 1130 geschnitten werden (s. Abb. 19, 26, 31).

Gefriertrocknung

Diese Spezialmethode umgeht die Fixierung, ein Entwässerungsverfahren und meidet Erwärmen, so daß auch die Schrumpfung gering ist. Ein kleines Gewebsstück (1 cm^3) wird schnell auf mindestens –50° mit flüssiger Luft oder Isopentan (–195°) abgekühlt und auf die Oberfläche kleiner paraffingefüllter Gefäße gelegt. Diese sortiert man auf heizbaren Blechen in einer Unterdruckkammer. Im Hochvakuum ($5 \cdot 10^{-3}$ Torr) wird bei Temperaturen um –45° durch Sublimation entwässert (Wasser geht von der Eis- in die Dampfphase über). Dann werden die Stellflächen bei Weiterbestehen des Vakuums erwärmt, so daß das Paraffin bei Temperaturen zwischen +45° und +50° schmilzt: die trockenen Gewebsstücke sinken langsam unter und werden von Paraffin durchtränkt. Zur Erhaltung der Fermente ist dieses etwas aufwendige Verfahren unentbehrlich und gut. Die Trocknungszeit beträgt bei P_2O_5 als Absorber 6–8 Std., für ganze Rattennieren 1–2 Tage (Restfeuchtigkeit < 1%). Einzelheiten sind nachzulesen und durch Übung zu erwerben (Kiszely-Posolaky) (Gerät: Fa. WKF – Darmstadt).

Ordnung der Einbettungsverfahren nach dem Untersuchungsziel:

1. Routineuntersuchung: (Gefrierschnitt), Paraffin (Autotechnikon)
2. Fermente: Gefriertrocknung, (Gefrierschnitte), Paraffin, Kryostat
3. Ultradünnschnitte: Methacrylat, Araldit, Vestopal
4. Cytologie, Kerndickenmessungen: Celloidin-Paraffin
5. Bindegewebe, Muskulatur: Celloidin
6. Knochen, Zähne, Knorpel: Celloidin-Paraffin, hartes Paraffin
7. Augen, Aorta, Gefäße: Celloidin
8. Wasserreiche Gewebe: Gelatine, (Celloidin)
9. Glykogen, Nervengewebe, Silberimprägnation: Celloidin
10. Lipide: Gelatine, Polywachs, (Gefrierschnitt)

Schneidetechnik

Die alten Vorstellungen einer mechanischen Keilwirkung des Messers beim Schneiden oder einer sägeähnlichen Kombination von Kerb- und Keilwirkung sind durch neue Theorien über Vorgänge im Objektgefüge abgelöst worden, wobei eine gleitende Verschiebung von Einbettungsmittel-(Paraffin-)kristallen vermutet wird. Zusätzlich dürfte unter dem lokal sehr hohen Druck einer scharfen Messerschneide ein „Transformationspunkt" erreicht werden, bei dessen Überschreiten in der engsten Umgebung der Schneide das Paraffin plastisch verformt wird.

Mikrotome

Gewebsschnitte von einigen µm oder Bruchteilen eines µm Dicke lassen sich nur mit Spezialapparaten herstellen, den Mikrotomen. Da die Bedienung des Gerätes, die Funktion einzelner Hebel und technische Einzelheiten den Firmenprospekten leicht entnommen werden können, werden nur Charakteristika der Mikrotomtypen und einzelne

Behandlungstips herausgestellt. Wie man im Einzelnen verfährt, läßt man sich am geschicktesten zeigen, da die Erfahrung gegenüber der Theorie überwiegt.

Der Bauplan aller *Gefriermikrotome*, des kleinsten Typs, ist grundsätzlich gleich (Abb. 19). Der Messerschlitten, der von Hand am freien Ende betätigt wird, ist auf der anderen Seite in ein Scharnier eingelassen und überstreicht ein Kreissegment, dessen Ebene festgelegt ist. Demgegenüber läßt sich der Objekttisch mit einem Anschlagtransport um eine gewünschte Höhe (meist um 15 µm) heben oder mit einer Kurbel rasch heben und senken. Das Gewebe wird auf einer geriffelten Scheibe, dem Gefriertisch, aufgefroren. Dazu tropft man vorher etwas Wasser auf den Gefriertisch, damit das Gewebeblöckchen fest anhaftet. Anstelle von Wasser kann man besser O. C. T. Compound (Fa. Vogel) nehmen, dessen halbflüssige Konsistenz einfache und sichere Zentrierung der Probe gestattet. Da es nicht spröde wird, lassen sich auch bis 5 µm dünne Schnitte herstellen. Auf Grund der Wasserlöslichkeit kann es hinterher leicht abgespült werden. Am Ende des Schneidens zieht man das Häutchen vom Gefriertisch ab, so daß man den Auftauprozeß spart. Das Auffrieren gelingt durch Durchleiten und plötzliches Ablassen von komprimiertem CO_2 durch Düsen im Tisch, da Gasdekompression Wärme verbraucht (Verdunstungswärme). Es entsteht Kohlensäureschnee. Man stellt die Kohlensäureflaschen in ein Gestell mit dem Ventil nach unten neben den Tisch, damit der gesamte Inhalt genützt wird. Neu aufgestellte Flaschen sollen erst nach 30 min. angeschlossen werden; man öffnet vor-

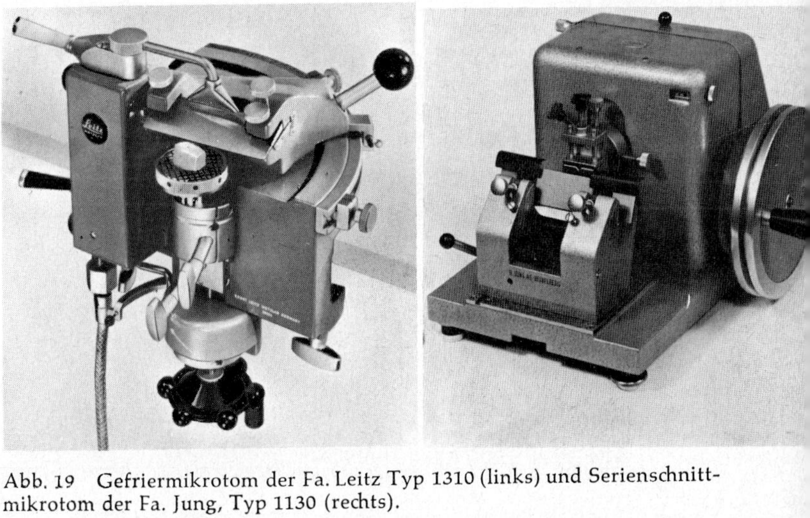

Abb. 19 Gefriermikrotom der Fa. Leitz Typ 1310 (links) und Serienschnittmikrotom der Fa. Jung, Typ 1130 (rechts).

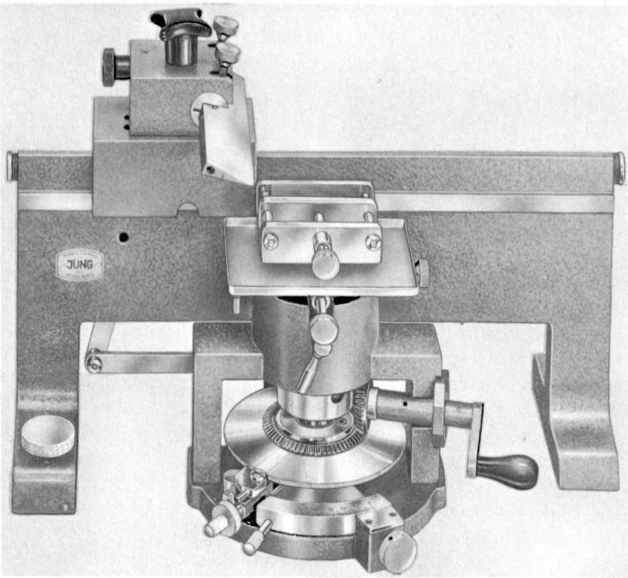

Abb. 20 Schlittenmikrotom Hn 40 (Fa. Jung).

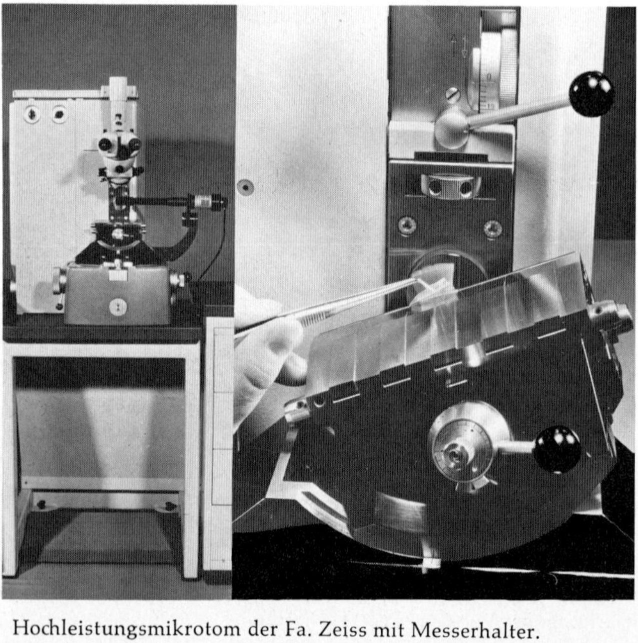

Abb. 21 Hochleistungsmikrotom der Fa. Zeiss mit Messerhalter.

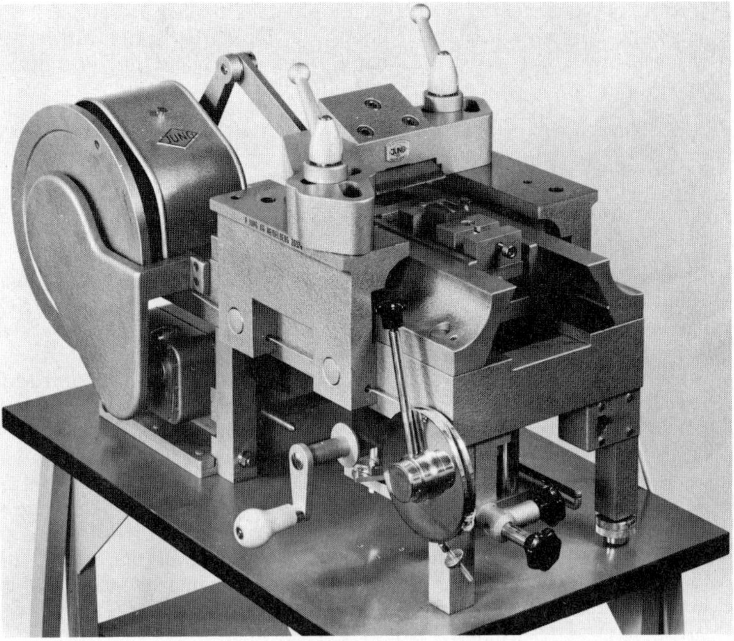

Abb. 22 Hartschnittmikrotom Modell K (Fa. Jung).

her das Ventil kurz, so daß abgesacktes Kondensationswasser herausgeblasen wird. Frisch gefüllte Flaschen müssen wegen Explosionsgefahr kühl gelagert werden. Moderne Gefriermikrotome werden durch ein elektrisches Aggregat (Frigomat – Fa. Jung, Kryomat Fa. Leitz) gekühlt, das zusätzlich mit einer Abtauvorrichtung ausgestattet und auf die Dauer im Betrieb billiger ist. Auf einem fahrbaren Tisch ist die Einrichtung stets einsatzbereit und leicht beweglich.

Bei allen Gefriermikrotomen läßt sich gleichzeitig das Messer kühlen. Beim älteren Verfahren nach Schultz-Brauns wird Kohlensäureschnee mit einer breiten Düse auf den Messerrücken gesprüht (siehe Abb. 19). Beim Frigomat arbeitet man mit dem Frigotom-Zusatz. Das Messer soll so kalt sein, daß sich Reif ansetzt (–20 °). Man kann hiermit zur *Schnellschnittdiagnostik* frische 2–3 mm dicke Gewebestücke schneiden, die weder mit Wasser noch Formalin in Berührung kamen.

Die *Paraffinmikrotome* sind nach zwei verschiedenen Prinzipien entwickelt worden (wegen der Gleitbahn *Schlittenmikrotome* genannt): bewegliches Messer mit feststehendem Objekttisch (Typ Heidelberg – Fa. Jung, Fa. Leitz, Fa. Reichert) (Abb. 20) oder feststehendes Messer und gleitender Tisch (Typ Leitz 1300). Bei beiden Typen wird der Vorschub durch mechanische Hebung des Objekttisches gewährleistet (rd 4—8 µm). Die direkte Führung durch die Hand hat gegenüber einer Seilzugbetätigung den Vorteil, Schneidedruck und -geschwindigkeit zu variieren. Die gute Pflege (Reinigung mit Petroleum) und das richtige Ölen (Knochenöl) bestimmen die Qualität der Schnitte. Der Typ Heidelberg hat den Vorteil, daß die gesamte Schneidelänge eines Messers ausgenutzt werden kann. Am frei stehenden Messer kann man sich aber leicht verletzen (Fingerschützer benutzen).

Mit feststehendem Messer arbeitet das *Radmikrotom Typ* Minot, bei dem der transportierbare Objekttisch mit einem Kurbelantrieb bewegt wird (Abb. 24). Da von Paraffinblöcken lückenlose Serienschnitte angefertigt werden können, (Motorantrieb ist möglich: Fa. Jung, Typ 1130, Fa. Leitz Typ 1212), heißt es auch *Serienschnittmikrotom.* Die Schnittbänder können auf einem vorgesetzten Förderband langsam vom Messer fortbewegt werden. Der Einbau eines Zählwerks ermöglicht eine genaue Schnittdickenbestimmung (Gewebedicke dividiert durch Anzahl der Schnitte), was für Rekonstruktionen wichtig ist. Die Schnittbänder werden auf Objektträger aufgezogen, wie Abb. 23 zeigt, der auch die Beschriftung der Präparate zu entnehmen ist. Um später am Organ pathologische Befunde lokalisieren zu können, kennzeichnet man auf einer Organskizze (Abb. 23 b) den entnommenen Gewebeblock und die Schnittrichtung (Pfeil).

Mit dem neuen Gerät (Typ 1130, Abb. 19) kann man auch knochenhaltige bindegewebsreiche, verhornte, chitin- und kalkhaltige sowie verholzte Präparate schneiden, wozu man Messer in Sonderhärte benötigt (z. B. Fa. Krupp-Widia, Essen). In Plexiglas eingebettete unentkalkte kleine Knochenstücke können bis 1 µ dünn geschnitten werden.

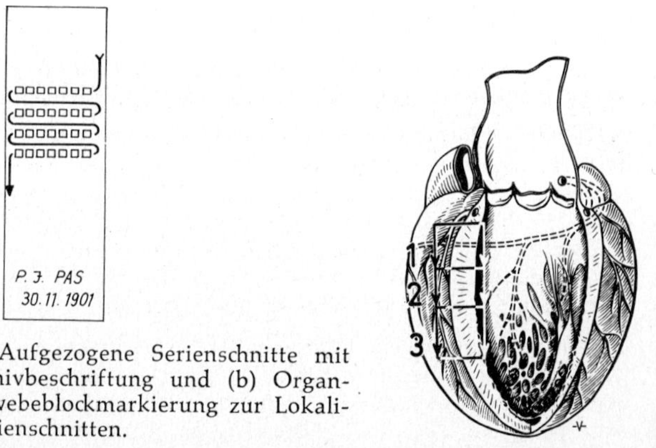

Abb. 23 (a) Aufgezogene Serienschnitte mit typischer Archivbeschriftung und (b) Organskizze mi Gewebeblockmarkierung zur Lokalisation von Serienschnitten.

Durch bessere Messerlagerung kann die Schneide voll ausgenutzt werden (s. S. 85 „Vorschneiden"). Die Blöckchen werden durch Feilen oder Sägen vorgetrimmt und mit Längsachse in Schnittrichtung eingespannt (Schnittwinkel 130 °, Freiwinkel 2—3 °, s. S. 87). Man benutze den automatischen Vorschub von 12 µ zu Beginn. Zwischen jedem Schnitt von 1 µm befeuchte man die Objektfläche mit 30 %igem Alkohol (Einzelheiten s. BURKHARDT).

Um bei Temperaturen von —20 ° Gefrierschnitte von unfixiertem Material anfertigen zu können, befindet sich das Serienschnittmikrotom in einer Kältekammer mit zwei Bedienungslöchern *(Kryotom* oder *Kryostat)* (Abb. 24). Die Transportkurbel ist außen angebracht. Eine kälteisolierte Scheibe gestattet den Einblick. Zum Ölen wird Mikrotomöl mit Petroleum 1:1 gemischt. Man bewahrt in der Kammer Objektträger auf, damit sie kühl sind, und kann die Schnitte ohne Auftauen in Bebrütungslösungen bringen. Das Verfahren ist für die Fermenthistochemie und zur Schnellschnittdiagnose am unfixierten Material unentbehrlich. Da die Schrumpfung fortfällt, bekommt man der Wirklichkeit stark genährte Präparate, deren Beurteilung besonderer Erfahrung bedarf. Bei PEARSE-Kryostaten (Fa. Slee), dem IEC MINOTOME (Fa. Labotect) und BRIGHT-Kryostaten (Fa. Shandon), in denen einem nicht mehr die Hände bei der Bedienung in der

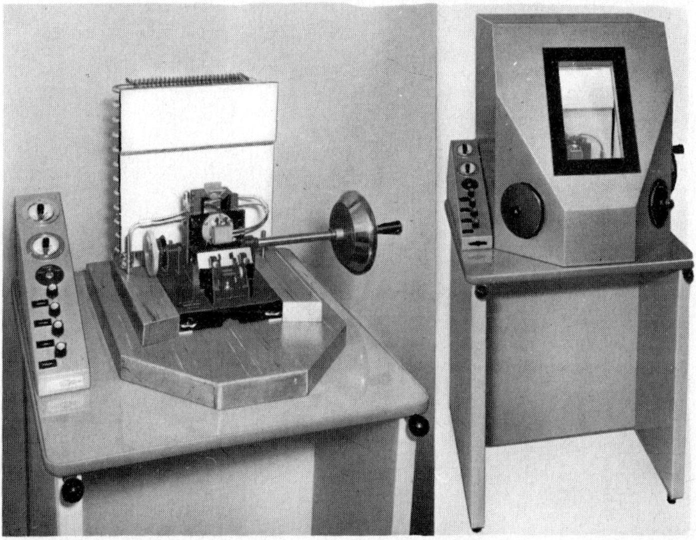

a b

Abb. 24 Kryotom (Fa. WKF) mit Serienschnittmikrotom MINOT (Fa. Jung, Typ 1120).

Kältekammer einfrieren, gibt es bereits zahlreiche Modelle, u. a. mit druckknopfbedienter Schneideautomatik, mit Tiefkühleinrichtung bis –70 °, mit Hochpräzisionsvorschub und als Ultramikrotom. Die Firma SLEE liefert ein ausgezeichnetes Büchlein mit Anleitungen zur Herstellung von Kryostatschnitten. Für elektronenmikroskopische Untersuchungen kann man mit dem „Ultratome III" und „Cryokit" (Fa. LKB) bei bis –140 ° unter Kohlensäureschnee oder flüssigem Stickstoff 500 Å dünne Kryotomschnitte herstellen (COBBOLD u. MENDELSON).

Für die Bearbeitung großer Präparate, z. B. ganzer Nieren, Gehirnhemisphären, Oberschenkelköpfe etc. gibt es ein *Spezialmikrotom* mit einem Objekttisch 20 x 23 cm, der auch als Gefriertisch benutzt werden kann (Abb. 25). Bei diesem *Tetrander-Mikrotom* steht das Messer fest, während der schwere Objektschlitten durch eine Hebelarmübersetzung geführt wird. Das Gerät wird am besten auf einem arretierbaren Spezialwagen aufgestellt.

Zur Celloidingroßschnittherstellung wird ein Mikrotom benutzt, bei dem Messer und Objekt ständig von Flüssigkeit bedeckt sind (Tauchmikrotom).

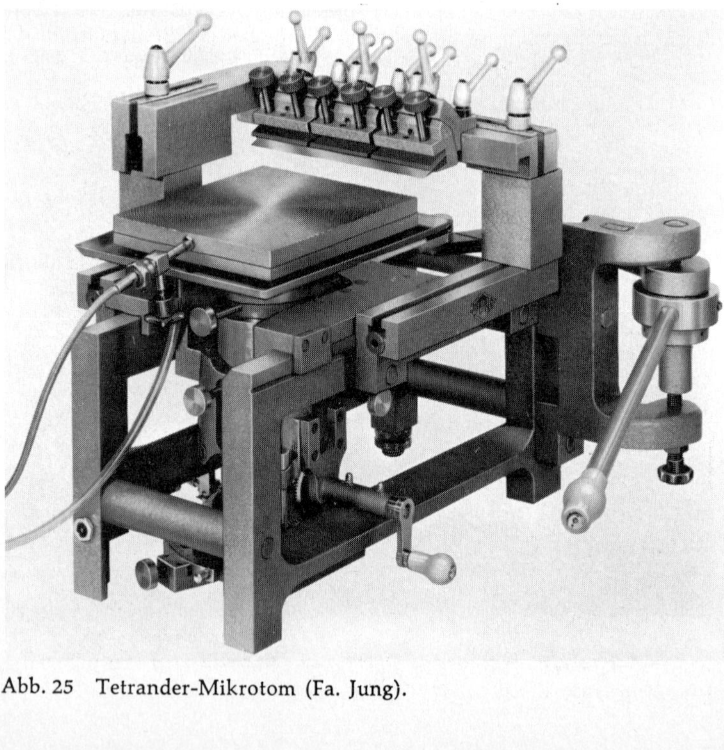

Abb. 25 Tetrander-Mikrotom (Fa. Jung).

Für *Semidünnschnitte* (1—0,2 μm) von Plexiglasblöcken steht das Grundschlittenmikrotom 1300 D (Fa. Leitz) bereit. Mit dem neuen Hochleistungsmikrotom der Fa. Zeiss (Abb. 21) lassen sich Objekte aller Härtegrade von Paraffin bis Stahl mit Schnittdicken im Bereiche von 30 bis 0,1 μm schneiden. Damit wird es erleichtert, Plexiglas und Polyacrylester auch in der Lichtmikroskopie zu benutzen.

Ultradünn (unter 1 μm bis 500 Å) für Licht- und Elektronenmikroskopie kann man mit *Ultramikrotomen* schneiden. Das Konstruktionsprinzip dieser Geräte ähnelt dem Serienschnittmikrotom MINOT: Am feststehenden Glasmesser (Abb. 31) wird das Präparat in 15 mm langer gerader Bahn abwärts bewegt und nach dem Schnitt in weitem Abstand seitlich des Messers wieder in die Ausgangsstellung zurückgeführt. Der Objektvorschub, der beim alten Typ PORTER-BLUM noch mit einer komplizierten Mechanik erreicht wurde, wird jetzt durch die Ausdehnung eines elektrisch geheizten Metallstabes trägheitslos sichergestellt (Typ Om U 2 der Fa. Reichert nach SITTE, Typ Ultratome der Fa. LKB durch Colora vertrieben, neuer Typ PORTER-BLUM, Ultra-Mikrotom nach FERNANDEZ-MORAN, Fa. Leitz). Während das

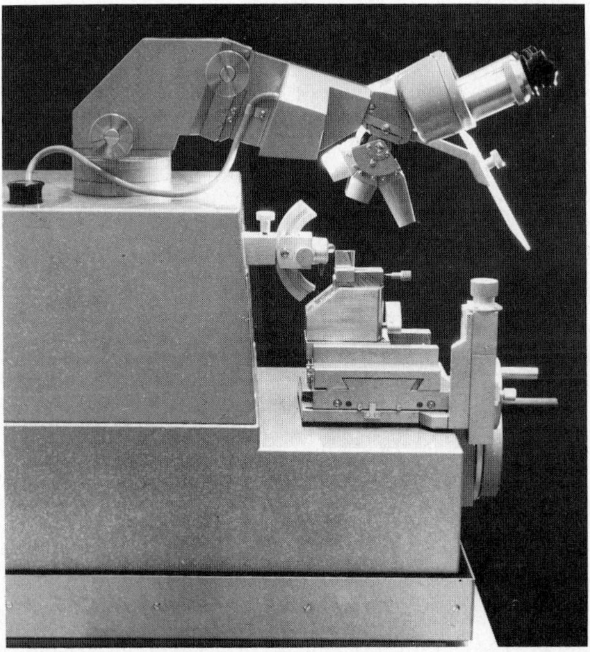

Abb. 26 Ultramikrotom Om U 2 der Fa. Reichert

alte Porter-Blum noch mit einer Handkurbel bedient wurde, sind die modernen Geräte motorgetrieben (elektrisch gesteuerte Geschwindigkeit und Vorschub). Zur Herstellung schartenfreier Schnitte muß das Gerät vibrationsfrei aufgebaut und sein Elektromotor schütterungsfrei untergebracht werden. Das Om U 2 (Abb. 26) kann jetzt noch mit einer Kühlkammer so ausgerüstet werden, daß nicht nur fixierte eingebettete, sondern auch native Gewebe für die Gefriertrocknung ultradünn geschnitten werden können. Das Gerät hat einen Makrovorschub zum Vorjustieren des Messers, einen Feinvorschub zum Einstellen des Messers und Anschneiden des Blockes sowie einen Mikrovorschub für die letzte Phase des Anstellens des Messers oder für „dickere" Dünnschnitte. Der trägheitslose thermische Vorschub gewährleistet gleichmäßige Schnittserien. Vor dem Einspannen des Plexiglasblöckchens muß dieses „getrimmt" werden, d. h. es muß angespitzt und für die Breite des Messers passend zugeschnitten werden. Dies läßt sich jetzt auch mit dem Om U 2, besser mit einem mitgelieferten „Trimmbock" machen. Weitere Bedienungseinzelheiten kann man der jeweiligen Gebrauchsanweisung entnehmen.

Mikrotommesser

Die Kenntnis der für die *Geometrie* des Mikrotommessers wichtigen Winkel erleichtert die Handhabung, Pflege und das Schleifen der Messer (Abb. 27a). Alle Mikrotommesser haben einen Facettenschliff: die dem Messerrücken gegenüberliegende Schneide, zu der sich der Messerkörper in unterschiedlicher Weise verjüngt, hat einen vom Messerblatt abweichenden Winkel, wodurch eine Facette (Kante) entsteht. Der Winkel der Schnittkanten (α) ist der Schneiden- oder Facettenwinkel, der der Messerflächen (α_1) ist der Flanken-, Keil- oder Klingenwinkel. Bei der Herstellung oder beim Nachschleifen von Messern werden zunächst die Klingenflächen angeschliffen. Die eigentliche Schneide entsteht dadurch, daß die Facettenflächen unter einem steileren Winkel geschliffen werden. Er kann dadurch erzielt werden, daß beim Schleifen zur Erhöhung des Messerrückens eine Hülse mit einem entsprechenden Durchmesser aufgeschoben wird (Abb. 27b). Messerachse und Objektfläche bilden den Neigungswinkel (β). Mit der Prägung *a* versehene Messer nimmt man für weiches Paraffin, *b* für Celloidin und Celloidin-Paraffin. In der Paraffintechnik dominieren die Messer *c* mit planen Flankenflächen, während die Gefriermesser mit *d* gekennzeichnet sind (Abb. 27c). Für Kryotome gibt es Spezialmesser. Große, schwere Messer haben wegen geringer Eigenvibration Vorteile. Kann man die ganze Breite der Schneide ausnutzen, dann sind sie auch billiger im Gebrauch.

Die Güte des Schnittes hängt von der *Qualität der Schneide* ab. Die pflegliche Behandlung der Messer soll vor allem vermeiden, daß die Schneide durch Anstoßen oder durch Anschneiden eines Blockes mit

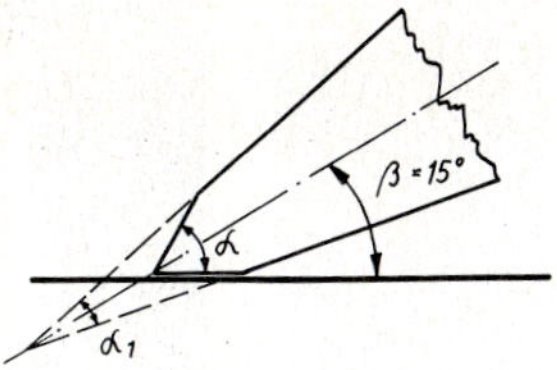

Abb. 27 a Form der Mikrotommesser

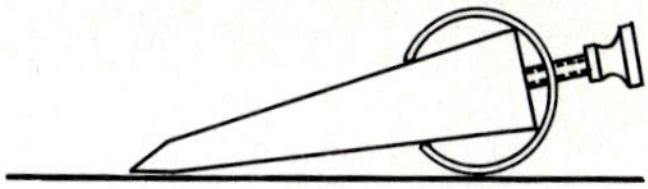

Abb. 27 b Messerabziehvorrichtung

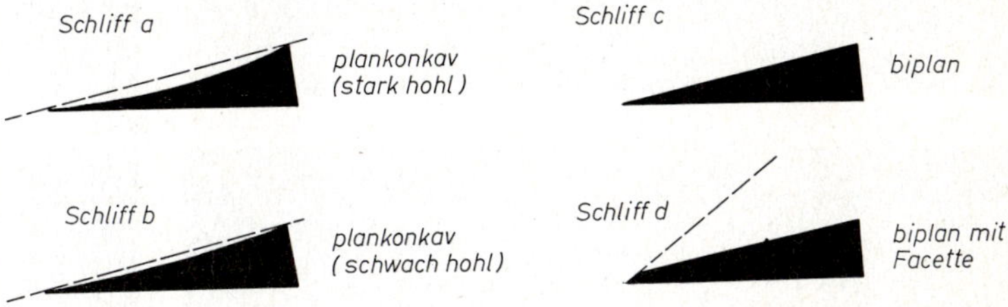

Abb. 27 c Messertypen und Schlifftypen

großer Schnittdicke oder durch zu harte Objekte mechanisch beschädigt und dadurch schartig wird. Die Messer sollen nach dem Gebrauch daher in ihren schützenden Holzkästen aufbewahrt und nicht montiert stehen gelassen werden. Auf die Messerqualität über die Stahlsorte oder den Härtungsprozeß hat nur der Hersteller Einfluß. Der erfahrene Käufer merkt es später an der „Standfestigkeit" der Schneide. Bei zufriedenstellender Schneidenqualität bildet die Schneide eine Gerade, d. h. sie ist weder in der Längsrichtung noch zum Messerrücken hin gebogen. Ferner muß sie schartenfrei sein, bei starker Vergrößerung unter einem Stereomikroskop muß die dann sichtbare Zahnung linear ausgerichtet sein, also nicht „geschränkt" sein und die Schneide muß möglichst scharf sein, d. h. der Krümmungsradius im Querschnitt durch die Schneide muß sehr klein sein. Man prüft die Qualität der Schneide entweder an einem Standardobjekt (z. B. präparatfreier Paraffinblock) bei optimaler Einstellung des Messers und sieht sich dann die Messerspuren auf dem Objekt an oder man prüft durch eine stereomikroskopische Betrachtung bei 200–400facher Vergrößerung die Schneide (Abb. 28). Dabei kontrolliert man jeweils in der Aufsicht die Schneidenfacette, wobei die Schneide als Silhouette erscheint, und die Schneide, die eine um so schmalere leuchtende Linie bildet, je schärfer sie ist. Diese Betrachtung gestattet auch eine Überprüfung der Linearität der feinen Zahnung.

Das Stumpfwerden der Schneide durch Nachlassen der Messerschärfe und durch Schartenbildung erkennt man entweder daran, daß sich

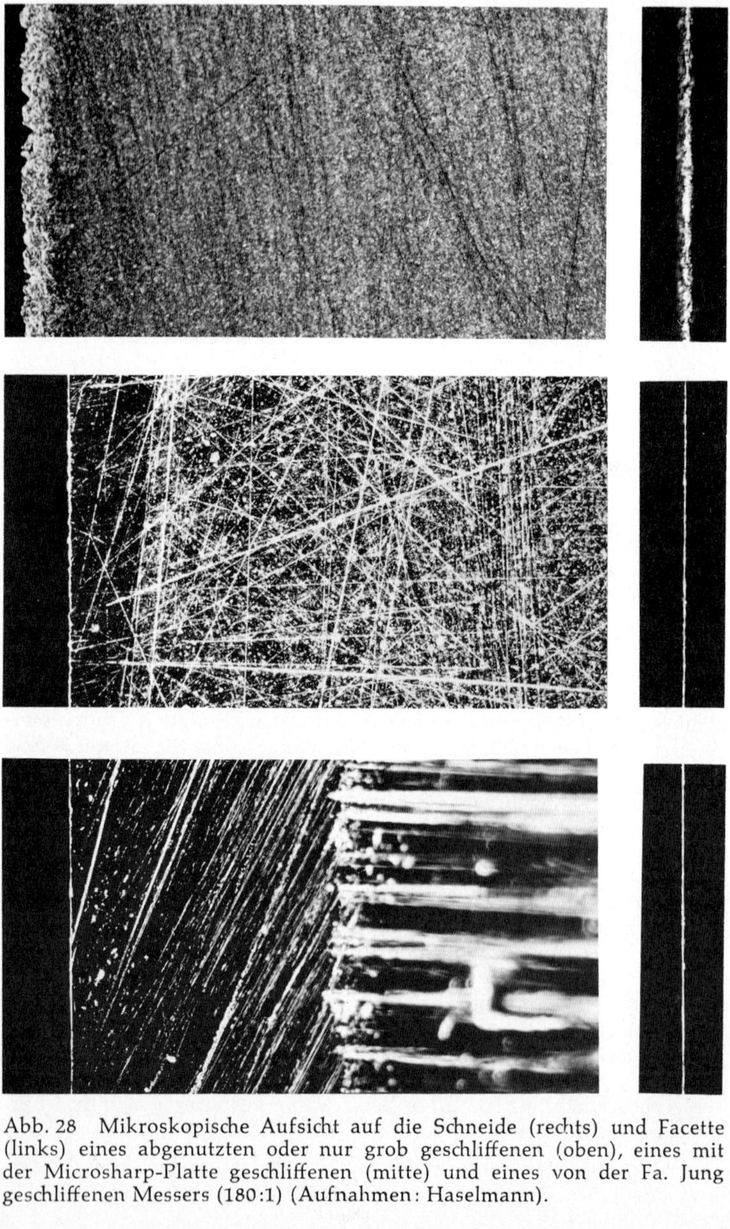

Abb. 28 Mikroskopische Aufsicht auf die Schneide (rechts) und Facette (links) eines abgenutzten oder nur grob geschliffenen (oben), eines mit der Microsharp-Platte geschliffenen (mitte) und eines von der Fa. Jung geschliffenen Messers (180:1) (Aufnahmen: Haselmann).

die Schnitte stauchen, daß sich nur schwer regelmäßig dünne Schnitte gewinnen lassen oder daß man Riefen nach Abziehen eines Schnittes auf dem Paraffinblock sieht. Wenn man beim Auftreten der ersten Mängel sofort nachschleift, bleibt das Messer länger brauchbar, als wenn man damit bis zur völligen Unbrauchbarkeit vor jedem Schliff arbeitet. Da die Messer nicht durchgehend gleichmäßig gehärtet sind und von der Oberfläche zur Tiefe die Härte abnimmt, muß mit zunehmendem Verlust von Oberflächenmaterial durch wiederholtes Schleifen mit einer Abnahme der Härte gerechnet werden. Das bedeutet Verlust der Standfestigkeit der Messerschärfe. Schleift man häufiger, so sind die Scharten (Schneidenausbrüche, bzw.-deformationen) weniger tief und der Materialverlust beim Schärfen gering.

Das *Schleifen* erfordert Fachkenntnisse. Bei der Zunahme der Lohnkosten und der Abnahme an Arbeitskräften ergeben sich bei der Weggabe an Spezialbetriebe (z. B. Jung, SLEE, Walb) mitunter längere Wartezeiten. Diese kann man nur durch einen großen „Messerpark" oder durch „Heimschleifen" umgehen oder verhindern. Vor allem Messer zum Vorschneiden oder für die Routinehistologie kann man selbst auf Streichriemen abziehen oder sogar auf einem Petroleum befeuchteten feinen Schleifstein schärfen. Dazu setzt man über ein Gewinde (Typ LOEW) oder eine Angel (Typ Heidelberg) einen Griff in das Messer ein. Um die Facette zu erhalten, wird über den Rücken des Messers eine Abziehmanschette geschoben (Abb. 27b), die aus einem geschlitzten Rohr besteht. Die Krümmung des Rohrquerschnitts garantiert die Erhaltung der Facette. Man streicht über den Riemen wie ein Barbier mit einem Rasiermesser (Umdrehen des Messers über den Rücken am Ende des Riemens) und variiert den Anstellwinkel (sogen. „kräuselnde" Bewegungen) (Abb. 30). Es werden zwei Riemen geliefert, einer mit roter Paste und ein anschließend zu benutzender Blanklederriemen, der mit Streichriemenfett beschickt wird (Einzelheiten s. ADAM u. CZIHAK). Übung macht den Meister. Auf jeden Fall müssen die Messer nach mehrfachem „Heimschleifen" zum Fachmann fortgegeben werden.

Seit der Einführung von *Schleifapparaten*, die die exakt definierte Führung des Messers gegen die Schleiffläche, den gleichmäßigen Andruck über die ganze Schneidenlänge und damit die Einhaltung der Messergeometrie garantieren, sind die Voraussetzungen zum Heimschleifen auch für den technisch nicht geschulten oder ungeschickten Benutzer gegeben. Drei Konstruktionstypen sind im Handel (Fa. Leitz, Fa. Shandon, Fa. WKF). Bei der einen vibriert die Schleifplatte, auf die eine Ölsuspension als Schleifmittel aufgebracht wird, mit hoher Frequenz. Das Messer wird an einem Haltearm über die Schleifplatte gezogen, und nach je 3 Streichbewegungen automatisch gewendet. Beim anderen Typ wird das Messer an den schleifmittelbeschickten rotierenden Schleifscheiben vorbeigezogen. Dabei steuert man selbst die Verschiebung des Messers gegen den Schleifmittelträger. Beim dritten Typ (Fa. Shandon) (Abb. 29) rotiert die schleifmitteltragende Scheibe exzentrisch parallel zur Oberfläche (Plattenspielerprinzip). Eine Messerhalterung steuert die Auflage der Messerfacette auf die Schleiffläche automatisch. Ein Wendemechanismus sorgt für alternierende Bearbeitung beider Messerseiten. Durch die Kombination der Rotation der Schleifscheibe mit einer Exzenterbewegung kommen zykloide Bewegungen zustande, wodurch das Schleifmittel gleichmäßig auf der Scheibe verteilt wird und vermieden wird, daß sich der einzelne Schneidenabschnitt immer nur auf einer

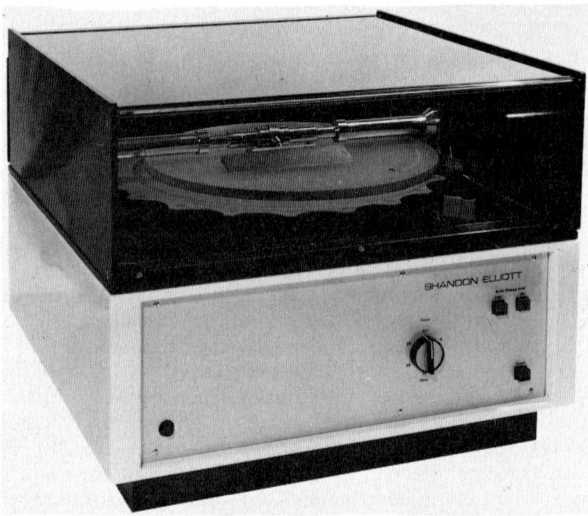

Abb. 29 Mikrotommesser-Schärfautomat (Fa. Shandon).

konstanten Kreisbahn bewegt. Die komplexe Bewegung dieses Apparates kommt dem Handabziehen sehr nahe. Beim ersten Schleifen benutzt man eine Schleifplatte aus Glas und bei „verwüsteten" Messern das grobe Schleifmittel „Aloxite 2 F" (Nr. SE 612) (Schleifzeit 10 min.). Besser läßt man es aber nicht so weit kommen, daß man ein grobes Schleifmittel nehmen muß, da es tiefere Schleifspuren hinterläßt, die durch feines Schleifen wieder beseitigt werden müssen. Am besten fängt man also sofort mit dem in Öl suspendierten Aluminiumoxydpulver „Aloxite 50" (Nr. SE 613) an (Schleifzeit 15 min.). Nachdem Messer und Schleifplatte mit Benzin vom Schleifmittel gereinigt sind, schleift man erneut (45 min.) mit „Polishing Alumina 3/50" (Nr. SE 615). Nach erneuter Reinigung der gläsernen Schleifplatte wird kurz mit sauberem Öl auf dem Apparat poliert, wobei kein Material mehr abgetragen wird, sondern durch Materialverformung eine Schärfung zustande kommt. Einfacher, schneller (5 min. Schleifzeit) und besser ist das Schleifen mit einer Aluminiumplatte, auf der eine Spezialschicht aus metallischem Kupfer zwischen einer irregulär verteilten Kunststoffschicht aufgebracht ist (Microsharp-Platte). Beim Auftragen einer Diamantschleifpaste werden die Diamantpartikel in das Kupfer eingedrückt, wodurch die materialabtragenden Teilchen orientiert festgehalten werden. Man trägt von der Diamantpaste mit 3 µm dicken Körnchen („Microsharp Diamond Compound 3 Mikron") 3–4 25 mm lange Stückchen aus einer Kunststoffspritze auf die Schleifplatte und verreibt sie mit einem Finger mit etwas von der Mehrkomponentenflüssigkeit „Microsharp Lubricating Fluid". Mit einer Auftragung kann man 6mal schleifen, wobei meist der minimale automatische Anpressdruck ausreicht. Vor allem weil das Polieren entfällt, ist man bedeutend schneller fertig. Das Ergebnis zeigt Abb. 28.

Man schützt seine guten Messer, indem man zu Beginn jeden Blocks mit einem *Vorschneidemesser* anschneidet, was leider in der Routine zu viel Zeit kostet. Vor allem bemerkt man auf diese Weise rechtzeitig Verkalkungen, Sandkörnchen oder Holzreste im Paraffin, die Scharten verursachen. Bei Mikrotomen der Firma Jung kann das Messer so eingespannt werden, daß ein früher benutzter Teil der Schneide für das grobe Vorschneiden genommen wird. Durch geringes Verschieben des Messers kommt man für die Schnitte in unbenutzte Anteile. Um die Schärfe zu erhalten, dürfen nicht zu dicke Scheiben geschnitten werden. Beim Putzen wische man vom Rücken zur Schneide. Feuchte Messer müssen trocken gerieben und etwas gefettet abgelegt werden. Messer dürfen nur im Kasten aufbewahrt werden, dies allein schon wegen der Gefährdung.

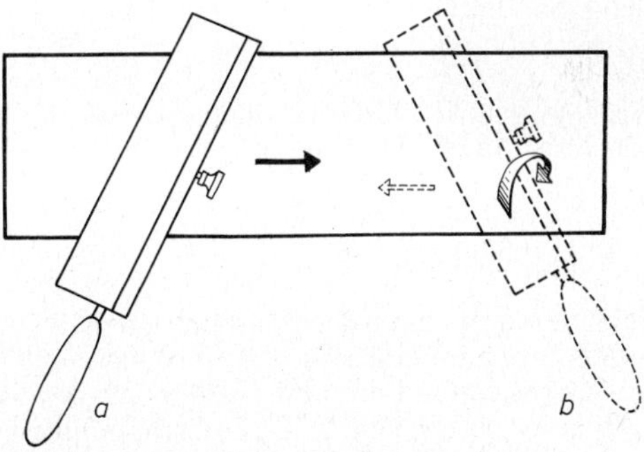

Abb. 30 Das Abziehen eines Mikrotommessers.

Für Ultramikrotome gibt es Stahl-, Glas- und Diamantmesser. Als Stahlmesser dienen spezialgeschliffene facettierte Rasiermesser. Größte Verbreitung haben aber Glasmesser, die man selbst leicht herstellen kann. Aus käuflichen Glasstangen (3 cm breit, 4–6 mm stark) werden Parallelogramme oder Dreiecke mit 45° Neigung zur Kante gebrochen, nachdem mit einem Diamant die Bruchlinie vorgeritzt war. Die eigenhändige Ausbeute von 50–60% kann durch einen Apparat (Knife Maker der Fa. LKB, Vertrieb Colora) auf fast 100% gesteigert werden. Die Schneidegüte leidet auch ohne Gebrauch, weil Glas eine unterkühlte Flüssigkeit ist, so daß man die Messer frisch bereiten muß. Die Auffangvorrichtung, ein kleiner Kupfertrog, wird mit Paraffin auf dem Glas wasserdicht montiert und mit Wasser gefüllt (Abb. 31). Die Schnitte und Schnittbänder schwimmen auf der Oberfläche.

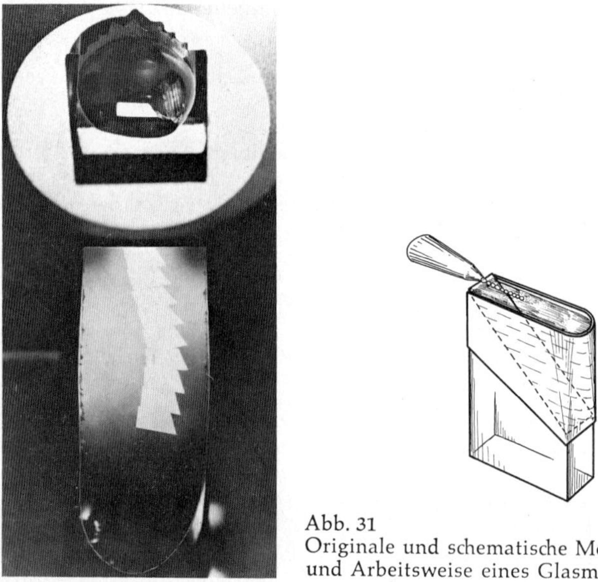

Abb. 31
Originale und schematische Montage und Arbeitsweise eines Glasmessers.

Schneidetechnik und Aufkleben:

Bei dem *Gefrierverfahren* muß das Material gut gewässert werden, weil alkohol- und formalinhaltige Stücke einen tieferen Gefrierpunkt messen lassen. Zwischen Gewebe und Gefriertisch wird ein feuchtes Stückchen Filterpapier gelegt. Mit O. C. T. Compound (s. S. 73) friert das Stück besser. Nachdem man dem Messer die schmalste Seite des Gewebsblöckchens zugedreht hat, wird unter sanftem Andrücken des

Gewebes das Absperrventil mehrmals langsam für einige Sekunden geöffnet. Durch Überstülpen eines Trichters oder kleinen Bechers wird das Gefrieren beschleunigt, was in 10–15 sec. erreicht wird. Von der fast gefrorenen Oberfläche schneidet man zunächst eine glatte Schnittfläche und kühlt dann bis zur „Splitterhärte". Während des langsamen Auftauens bekommt man mit gekühltem Messer und einiger Übung gute Schnitte. Man überträgt den Schnitt mit der Fingerbeere (Achtung auf infektiöses Material!) *sofort* in eine dunkle Schale mit Wasser, wo sich der Schnitt entfaltet. Dünne Schnitte schwimmen, dicke sinken unter. Für Fettfärbungen überträgt man sie sofort in die Färbereihe (Färbung flottierend). Zu anderen Färbungen werden die Schnitte auf **Eiweiß-Glycerin** bestrichene Objektträger aufgezogen (Hühnereiweiß schaumig schlagen, stehen lassen, filtrieren, $^1/_3$ Volumen Glycerin und einige Thymolkristalle zusetzen). Man läßt die Schnitte trocknen, bis sie perlmuttern glänzen, 3 min. in warmem Wasser quellen (Wärmekoagulation des Eiweiß), schreckt in kaltem ab und beginnt die Färbung. *Gelatineblöckchen* werden genauso behandelt. Die Schnitte können auch dadurch aufgeklebt werden, daß der Objektträger vorher mit 3%iger Gelatine bestrichen, 2 Std. in 5%iges Natriumsulfat gelegt und getrocknet wird.

Unfixiertes Material zum Zwecke der *Schnellschnittdiagnostik* läßt sich mit gut gekühltem Messer (SCHULTZ-BRAUNS-Verfahren s. S. 75) in gleicher Weise bearbeiten. Anschließend wird der auf dem Objektträger anhaftende Schnitt noch feucht für 10 bis 30 sec. in Osmiumdämpfen fixiert. Hierfür bringt man in ein kleines Glas mit Schliffstopfen 2 Tropfen einer 1%igen OsO_4-Lösung und legt den Objektträger auf zwei kleine Glasstäbe, um direkten Kontakt mit den Tropfen zu vermeiden. Nach 2–5 min. in 60–70%igem Alkohol kann der Schnitt gefärbt werden.

Für die *Kryotom-Technik* unfixierter Stücke wird das Gewebe auf dem Objekttisch an einem besonderen Gefriertischchen mit CO_2 angefroren und dann in den Kryostaten verbracht. Für blitzartiges Abkühlen sorgt in flüssiger Luft (–194,5 °) oder mit dem Colora-Tauchkühler (–40 °C) vorgekühltes Isopentan. Das Objekt wird dann mit einem Tropfen Wasser auf dem Gefriertisch angefroren. Die Schnitte schieben sich am Messerrand zu Bändern zusammen, die man mit einem Pinsel innerhalb der Kühlkammer auf kalte Objektträger überführt. Wenn man den Daumen unter den Objektträger an der Stelle der Schnitte legt, tauen sie auf und strecken sich. Das herausgenommene Präparat, das zunächst beschlägt, läßt man an der Luft trocknen.

Die *Bedienung des Schlittenmikrotoms* erfordert ebenfalls Übung. Als theoretische Vorkenntnis sollte man sich vielleicht dennoch die Bedeutung der einzelnen Winkel und ihre Wirkung aneignen (Abb. 32). Der Neigungswinkel (β = Inklination) der Messerachse zur Objektoberfläche bestimmt die Orientierung des Facettenschliffs und damit des Freiwinkels (γ). Ist β kleiner als 10 °, so liegt die Facette auf (negativer Freiwinkel); das Messer faßt nicht. Ist β größer als 15 °, dann bricht der Block. Ein Neigungswinkel um 15 ° ist für Paraffin, um 10 ° für Celloidin und Gelatine optimal. Der Freiwinkel (γ) hat dann Werte zwischen 0 ° und 5 °. Werden die Schnitte zu dick, so stellt man das Messer steiler; entstehen kleine Wellen (wie Rippelmarken an der See), steht das Messer zu steil (rechtes oberes Bild in Abb. 32).

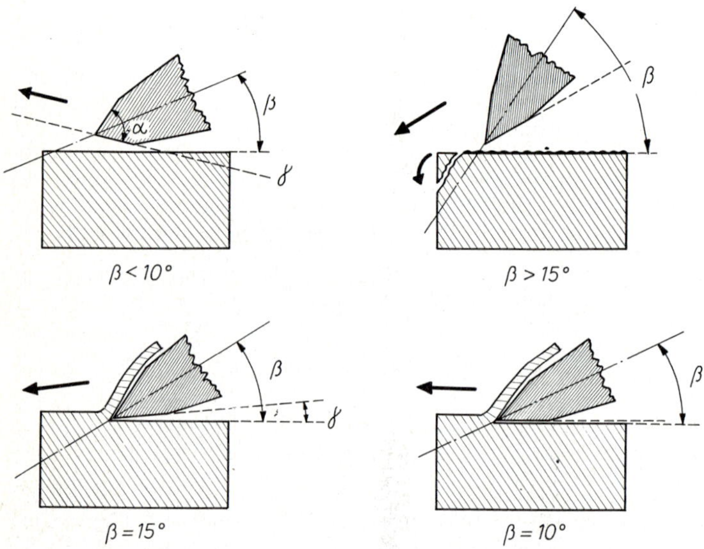

Abb. 32 Die Wirkung des Neigungswinkels beim Schlittenmikrotom (= Inklination).

Bei vielen Mikrotomen läßt sich die Schnittrichtung des Messers verstellen (Abb. 33). Das Serienschnittmikrotom hat einen Schnittwinkel (δ = Deklination) von 90 °: das Objekt wird „durchstoßen". Es ermöglicht das Bänderschneiden. Je härter ein Gewebe ist, um so schräger stellt man das Messer (bis 160 °), so daß der Block „durchschnitten" wird. Man benötigt hierzu natürlich längere Messer.

Man beginnt das Schneiden der *Paraffinblöcke* mit dem Ölen der Schlittenbahn. Dann werden der Block, den man im Eisschrank gekühlt hat, und anschließend das Messer eingespannt. Der Objekttisch hat ein Kugelgelenk, welches die richtige Orientierung der Schnittfläche gestattet. Zum Vorschneiden hebt man den Tisch mit der Kurbel, indem man pro Umdrehung 6–8mal über den Block schneidet (nur bei zurückgeschobenem Messer transportieren!). Ist die ganze Gewebsfläche angeschnitten, dann spannt man das „gute“ Messer ein und benutzt den Feintrieb. Man kühlt den Block mit einem Eisstückchen, was neuerdings bei Paraplast entfällt. Jeder einzelne Schnitt wird mit einem Pinsel oder einem Häkchen vom Messer genommen. Um ein Aufrollen zu verhindern, sticht man in den hinteren Paraffinrand, noch ehe das Messer das Gewebe erreicht hat, und zieht dann den Schlitten gleichmäßig durch (Abb. 34). Man fahre immer über die ganze Bahn, damit sie nicht ungleichmäßig abgenutzt wird. Bei trockener Luft wird der Schnitt durch elektrostatische Ladung am Messer gehalten. Das Anhauchen des Blocks verhindert durch einen Kondensationsfilm ein Aufladen und erwärmt außerdem die oberste Schicht, wodurch das Schneiden begünstigt wird.

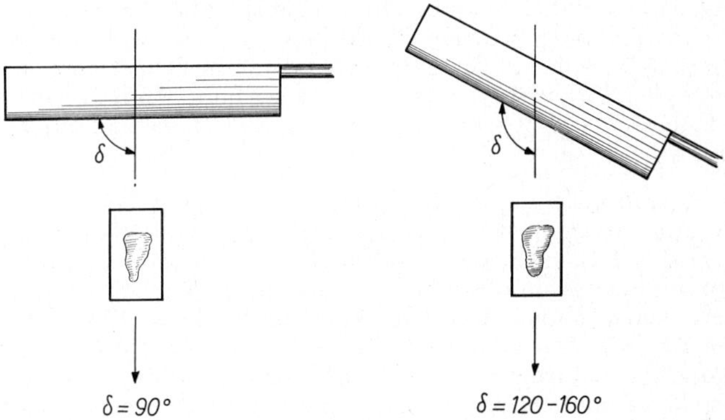

Abb. 33 Schnittwinkel (= Deklination).

Jeder Schnitt hat zwei Flächen: die obere, die nach Abschneiden des vorangehenden Schnittes freigelegt wurde, ist glanzlos; die untere, die beim Schneiden entsteht, ist glänzend und glatt. Unten und oben dürfen nicht vertauscht werden, da die glänzende Fläche auf dem Objektträger in Folge Kapillaradhäsion das Aufkleben erleichtert und verbessert.

Zum Strecken der etwas gewellten Schnitte gibt es mehrere Verfahren. Die einfachste Methode, den Schnitt auf eine Lache aus abgekochtem Aqua dest. auf den Objektträger zu bringen und das Wasser im Brutschrank oder auf einem Wärmetischchen unter Strecken des Schnittes verdunsten zu lassen, dauert am längsten, ist aber für Großschnitte gut praktikabel. Man kann die Schnitte auch in einem Wasserbad (40–45 °) strecken und daraus auf Eiweißglycerin bestrichene Objektträger aufziehen (s. S. 87). Im Thermostat oder auf einem Wärmetischchen wird nachgetrocknet. Für polarisationsmikroskopische Untersuchungen stört allerdings Eiweißglycerin wegen seiner Anisotropie (Doppelbrechung). Es gibt ausgezeichnete (teure) schwarze Thermostatschalen, die 45 ° Wassertemperatur halten und einen breiten Rand zum Nachtrocknen haben (Fa. Technicon).

Über große, harte Objekte zieht man am Block einen breiteren **Tesafilmstreifen** (Nr. 104), der nicht breiter als der Block sein darf und an dem man mit der linken Hand im gleichen Tempo wie am Messer zieht (Messer d; Schnittwinkel 90 °). Man klebt den Streifen mit dem Schnitt auf den Objektträger, der mit einigen Tropfen RUYTERscher Lösung beschickt ist (2 ml Aceton, 1 Tr. Methylbenzoat, 8 ml Aqua dest., 7 Tr. Eiweißglycerin der Reihe nach unter Schütteln mischen, stets frisch bereiten). Überschüssige Flüssigkeit läßt man ablaufen und trocknet gut bis an den Schnitt. Man legt einen zweiten Objektträger darauf und läßt unter Druck (Bleiklötzchen) 6 Std. bei 50 ° trocknen. Man kann mehrere Objektträger stapeln und läßt 3 Std. im Zimmer abkühlen. Bei der Entparaffinierung in Benzol oder in Trichloräthylen löst er sich von selbst ab (4—12 Std.). Auch in hartnäckigen Fällen muß man warten, da beim Abziehen der Schnitt lädiert wird.

Viele Schnitte *kleben auf* fettfreien Objektträgern beim Trocknen von selbst. Benutzte Objektträger lassen sich nach Reinigung mit Chromschwefelsäure wiederbenutzen. Die Fettsäuberung geschieht in Alkohol-Benzol-Chloroform āā, aus dem man sie kurz vor dem Gebrauch herausnimmt. Übliches **Aufklebemittel** ist Eiweißglycerin (s. S. 87), was aber wegen Eigenfluoreszenz für die Fluoreszenzmikroskopie und wegen seiner Doppelbrechung für die Polarisationsmikroskopie unbrauchbar ist. Durch die Entparaffinierung koaguliert das Eiweiß im Alkohol und sichert den Klebevorgang. Hingegen wird durch starke Säuren oder Laugen das Eiweiß gelöst, so daß z. B. für die Ammoniak-Silberimprägnation darauf verzichtet werden muß.

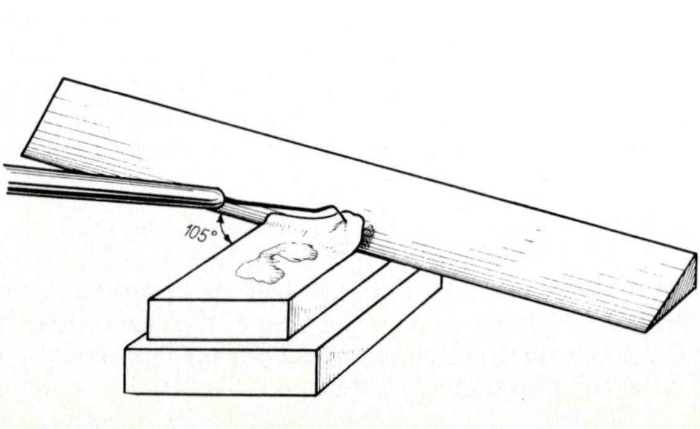

Abb. 34 Abnehmen des Paraffinschnittes (als Schutz gegen Aufrollen).

Man nimmt dann 3%ige Gelatine. In besonderen Fällen hilft ALTMANNsche Lösung (eigene Modifikation): Objektträger werden in dünner Schicht mit Dissoplast-Trichloräthylen (1:10) übergossen und bei 60 ° getrocknet; eine 10 % Celloidin-Amylazetat-Lösung wird dreifach mit Aceton und dann 1:4 mit abs. Alkohol verdünnt. Auf den präparierten Objektträger wird der Schnitt mit 1 Tropfen der Celloidin-Lösung angedrückt.

Polywachsschnitte werden mit einer besonderen Lösung aufgeklebt: 15 g Gelatine in 55 ml warmem Wasser lösen, 50 ml Glycerin und 0,5 g Phenol zugeben. Die Objektträger werden damit dünn bestrichen und mit den Schnitten 24 Std. in den Thermostaten gestellt (58 ° C). *Serienschnitte* kann man auf Glimmerplatten aufziehen, auf ihnen färben und die mit Paraffin erneut überzogenen Schnitte bis zur Verwendung in Briefumschlägen aufbewahren. Man schneidet sie aus und bringt sie aus Xylol auf Objektträger (z. B. für Studentenkurse).

Celloidinschnitte, die mit flacher Messerneigung (Inklination 10 °) und schrägem Schnittwinkel (Deklination 120—160 °) unter Messer-, Block- und Pinselbefeuchtung mit 70%igem Alkohol zu erhalten sind, werden am besten sofort flottierend in Glasschalen gefärbt. Die Schnitte werden etwa 10—15 µm dick. Man kann sie aber auch auf Objektträger mit Eiweißglycerin durch sanften Druck mit Filtrierpapier anpressen, übergießt mit Nelkenöl, 3mal mit abs. Alkohol (je 10 min.) und löst das Celloidin in Äther-Alkohol (10 min.) heraus. Leider schwimmen sie trotzdem leicht ab.

Ultradünnschnitte, die nach dem Schneiden auf der Wasseroberfläche des Troges schwimmen (Abb. 31), werden zur Lichtmikroskopie ebenfalls auf fettfreie Objektträger mit Eiweißglycerin aufgeklebt. Dies gelingt leichter, wenn man etwas Acetonwasser auf die Fläche tropft und erwärmt. Anschließend oder vorher kann gefärbt werden. Methacrylat läßt sich durch Aceton entfernen. Für elektronenmikroskopische Untersuchungen fängt man die Schnitte mit Metallnetzen auf.

Tab. 12 **Ursachen und Verhindern von Fehlern beim Schneiden**

Mißstand	Ursache	Behebung
1. Paraffin bröckelt	Paraffin zu langsam gekühlt oder: zu kalt	neu ausgießen, anhauchen
2. Material löst sich vom Paraffin	zu kalte Einbettung oder: Material alkoholhaltig	neu ausgießen, zurück bis zum Intermedium
3. Schnittfläche rissig weiß	schlecht entwässert	zurück bis zum Alkohol

	Mißstand	Ursache	Behebung
4.	Messer „springt“	zu hartes Material	Messer c benutzen, großer Schnittwinkel u. Block anwärmen
5.	Schnitt spaltet sich	Messerscharte oder Kalk (Sandkorn)	Messer weiterschieben, entkalken
6.	Schnitt streifig	schartiges Messer	neues Messer (-stück)
7.	Schnitt wird zerdrückt	zu hohe Zimmertemperatur, zu weiches Paraffin, stumpfes Messer	Block kühlen, Umbetten in hartes Paraffin Messer weiterschieben
8.	Jeder 2. Schnitt kommt	Neigungswinkel zu flach oder: µ-Einstellung zu niedrig	Messer steiler stellen Schnittdicke erhöhen,
9.	Schnitt klebt am Messer	trockene Luft	hauchen
10.	Objekt schiebt sich zusammen, Schnitt aber nicht	schlechte Paraffindurchtränkung, schlecht entwässert	umbetten oder zurück- und neu einbetten
11.	Schmierige unschneidbare Stellen im Block	Intermedium im Block verblieben	Paraffin bei Einbettung länger eindringen lassen, neu einbetten

Behandlung vor und nach dem Färben

Vor der Färbung müssen die Schnitte gewöhnlich vorbehandelt werden. Bei Celloidinschnitten genügt einfaches Waschen. Bei Paraffinschnitten muß vor der Färbung das Paraffin herausgelöst werden. Dies erreicht man in 5–6 min. in Xylol (evtl. Benzol). Werden die Schnitte in wässeriger Phase gefärbt, erreicht man dies durch eine „absteigende“ Alkoholreihe (96, 90, 80, 70, 40 % je 2–5 min.). Celloidin wird im allgemeinen nicht aus dem Schnitt herausgelöst. Ist es trotzdem notwendig, so nehme man Methanol, Nelkenöl, Aceton oder Ätheralkohol (S. 65). Gelatine kann, wenn man den Block nicht mit Formalin gehärtet hat, nach Trocknung anschließend mit Wasser bei 37° (evtl. Ansäuern mit Essigsäure) entfernt werden. Dies ist vorteilhaft, weil Gelatine färbbar ist. Plexiglas löst man mit 100%igem Xylol oder besser in drei Portionen Benzol (bei Silberimprägnation nach Movat erst nachher) heraus. Dann wird Benzol-Alkohol und absteigende Alkoholreihe bis zum 80%igen empfohlen. Einstündige Nachbehandlung mit Lösung nach KARDASEWITSCH (s. S. 39) und anschließendes Spülen in Aqua dest. verbessert die Möglichkeit konventioneller Färbung der Plexiglasschnitte. Araldit kann nicht entfernt werden.

Nach der Färbung erreicht man durch Mittel, die dem Präparat eine homogene Lichtbrechung verleihen, eine *Klärung* oder *Aufhellung* der Schnitte. Wasserhaltige Präparate betropft man mit reinem Glycerin. Nach Färben mit Anilinfarben ist dies zwecklos, da die Präparate verblassen. Als Aufhellungsmittel für entwässerte Präparate, die man durch „aufsteigende" Alkoholreihe (70%, 80%, 96%) erhält, dienen ätherische Öle und Kohlenwasserstoffe. Kommt es bei der Aufhellung zu Trübungen, so war der Schnitt nicht richtig entwässert. Bestes Mittel ist Karbol-Xylol (10 g Karbol, 100 ml Xylol), notfalls Karbol-Toluol. Man muß aber wissen, daß viele Farben davon angegriffen werden und daß sich die Doppelbrechung ändert (also nicht für Polarisationsmikroskopie). Dafür wird bei der Entwässerungsreihe abs. Alkohol gespart. Nicht verändert werden Farben bei der Verwendung von Terpentinöl, das auch Wasserspuren verträgt. Weitere Mittel: Origanumöl, Zedernöl, Bergamotteöl, Lavendelöl, Nelkenöl, Anilinöl.

Färbevorbereitung, Färben und Nachbehandlung geschieht für Einzelschnitte in Standküvetten, in denen Rillen ein Umkippen verhindern (Abb. 35). Mehrere Schnitte werden in einem Glas- oder Stahlfärbegestell, einem sogen. Körbchen (Abb. 37), gemeinsam in die Küvette

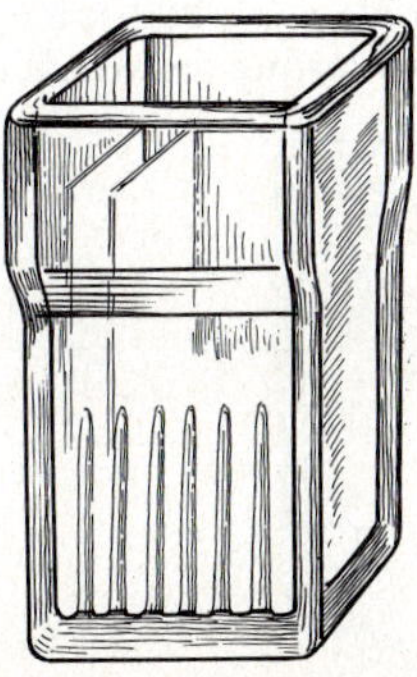

a

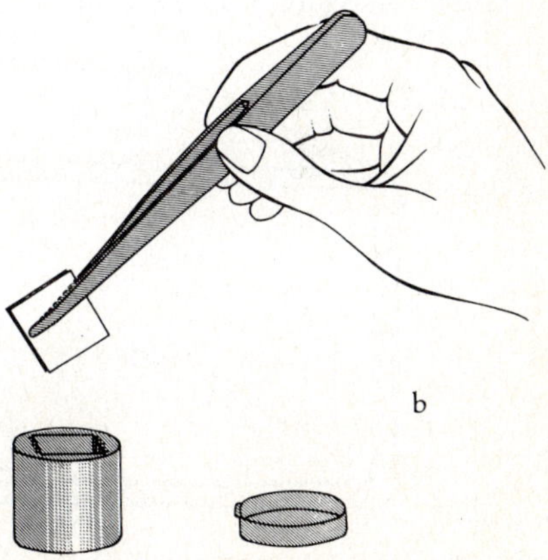

b

Abb. 35 Standküvette (a) und Mikro-Färbebecher (b) für 5 Deckgläschen (Fa. Braun, Melsungen).

von SCHIEFFERDECKER gestellt (Abb. 36). Man bereitet alle notwendigen Lösungen in je einer Küvette und stellt sie geordnet nach der Reihenfolge des Behandlungsplans zu einer *Färbereihe* nebeneinander. Standardfärbereihen stehen immer auf dem Labortisch bereit. Für Sonderfärbungen gibt es kleine zylindrische Färbegläser, die zu 10 Stück in einem Holzklotz vereinigt sind. Man kann u. U. die aufsteigende Alkoholreihe einer anderen Färbereihe benutzen, muß allerdings dann mit Verunreinigung rechnen. Um Verdunstung und Verunreinigung zu vermeiden, schließe man nach jedem Gebrauch und bei längerer Färbezeit den Deckel. Für Routinefärbungen stehen bereits Automaten zur Verfügung, die nach dem gleichen Prinzip wie die Einbettungsautomaten arbeiten (Abb. 38). Das neueste Modell (Fa. Shandon) kann 140 Objektträger über 23 Stufen mit programmierbarer Zwischenwässerung transportieren.

Für teure Substanzen und verderbliche wertvolle Lösungen besonders im Rahmen der Fermenthistochemie stehen jetzt *Mikro-Färbebecher* mit nur 2 ml Füllvolumen zur Verfügung (Abb. 35 b). Sie sind unzerbrechlich, luftdicht verschließbar und können in der Tiefkühltruhe aufbewahrt werden. Allerdings muß man den Arbeitsablauf insofern ändern, als man den Schnitt statt auf einem Objektträger auf einem Deckgläschen (15 x 15 mm) aufzieht. Später wird dieses dann mit dem Objektträger eingedeckt.

Die *Einschlußmittel*, die das Präparat zwischen Objektträger und Deckglas luftfrei und luftdicht ohne Einfluß auf die Färbung langfristig haltbar machen sollen, sind für wasserhaltige und wasserfreie Präparate verschieden. Ihr Lösungsmittel soll die gleiche Lichtbrechung haben, damit feuchte und getrocknete Präparate gleich aussehen. Einige Farben bleiben besser in sauren, andere in neutralen oder alkalischen Einschlußmitteln stabil (z. B. Methylenblau in alkalischen, v. GIESON in sauren). Ohne vorangehende Entwässerung verwendet

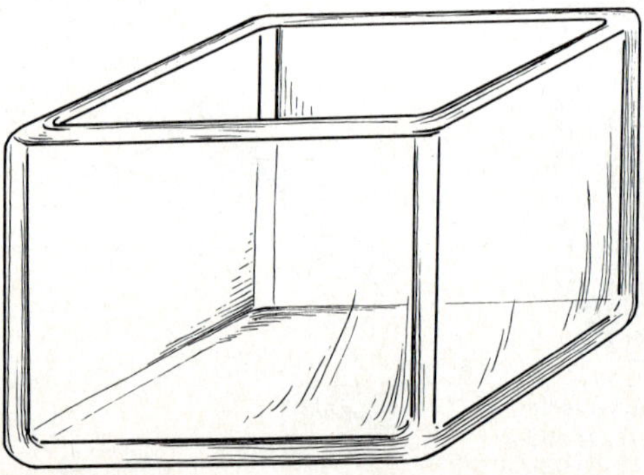

Abb. 36 SCHIEFFERDECKERsche Küvette (ohne Deckel gezeichnet).

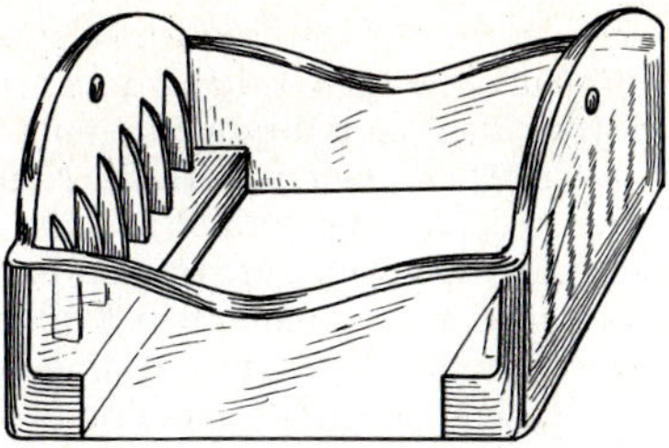

Abb. 37 Sogen. „Färbekörbchen".

man Glycerin-Gelatine (7 g Gelatine, 42 ml H_2O – quellen lassen, 1 g Karbol, 50 ml Glycerin – 10 min. erwärmen, filtrieren). Für Fettschnitte kann man Gummisirup benutzen: 50 g Gummi arabicum, 50 g Zucker, 50 ml H_2O, einige Thymolkristalle (unter Erwärmen in einem Wasserbad entsteht eine honigartige Masse). Heute zieht man Karion-F (Fa. Merck) vor (Sorbit), das sich zusätzlich mit Gelatine mischen läßt (50 ml Sorbit + 42 ml 7 % Gelatine, Thymolkristalle).

Blutausstriche oder cytologische Abstriche kann man zur Stabilisierung mit einem Xylol-löslichen Lackfilm übersprühen (Stabilack –

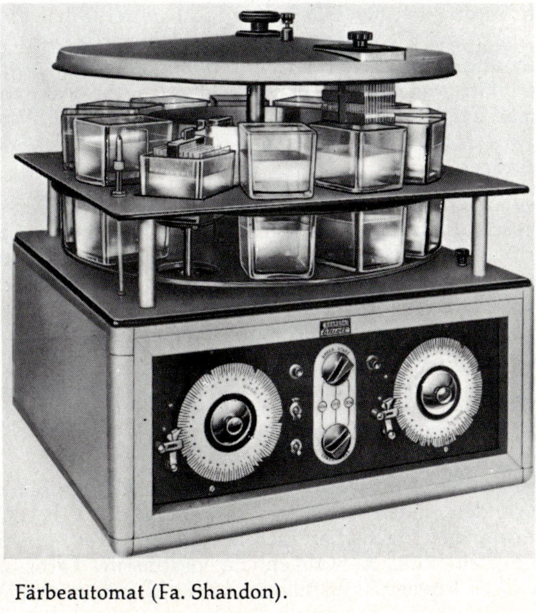

Abb. 38 Färbeautomat (Fa. Shandon).

Fa. Shandon). Entwässerte Schnitte werden in Harzen (Balsam) *eingedeckt*, pflanzlichen Stoffgemengen (Pflanzensekrete), die teils den Terpenen (ätherisch-ölige Ringverbindungen), teils den pflanzlichen Sterinen (s. S. 12) nahestehen. Der natürliche Kanadablasam wird aus noramerikanischen Kiefern gewonnen; seine saure Reaktion bleicht, er trocknet langsam, hat aber günstige optische Eigenschaften. Künstliche Harze basieren auf der chemischen Kondensation von Aldehyden mit Phenolen. Von den üblichen Balsamersatzmitteln haben sich Caedax, Rhenohistol (gilbt nach), Malinol und Eukitt (bombenfest) allgemein gut eingeführt. Wir haben mit dem neuen neutralen DePeX (Fa. Gurr, Fa. Serva), das aus einer Lösung von Polystyrol (= Polyäthylenbenzol) in Xylol gelöst besteht, für HE- und MASSON-GOLDNER-Färbungen beste Erfahrungen gemacht. Für Fluoreszenzuntersuchungen darf mit Rücksicht auf die Eigenfluoreszenz üblicher Einschlußmittel nur Zedernöl, Gummi, Zucker oder Oxylinlack genommen werden. Vor dem Eindecken werden die Schnitte aus dem entwässernden 100%igen Alkohol in Xylol gestellt, das dann zu den meist xylolhaltigen Einschlußlösungen vermittelt (dabei wird Plexiglas herausgelöst).

Der entwässerte Schnitt bekommt über das Einschlußmittel ein Deckglas (0,1 mm stark). Wäßrig eingedeckte, nichthärtende Präparate muß man *umranden* (z. B. 4% Formalin, Glycerinwasser, Glyceringelatine, Gummisirup, Sorbitgelatine, Zedernholzöl), damit das Präparat durch Verdunsten der Flüssigkeit nicht unbrauchbar wird. Man beschwert dazu das Deckglas mit einem kleinen Gewicht und bestreicht den abgetrockneten Rand mit Superiol-Emaillack, Paraffin, Kolophoniumkitt, venetianischem Terpentin (in abs. Alkohol lösen) oder Dammarharz (in Xylol löslich). Beim Einschließen in Harzen, die trocknen, wird das Deckglas (oder der Rand des Deckglases) fest an den Objektträger geklebt.

Blasenfreies Einschließen wird erreicht, indem man das Deckglas auf der mit Einschlußmittel bestrichenen Seite aufsetzt und dann mit Hilfe einer Nadel langsam heruntersinken läßt. Das Xylol sollte vor dem Eindecken *fast vollständig* verdunstet sein, damit die erforderliche Menge des Einschlußmittels nicht unterschätzt wird und man infolge Präparateintrocknung nicht bereits nach 2—4 Tagen unliebsame Überraschungen erlebt.

Färbung

Der dem natürlichen Präparat fehlende oder zu geringe Bildkontrast wird überwunden, indem man sich die empirisch, d. h. durch Erfahrung gewonnene Eigenschaft der Schnitte zu Nutze macht, daß verschiedene Zell- und Gewebeanteile bestimmte Farbstoffe mit unterschiedlicher Intensität festhalten. Obwohl sich prinzipiell alles anfärben läßt, erreicht man diese Kontraste auf Grund der Erkenntnis, daß die Strukturen nicht die gleichen Affinitäten zu Farbstoffen haben. Bunte Präparate entstehen dadurch, daß entweder nicht alle Gewebeanteile mit einem Farbstoff gleichmäßig intensiv tingiert werden oder weil die Intensität zweier alle Strukturen anfärbenden Stoffe an verschiedenen Stellen abgeschwächt ist, so daß einer den anderen farblich übertrifft. Die Zahl bekannter und geeigneter Farbstoffe ist unvorstellbar groß und nimmt ständig zu. Weil Kombinationen möglich sind, beträgt die Summe der Färbemethoden ein Vielfaches. Unterschiedliche Vor- und Nachbehandlungen modifizieren das Ergebnis und erhöhen diese Zahl. Es kann im folgenden nur eine Auswahl zusammengestellt werden, wobei Altbewährtes mit Aktuellem zu vereinigen versucht wurde.

Bei genauer Kenntnis der einer bestimmten Färbung zugrunde liegenden chemischen Reaktion oder einer physikalischen Eigenschaft ist ein Rückschluß auf Charakteristica oder auf den Aufbau der dargestellten Struktur möglich. Da die meisten Färbeverfahren empirisch entdeckt wurden, ist die Spezifität leider oft wegen Mangels an theoretischer Erkenntnis zweifelhaft.

Farben und Farbstoffe

Stoffe, die dem gesunden Auge im weißen Licht farbig erscheinen, absorbieren einen Teil des sichtbaren Spektrum (400–800 mμ). Jenes Licht, was das Auge sieht, ist der aus dem Spektrum übriggebliebene Teil. Die sichtbare Farbe ist die Komplementärfarbe zur absorbierten Spektralfarbe (s. Abb. 39). Farben kommen auf diese Weise entweder bei der Durchsicht durch farbige Lösungen zustande, oder sie entstehen durch Auftragen des Stoffes auf einen weißen Untergrund. Das Licht wird von dem Untergrund reflektiert, so daß es die Farbschicht zweimal passiert. Nicht jeder farbige Stoff ist aber ein Farbstoff; er muß hierzu das Material durchdringen und in oder an ihm verbleiben. Diese Verhältnisse liegen bei der technischen Anfärbung von Textilfasern in analoger Weise vor wie bei Färbeverfahren der histologischen Technik. Meist ist dabei die Farbstoffkonzentration an der Oberfläche größer als im Innern.

Bei exakter physikalischer Definition wird man auch solche Verbindungen als Farbstoffe bezeichnen, die zwar im sichtbaren Licht ungefärbt sind, aber im ultravioletten (Wellenlängen kleiner als 400 mμ) Licht absorbieren. Hierzu gehören aromatische Kohlenwasserstoffe wie Benzol, Naphthalin und Anthrazen. Sie erscheinen dem Auge farblos, lassen sich aber durch Substitution in farbige Verbindungen überführen. Die Ultraviolettabsorption wird dabei durch Einführung neuer chemischer Gruppen ins sichtbare Spektralgebiet verschoben. Diese Gruppen heißen „Chromophor" (= Farbträger), weil nur durch sie die Farbstoffeigenschaft des Stoffes manifest wird. Die Kombination eines Chromophors mit einem aromatischen Kern ergibt ein „Chromogen", die eigentliche farbgebende Komponente eines Farbstoffes. Dabei kann die Farbeigenschaft dem Auge wegen zu geringer Intensität noch verborgen sein. Durch Hinzutreten einer „auxochromen" (farbvermehrenden) Gruppe wird die Farbe sichtbar.

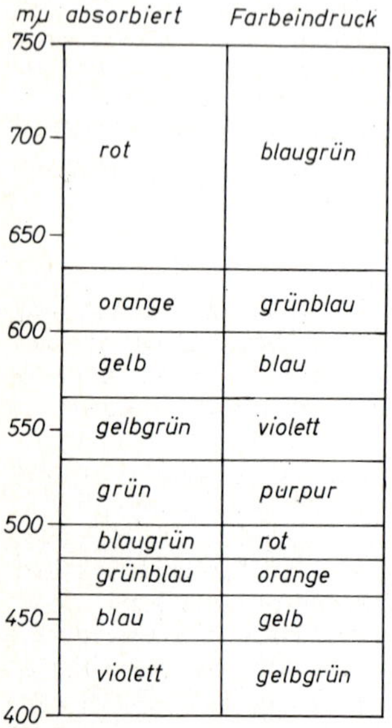

Abb. 39
Die Beziehungen zwischen dem absorbierten und reflektierten Licht (Farben).

Zu den chromophoren Gruppen zählen: Karbonyl (>C=O), Karbim (>C=N–), Azo (–N=N–), Nitroso (–N=O), Nitro (–NO_2) und Äthylen (>C=C<). Von besonderer Wichtigkeit ist aber die Anordnung von Doppelbindungen in einem Molekül und die Zuordnung von Karbonyl- oder Karbimgruppen dazu, wie sie im Chinon beispielhaft ist. Aus dieser „Chromophor-Theorie" heraus sind die nachfolgenden 9 Grundkörper der in der histologischen Technik gebräuchlichen Farbstoffe verständlich (vergl. auch die Übersicht der Farbstoffe S. 183).

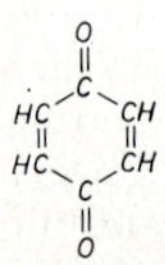

Chinon

Die auxochromen Gruppen, zu denen vor allem die basische Aminogruppe (–NH_2) und die saure Hydroxylgruppe (–OH) gehören, be-

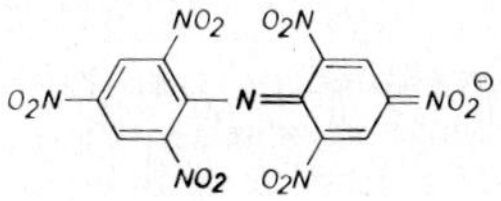

1. Nitrofarbstoffe

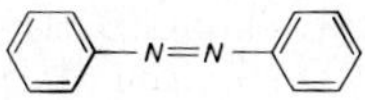

2. Azofarbstoffe

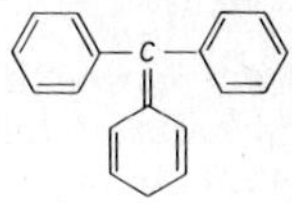

3. Triphenylmethan

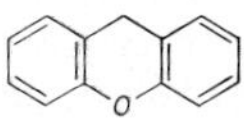

4. Xanthen

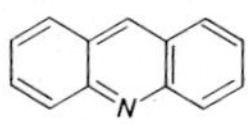

5. Akridin

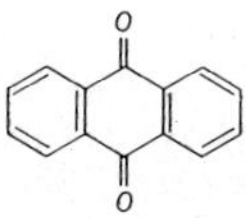

6. Anthrachinon

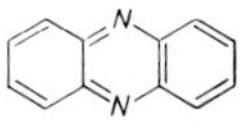

7. Azin

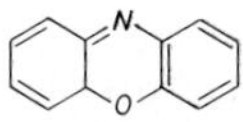

8. Oxazin

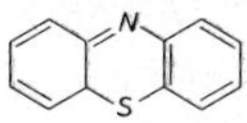

9. Thiazin

stimmen die Reaktion eines Farbstoffs. Man unterscheidet *basische Farbstoffe,* bei denen der färbende Anteil ein Kation und positiv geladen ist (Säurerest belanglos), von *sauren,* die als Anionen negative Ladung tragen und mit einer belanglosen Base ein Salz bilden. Neutrale Farbstoffe entstehen aus der Vereinigung eines sauren mit einem basischen Farbstoff unter Niederschlagsbildung, der aber im Überschuß der sauren Komponente löslich ist. Da beide Bestandteile und das Salz färben, erhält man polychrome (vielfarbige) Bilder. Wenige Farbstoffe sind umladbar nach der Art der Eiweiße (s. S. 7) und heißen dann ebenfalls amphoter. Ohne jede elektrische Ladung sind indifferente Farbstoffe.

Als *Anilinfarben* werden im Gegensatz zu den Farbendrogen aus Pflanzen und Tieren alle Farbstoffe bezeichnet, welche als Produkt industrieller Tätigkeit im Handel sind. Die Bezeichnung rührt aus den Anfängen kommerzieller Farbsynthesen her, die als Ausgangsstoff auf Anilin ($C_6H_5NH_2$) und seine Homologe zurückgriffen, und ist heute eigentlich nicht mehr zutreffend. Da Anilin im Steinkohlenteer enthalten ist und daraus gewonnen wurde, sprach man auch von Teerfarbstoffen.

Einige Farbstoffnamen tragen einen *kennzeichnenden Buchstaben.* Es bedeutet A = für Acetatseide; B = blaustichig (Anzahl an B = Intensität der Bläue); C = chlorecht; D = zum Drucken; F = klare Töne; G = grünstichig; H = hitzebeständig; L = lichtecht; M = Mischung; N = neu; R = rotstichig; S = besser solubel (löslich); T = tiefer Farbton; W = wasserlöslich; Y = yellowish = gelblich. So bedeutet Luxol fast blau MBS, Luxolechtblau sei eine Mischung eines blaustichigen Farbstoffs mit guter Löslichkeit.

Theorie des Färbevorgangs

Dem *Färbevorgang* liegen komplizierte, für verschiedene Farbstoffe auch unterschiedliche physiko-chemische Prozesse zugrunde. Vieles ist heute noch unbekannt. Um aber einem Mystizismus vorzubeugen, werden die allgemeinen Grundlagen in großen Zügen dargestellt.

Der geschichtliche Streit, daß eine Färbung durch physikalische oder nur durch chemische Theorie gekennzeichnet werden könne, ist heute dahingehend entschieden, daß beide Anschauungen zu Recht bestehen und daß außerdem komplexe Vorgänge zu berücksichtigen sind, die in den Bereich der Physikochemie gehören. Zum besseren Verständnis wird in diese drei Gruppen unterteilt, obwohl die Übergänge sicher fließend sind.

a) *Chemische Färbungen*

Für sie gelten die strengsten Anforderungen der Definition. Die Reaktion zwischen Farbstoff und Substrat verläuft nach den Gesetzmäßigkeiten chemischer Bindung. Von den Routinefärbungen fallen nur wenige in diese Gruppe. Da sich die Färbeergebnisse abschätzen und durch eine chemische Reaktionsgleichung charakterisieren lassen, gewähren sie gleichzeitig einen Stoffnachweis im chemischen Sinne. Da bei mikroskopischer Betrachtung eine Lokalisierung des durch chemische Reaktion erkannten Stoffes möglich ist, hat sich eine besondere Fachrichtung auf diese Fragen spezialisiert *(Histochemie)*. Das Angehen histochemischer Färbungen hängt ausschließlich davon ab, daß der fragliche Stoff in der Struktur auch vorhanden ist. Sonst fällt die Reaktion negativ aus (z. B. Eisennachweis S. 145).

b) *Physikalische Färbungen*

An erster Stelle steht die Farbstoffaufnahme durch *Löslichkeit* in Strukturbestandteilen. Sie ist völlig unabhängig von Wirkungsgruppen des Farbstoffs wie des Substrates. So lösen sich bei den einfachen Fettfärbungen indifferente Farbstoffe leichter in den Gewebslipiden als in der angebotenen alkoholischen Lösung. Nach den Gesetzen der Diffusion gelangen sie aus der Farblösung in den von ihnen bevorzugten Anteil des Präparates.

Überwiegend durch physikalische Kräfte wird auch das *Durchtränkungsverfahren* erklärt. Hierbei wird die dichteste Struktur am stärksten gefärbt, weil die Zahl der zur Aufnahme des Farbstoffs bereiten Strukturlücken größer ist als in lockeren Gewebsanteilen. Der Färbevorgang hängt von der Diffusion des Farbstoffs in die Lükken ab.

Wie die Strukturlücken das Eindringen der Farbstoff*menge* bestimmen, so ist die *Dispersitätsgröße* des Farbstoffs dafür verantwortlich, wohin und mit welcher Geschwindigkeit eine Diffusion möglich ist.

Grobdisperse Stoffe benötigen lange um in enge Maschen zu gelangen (vergl. S. 112).

c) *Physiko-chemische Vorgänge bei Färbungen*

Man trennt *Elektroadsorption* und *Grenzflächenadsorption* voneinander theoretisch ab, obwohl praktisch beide nur zu unterschiedlich starkem Anteil zusammenwirken. Die Möglichkeit einer Elektroadsorption hat eine elektropolare Struktur des Farbstoffs und des Materials zur Voraussetzung, wobei die Ladungen umgekehrte Vorzeichen haben müssen. Positiv und negativ aufgeladenes Ion treten in gleicher Weise zusammen wie Na^+ und Cl^- bei der Salzbildung. Grundlage ist der amphotere Charakter des Eiweiß (s. S. 7) und die sich daraus ergebende Bedeutung des isoelektrischen Punktes (I. P.) Ist das pH höher als der I. P., hat die Struktur saure Gruppen und neigt zur Salzbildung mit basischen Farbstoffen (Basophilie). Bei pH-Werten unter dem I. P. ist das Material folglich acidophil. Eine Färbung mit sauren Farbstoffen hat daher in saurer Lösung den größten Erfolg (vergl. Mallory S. 114). In alkalischer Lösung färben die sauren Farbstoffe elektiv nur noch jene Strukturen, die am stärksten basisch sind (basische Proteine des Zellkern: Protamin, Histon), in saurer Lösung basische Farbstoffe die am stärksten sauren Struk-

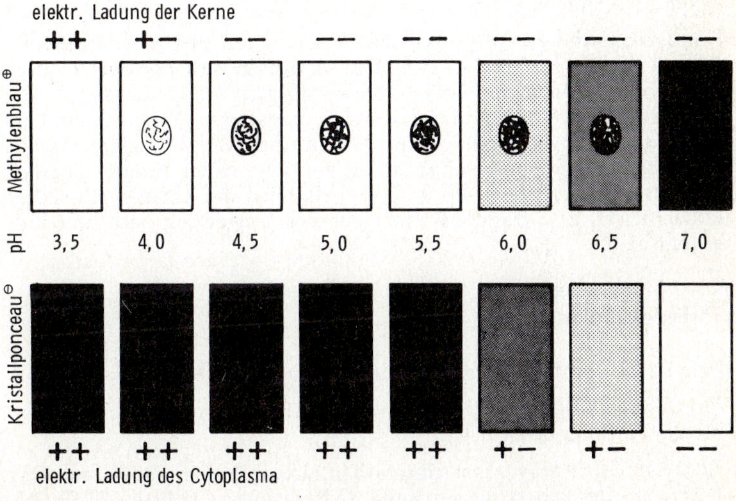

Abb. 40 Der isoelektrische Punkt der Zellen als Grundlage der Endpunktfärbung: Methylenblau (obere Reihe) oder Kristallponceaufärbung (untere Reihe) bei verschiedenen pH-Werten (z. B. in Küvetten mit verschiedenen Pufferlösungen).

turen. Liegt ein basischer Farbstoff in saurer Lösung bei einem pH vor, der zwischen dem I. P. der Kerne (etwa 3,8) und dem des Plasma (etwa 6,5) bei 4,5 eingestellt ist, so werden elektiv nur die Zellkerne gefärbt. Denn nur sie haben dann noch negative Ladung. Da eine Färbung nach diesem Modus unabhängig von der Färbedauer ist, wird sie als *Endpunktfärbung* bezeichnet.

Den unterschiedlichen isoektrischen Punkt von Zellkern und Plasma nutzt man für eine **elektive Endpunktfärbung der Kerne** aus. Denn entsprechend der unterschiedlichen Eiweißladung der Histone des Kerns (obere Reihe in Abb. 40) und des Cytoplasma (untere Reihe in Abb. 40) kommt es in verschiedenen pH-Bereichen zur Elektroadsorption. Zwischen pH 4,5 und 5,5 sind die Zellkerne elektronegativ, während das Plasma elektropositiv ist. Mit basischen Farbstoffen (Methylenblau, Kresylechtviolett) kommt es hier elektiv zu einer Endpunktfärbung der Kerne.

Für die *Grenzflächenadsorption* liefert die Aktivkohle das beste Beispiel, die einen Stoff ausschließlich auf Grund stark aufgerauhter unebener Oberfläche festhält. So können Farbstoffe ohne Mitwirkung elektrostatischer Kräfte an Grenzflächen adsorbiert werden (apolar). Da die – verschieden große – Oberflächenspannung zwischen den Medien die wirkende Kraft ist, bestehen Differenzen in der Haftfähigkeit. Bereits ein Eiweißmolekül besitzt eine solche Grenzfläche gegen die Umgebung.

Handelt es sich beim physikalischen Vorgang um eine reine Farbstoffdiffusion *(Durchtränkungsfärbung)*, so dürfen sich bei der Adsorption vorher Farbniederschläge bilden *(Niederschlagsfärbung)*, was auch aus sehr verdünnten Lösungen vonstatten gehen kann. So färbt das sehr schwach getönte HELD'sche Molybdänhämatoxylin (1:10 000 der Stammlösung) in einiger Zeit einen Schnitt deutlich schwarz. An der Stelle des Farbausfalls wird die Lösung schwächer konzentriert, es diffundiert Farbe aus der Umgebung nach und fällt erneut aus.

Färbevokabular

Eine Reihe von Fachausdrücken hat sich in der Färbetechnik bewährt:

Progressive Färbung: Farbstoff wird zunehmend so lange angeboten, bis die Färbung erreicht ist.

Regressive Färbung: Erst überfärben, Überschuß herauslösen. Das Entfernen des Überschusses heißt *Differenzieren* (Mittel: H_2O, Alkohol, Säuren, Basen, Metallsalzlösungen).

Endpunktfärbung: zeitunabhängige Färbung von Teilstrukturen (s. o.).

Imprägnation: Sonderform der Färbung unter Verwendung von Metallsalzen (Goldchlorid, Silbernitrat, Chromsalze) mit Bildung eines Metallniederschlages an den Strukturen.

Stückfärbung: erst färben, dann einbetten, schneiden, einschließen.

Schnittfärbung: Nach dem Einbetten und Schneiden wird gefärbt.

Einschlußfärbung: der aufgezogene Schnitt wird nicht in die Farblösung eingetaucht, sondern damit nur betropft und mit einem Deckglas bedeckt; die überschüssige Lösung wird mit Filterpapier abgesaugt und das Deckglas wie auf S. 20 umrandet (FEYRTER).

Succedanfärbung: mehrere Farbstoffe nacheinander anbieten.

Simultanfärbung: Farblösung enthält mehrere Farbstoffe.

Metachromasie: die Struktur färbt sich auf Grund ihres Bauprinzips „in einer von dem angewandten Farbton abweichenden Nuance" (EHRLICH) (z. B. Methylviolett färbt Gewebe blau, Amyloid aber rot). Sie kommt nur bei chemisch reinen Farbstoffen durch innermolekulare Umlagerung zustande.

Allochromasie: unterschiedliche Farbtöne bei Färbung mit einem Farbstoff, die nicht auf eine einheitliche chemische Substanz zurückgehen.

Fixierung der Färbung: empfindliche Färbungen (basische Teerfarbstoffe) können mit Ammoniummolybdat fixiert werden. Silberfärbungen werden mit Natrium-thiosulfat fixiert (s. S. 119).

Direkte (substantive) Färbung: Farbstoffangebot ohne Zusatz (Beize).

Indirekte (adjektive) Färbung: Farbstoff allein färbt nicht. Die Färbung wird erst nach einer Vorbehandlung möglich, die die reagiblen Gruppen zur Verbindung mit dem Farbstoff freisetzt. Der freisetzende Stoff wird *Beize* genannt, der Vorgang *Beizung*. Man erreicht dadurch eine stabile Färbung (entweder durch chemische Substrat-Farbstoffverbindungen oder durch Niederschlagsfärbung).

Einzeitige indirekte Färbung: Beize und Farbstoff werden gemeinsam angeboten. Die gemeinsame Lösung von Farbstoff und Beize wird *Lack* genannt, der meist eine Komplexverbindung beider ist.

Zweizeitige indirekte Färbung: Beize und Farbe getrennt anbieten.

Beizmittel: 1. Metallsäuren und -salze als Oxydationsmittel: Chromsäure, Phosphormolybdänsäure, Sublimat etc.

2. Oxydationsfördernde Substanzen: Pikrinsäure, Anilin, Phenol, Osmiumtetroxyd.

3. Alaunsalze: Kaliumaluminium-, Kaliumammonium-, Ferriammonium- und Chromalaun.

Alaun: der gewöhnliche natürlich vorkommende Alaun ist ein Doppelsalz ($AlK(SO_4)_2 \cdot 12\ H_2O$). In dem Alaun kann das Aluminium durch Chrom, Eisen, Mangan, das Kalium durch Natrium, Ammonium, Cäsium, Rubidium ersetzt werden, ohne daß dadurch die Kristallform der Verbindung geändert wird *(Isomorphismus)*. Solche Salze nennt man isomorph (gleichgestaltig).

Argentaffin: Gewebe reduziert Silber (Versilberung ohne Vorbehandlung).

Argyrophil: Versilberbarkeit nach Reduktion durch Beizen oder Formalin.

Physikalische und physiko-chemische Färbemethoden

a) *Kernfärbungen*

Die meisten Kernfarbstoffe sind positiv geladen und daher basische Farbstoffe. Sie lagern sich an die negativ geladenen Phosphatgruppen der DNS des Zellkerns (Chromatin). Zum Teil eignen sie sich auf Grund ihrer positiven Ladung zu einer Endpunktfärbung (s. S. 102). Dann geschieht die Anlagerung an das Kerneiweiß bei Verschiebung des pH vom isoektrischen Punkt in alkalischer Richtung (s. Abb. 40).

Hämatoxylin (Tafel VIII, S. 153):

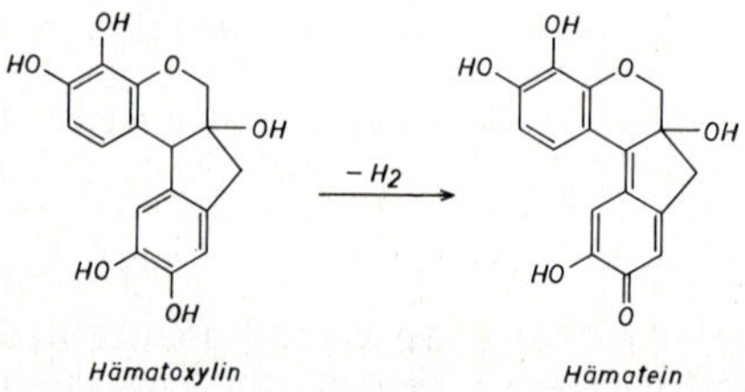

Hämatoxylin, ein natürlicher Pflanzenfarbstoff, der durch Ätherextraktion aus Blauholz gewonnen wird, ist der am meisten benutzte Kernfarbstoff. Die Substanz ist farblos und muß erst durch Dehydrieren (Oxydation) in den richtigen Farbstoff *Hämatein* überführt werden. Die färberische Umgangssprache vernachlässigt diese Trennung. Die *Oxydation,* die als *Reifung* bezeichnet wird, wird entweder durch langes Stehen an der Luft (natürliche Reifung) oder schneller durch chemische Oxydationsmittel (künstliche Reifung) erreicht. Dabei kann durch Oxydation weiterer Gruppen der Farbstoff wieder in einen ungefärbten Stoff verwandelt werden (Überreife).

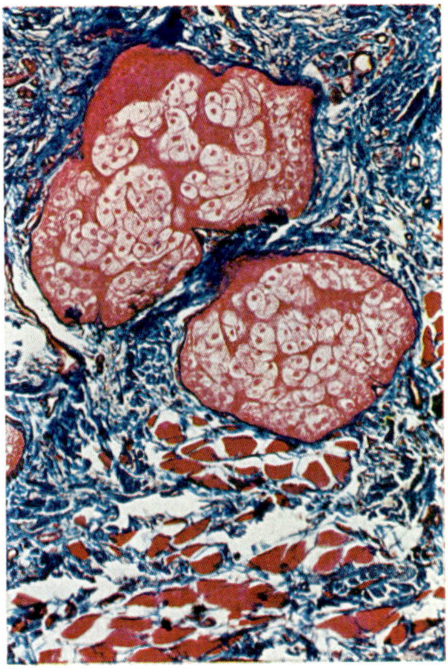

Azan-Färbung (Drüsen der Lippe)

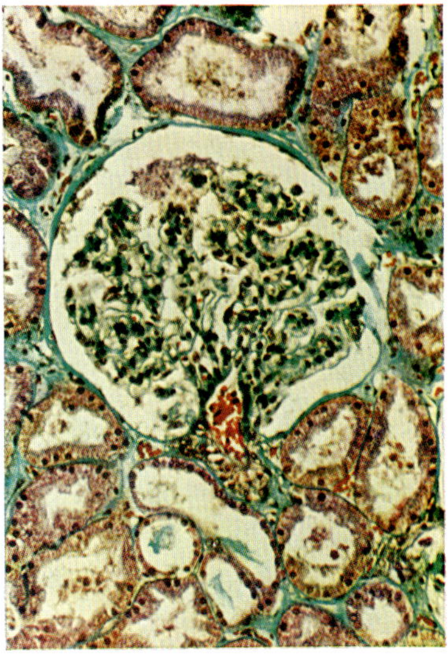

Goldner-Färbung (Nierenkörperchen)

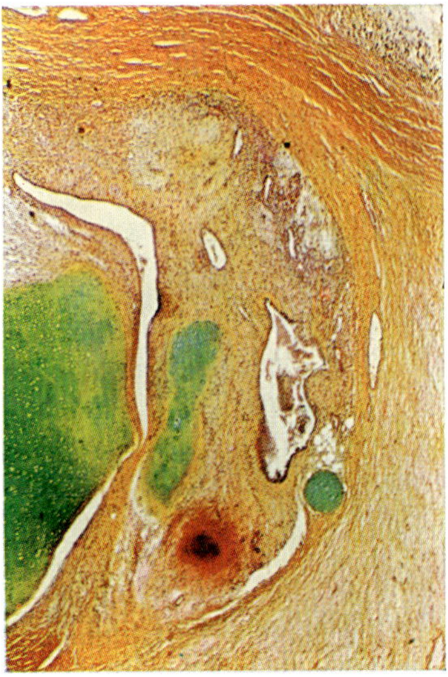

Chesa-Färbung (Tumorgewebe)

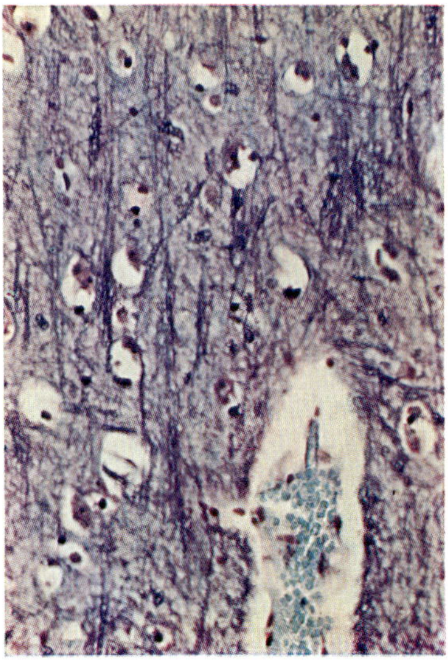

Klüver-Barrera (Hirngewebe)

TAFEL II

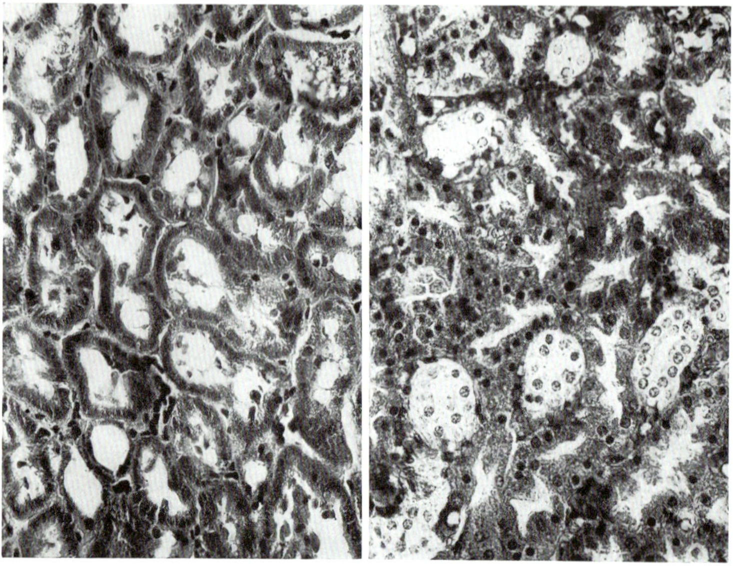

Normales Nierengewebe: links bei Fixierung innerhalb von 5 sec. mit weiten Tubuluslichtungen, rechts bei Fixierung 8 Stunden nach dem Tode mit engen Lichtungen als Folge von Wasserverschiebung.

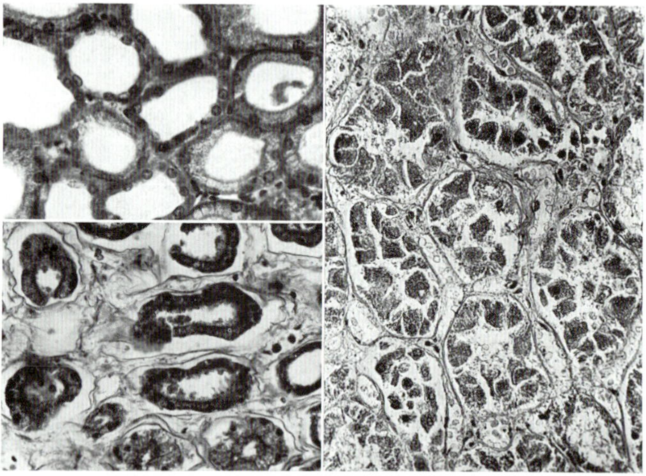

Autolyse des Nierengcwebes: rechts normales autolytisches Nierengewebe bei Fixierung 22 Stunden nach dem Tode (zum Vergleich das Bild darüber); links Nierengewebe bei akutem Nierenversagen frisch fixiert (oben) und mit Autolyse und Wasserverschiebungen (unten).

Zur künstlichen Reifung von 1 g Hämatoxylin reichen 177 mg $KMnO_4$, 144 mg $KClO_3$, 279 mg KCr_2O_7, 97 mg $KClO_4$, 200 mg KJO_3 oder 197 mg $NaJO_3$.

Der saure Farbstoff Hämatein hat in saurer Lösung nur eine rötlichgelbe Farbe ohne färberischen Nutzen. Zur Kernfärbung ist eine Beizung unbedingt erforderlich. Je nach Zusammensetzung des Lackes gibt es Alaun-Hämatoxyline (= Hämalaune), Eisen-, Chrom- und Blei-Hämatoxyline.

Hämalaun ist in Wahrheit kein Beizfarbstoff i. e. S., sondern die Schwermetallanteile des Alaun bilden positiv geladene Komplexverbindungen, die Indikatoreigenschaften haben. Erst über pH 3 ist die Lösung dunkelviolett. Die Kernfärbung kommt am besten in stark saurem Milieu zustande, in dem sich das positiv geladene Hämalaun mit Phosphorgruppen der Nucleinsäuren des Chromatin verbindet. Um die blaue Farbe zu erzielen, muß ein ph-Wert über 3 eingestellt werden, was durch Leitungswasser oder eine 0,1%ige $NaHCO_3$-Lösung erreicht wird. Dieses *Bläuen* stabilisiert die Farbe, weil sie im Alkalischen schlecht löslich ist und die Haltbarkeit des Präparates begünstigt.

Gebräuchliche Hämalaunlösungen:

MAYER's saures Hämatoxylin: 1 g Hämalaun in 1000 ml H_2O schütteln, 0,2 g $NaJO_3$ (zur künstlichen Reifung), 50 g Kalialaun, 50 g Chloralhydrat, 1 g Zitronensäure — sofort gebrauchsfertig.

EHRLICHs saures Hämatoxylin: 2 g Hämatoxylin in 100 ml 96%igem Alkohol lösen, 100 ml H_2O, 100 ml Glycerin, 3 g Kalialaun, 10 ml Eisessig. 14 Tage natürlich reifen lassen.

DELAFIELDs Hämalaun: 4 g Hämatoxylin in 25 ml abs. Alkohol lösen, 400 ml ges. wässeriges Ammoniakalaun (10%) addieren; 4 Tage reifen lassen. Nach Filtrieren 100 ml Glycerin u. 100 ml Methylalkohol hinzu: 1—2 Monate reifen lassen; verdünnt (bis 100 fach) benutzen.

Hämalaun nach HARRIS: (für Färbungen nach PAPANICOLAOU S. 131) 1 g H. in 10 ml abs. Alkohol lösen, 20 g Kalialaun in 200 ml H_2O; nach 24 Std. zusammengießen, dazu 0,5 g gelbes Quecksilberoxyd, erhitzen, abkühlen, filtrieren. — Alle Lösungen färben progressiv in 1—2 Min., anschließend bläuen. Die erzielte Färbung mit Hämalaun ist eine Simultanfärbung. Die 4 Lösungen sind gleichwertig und stellen Kerne, Nukleolen und Mitochondrien dar (Tafel VIII, S. 153).

Bei Verwendung von **Eisenhämatoxylin** ist eine Vorbeizung mit einer Eisensalzlösung eine der beiden Möglichkeiten des Vorgehens. Bei diesem *zweizeitigen Verfahren* kommt es nur an den Strukturen, wo sich Fe^{+++}-Ionen abgelagert hatten, zur Lackbildung. Da Zellkerne selbst aus verdünnten Lösungen gerne Eisen aufnehmen, bringt der zweizeitige Weg gute, allerdings weniger scharfe Ergebnisse. Die zweite Methode arbeitet mit gelösten Eisenlacken. Das 3-wertige Eisen bildet unter Oxydation des Hämatoxylin einen Eisen-Hämatein-Lack. Daher ist keine Reifung notwendig. Das *einzeitige Verfahren* ist unabhängig von der Materialverarbeitung und daher eine Endpunktfärbung.

Einzeitige Methode mit WEIGERTS *Eisen-Hämatoxylin:* Lösung A: 1 g H. in 100 ml 96%igem Alkohol, Lösung B: 4 ml 29%iges Ferrum sesquichloratum (= $FeCl_3$), 1 ml 25%ige HCl, 95 ml H_2O (oder: 1,16 g $FeCl_3$ in 99 ml H_2O + 1 ml 25%ige HCl). Beide Lösungen unbegrenzt haltbar, vor Gebrauch 1 : 1 zusammengeben (höchstens 8 Tage haltbar). Färbezeit 1—2 min. Kerne schwarz.

Zweizeitige Methode mit HEIDENHAINS *Eisenhämatoxylin:* 1. 3 Std. bis 1 Tag beizen in 2,5%iger Eisen-Ammonium-Alaunlösung. 2. wässern 3. 0,5 g H. in 10 ml 96%igen Alkohol lösen und mit 90 ml H_2O verdünnen, 4 Wochen reifen, vor Gebrauch 1 : 1 mit H_2O verdünnen, 1 Std. bis 2 Tage färben, differenzieren mit der Beize unter Mikroskopkontrolle, wässern in Fließwasser.

Eisenhämatoxylinfärbungen eignen sich auch als alleinige Färbung zur Darstellung von Tonofibrillen, Gliafasern, Kernteilungsfiguren, Mitochondrien oder Markscheiden. Die Anfärbung wird durch eine entsprechende Differenzierungsdauer der HEIDENHAIN'schen Methode erreicht. Man benutze nur dünne Schnitte und wenig Eiweißglycerin. Für Markscheiden und Mitochondrien ist Spezialfixierung erforderlich.

Karmin

Ebenfalls als alaunhaltiger Lack wird der Naturfarbstoff Karmin verwendet, der aus in der Wärme getrockneten weiblichen Nopal-Schildläusen besteht (140 000 Tiere = 1 kg). Es handelt sich um eine kompliziert aufgebaute metallhaltige Chelat-Verbindung (s. S. 7), deren Struktur unbekannt ist. Das Karmin des Handels ist ein roter Farblack, der aus Karminsäure, Kalzium, Aluminium und einem stabilisierenden Eiweiß-Zusatz besteht (Lösung schimmelt leicht). Der Farbstoff ist umladbar: Bei alkalischem pH negativ, unter pH 4 positiv geladen. Man zieht daher zur Kernfärbung saure Lösungen vor, durch die eine besonders scharfe, beständige und reine Farbe erzielt wird. Die Farbanlagerung ist dabei ähnlich wie beim Hämateinlack.

Alaun Karmin: 3 g Ammoniumalaun, 100 ml H_2O mit 1 g K., 15 min. kochen, kühlen, dann filtrieren und 1 ml Formol zusetzen (gegen Schimmeln). 1—24 Std. färben — differenzieren in H_2O. Kerne rot.

RAWITZ*sches Karmin:* 2 g K. in 150 ml H_2O mit 20 g Ammoniakalaun kochen, abkühlen und 150 g Glycerin zugeben, aufkochen, nach 3 Tagen filtrieren. Färbedauer 5—10 min.

Fuchsin

Das Fuchsin des Handels ist stets ein Gemenge, aus dem sich einige der Komponenten wissenschaftlich definieren lassen. Chemisch muß man die Fuchsin-Gruppe, der das Triamino-triphenylmethan als Grundskelett gemeinsam ist, grundsätzlich in basisches und saures Fuchsin, sowie fuchsinschweflige Säure und Karbol-Fuchsin untergliedern. Als Kernfarbstoff kommen basisches Fuchsin und Säure-Fuchsin zur Anwendung.

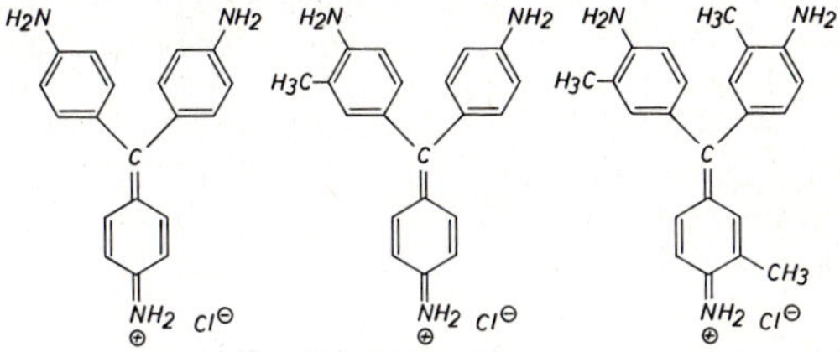

Parafuchsin *Magenta O* — *Fuchsin (wissensch.)* *Magenta I* — *Neufuchsin* *Magenta III*

Chemisch repräsentieren die drei abgebildeten Stoffe die basischen Fuchsine, wobei die Magenta-Bezeichnung sich auf die Zahl der CH_3-Gruppen bezieht. Der rote Farbcharakter ist an die salzsauren Salze (Cl') gebunden; die einfachen Farbbasen, die keine Chinonstruktur und eine OH-Gruppe enthalten, sind farblos und tragen den Namen Rosanilin (entspr. Pararosanilin etc.).

Das *handelsübliche Fuchsin* (Rubin) besteht aus einem Gemenge von Parafuchsin und „Fuchsin" (Magenta O + Magenta I) und heißt genauer Diamantfuchsin. Neufuchsin (Fuchsin NB) ist eine selbständige Farbstoffmarke. Als Kernfarbstoff wird Fuchsin wie Safranin gehandhabt.

Das **Säure-Fuchsin** (Fuchsin S, Rubin S), das zwar sowohl einen ähnlichen Farbton, als auch dasselbe Grundgerüst hat, leitet sich vom „Fuchsin" (wissenschaftlich) ab und wird durch Umsetzung mit Schwefelsäure erhalten. Die genaue Stellung der Sulfo-Gruppen ist

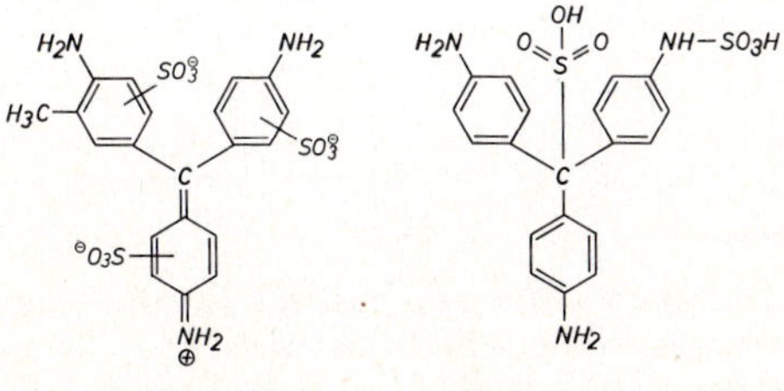

Säurefuchsin — *Fuchsinschweflige Säure*

unbekannt. Nur 2 der 3 SO_3-Gruppen stehen zur Salzbildung mit Na^+ zur Verfügung und sind am Farbcharakter beteiligt. Der Farbstoff tingiert prinzipiell natürlich basische Strukturen. Da aber in Zellkernen basisches Gerüsteiweiß in Form von Protaminen und Histonen enthalten ist, kommt es durch Farbstoffadsorption zu einer so guten Färbung wie bei einer Niederschlagsfärbung. Man verwendet 0,1%ige wässerige Lösungen.

Fuchsin-schweflige Säure, die im SCHIFFschen Reagens zum quantitativen Nachweis von Aldehydgruppen dient (s. S. 146), wird aus basischem Parafuchsin gewonnen, indem aus Kalium-meta-bisulfit schweflige Säure befreit und an die NH_2-Gruppen der beiden oberen Ringe angelagert wird. In der Lösung liegt eine andere Bindung vor, (s. Formel), die aber bei der Reaktion umgelagert wird. Die beiden $-SO_3H$-Gruppen sind für die Reaktion mit Aldehyden wesentlich, wodurch wieder ein symmetrisches Molekül entsteht (s. S. 147). Wegen der verschiedenen Vorstellungen der bisher spekulativ erklärten Umlagerungen s. STOWARD.

Karbolfuchsin: 1 g bas. Fuchsin in 10 ml abs. Alkohol mit 100 ml 5%igem Karbolwasser mischen. Färbung der Tbc-Bakterien nach ZIEHL-NEELSEN: übergießen mit K., 3mal bis zum Dampfen erhitzen, spülen, entfärben mit 25%ig H_2SO_4 oder HCl-Alkohol, 90% Alkohol, Nachfärben 10 sec. mit Methylenblau, differenzieren mit Alkohol, ablöschen, Terpentinöl, Xylol. Schneller und besser als K. färbt „STATim" AFB Stain (Chroma) 1–2 min. in der Kälte, entfärben etc. wie oben.

Safranin

Dieser Azin-Farbstoff ist ebenfalls positiv geladen (basisch) und färbt Chromatin in hervorragender Weise hellrot und ist daher für die Chromosomendarstellung gut geeignet. Chromat- und osmiumhaltige Fixierungen geben die besten Voraussetzungen.

Lösung und Vorgehen: 10 g Safranin G lösen in einem Gemisch aus 155 ml 96%igem Alkohol / 145 ml H_2O; hiervon vor Gebrauch 20 ml mit 80 ml 50%igem Alkohol mischen. Färbezeit 24 Std., differenzieren in 1 % HCl/abs. Alkohol (āā) und unter dem Mikroskop kontrollieren; waschen mit abs. Alkohol.

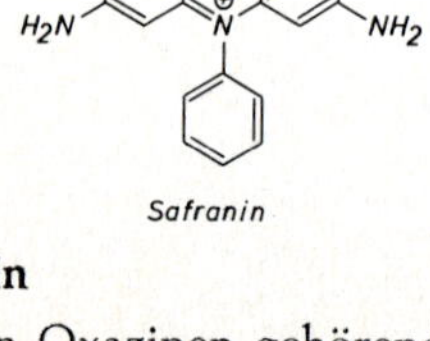

Safranin

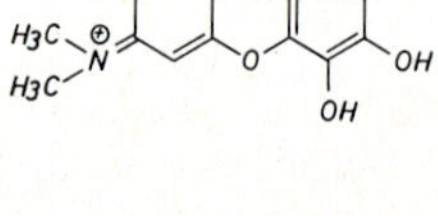

Gallocyanin

Gallocyanin

Der zu den Oxazinen gehörende basische Farbstoff ist ein einfaches, haltbares, kräftiges, nicht sehr farbstarkes und elektives Färbungsmittel für Kerne, weil er als Chromlack spezifisch DNS darstellt.

Diese Spezifität wird für quantitative Messungen der DNS-Menge im Kern nach Fixierung in CARNOY oder 70%igem Alkohol herangezogen (Histophotometrie-SANDRITTER). Allerdings kann man auch die NISSL-Substanz und andere RNS anfärben. Weil Gelatine nicht tingiert wird, eignet sich Gallocyanin zur Kerndarstellung bei dieser Einbettung.

Lösung und Vorgehen: 0,15 g Gallocyanin, 5 g Chromalaun in 100 ml H_2O 10 min. kochen, filtrieren, notfalls pH 1,64 mit n HCl einstellen; differenzieren in H_2O. Lösung 30 Tage haltbar.

Kernechtrot

In 5%iger Aluminiumsulfatlösung gelöst (1 g K. auf 1000 ml) gibt es ausgezeichnete, an Karminfärbungen erinnernde rote Kernfärbungsresultate, derer sich vor allem beim Nachweis von Eisen und sauren Mucopolysacchariden und bei der Elastica-Färbung bedient wird. Neuerdings wird es zum Nachweis von Kalzium herangezogen.

Weitere Kernfarbstoffe: **Bismarckbraun** (= Vesuvin) (Diazofarbstoff), **Gentianaviolett** (Triphenylmethan-derivat) und **Kresylechtviolett** (s. S. 123).

b) *Plasmafärbung*

Grundsätzlich soll die Farbe des Plasma gegen den gefärbten Kern kontrastieren. Elektive Plasmafärbungen gibt es dabei nicht; denn auch Bindegewebe und Zwischensubstanz, in manchen Fällen auch Paraplasma werden mitgefärbt. Der Zusatz von 1 Tropfen Eisessig zur Plasmafärbung erleichtert durch Abbruch des alkalischen Bläuens die Kontrastbildung und verhindert, daß die Lösung nach dem Wässern alkalisch bleibt. Einfachste Färbung gelingt schon mit 1:3 verdünnter Pikrinsäurelösung. Die weiteren nachfolgenden Stoffe werden als 0,5–2%ige wässerige Lösung (nach Eintauchen in Aqua dest.) genommen.

Eosin

Der in die Fluoresceïn-Gruppe gehörende schwach saure Farbstoff enthält 4 Moleküle Brom und ist gut wasserlöslich (zu 44 %). Er wird gewöhnlich in 1%iger wäßriger Lösung mit 1 Tr. Eisessig auf 100 ml Farblösung benutzt und färbt dann das Cytoplasma, Bindegewebe und Kollagenfasern kräftig rot. Mit Wasser wird ausreichend differenziert, andernfalls tritt Eosin in das Eindeckmittel (Glycerin) über. Das gewöhnliche Eosin ist „gelblich" (= Y). Ein in Wasser völlig unlösliches Eosin ist das **Äthyleosin** (spritlöslich), das nur in 70%igem Alkohol benutzt wird (Eosin S) und durch seine Lichtbeständigkeit besticht. Wird im Molekül Brom durch Jod ersetzt, so heißt der Farbstoff **Erythrosin** (B) oder Jod-Eosin, der allerdings selten benutzt wird (s. S. 135). Die Hauptbedeutung des Eosin liegt in der Kombination mit Hämatoxylin zur H.E.-Färbung.

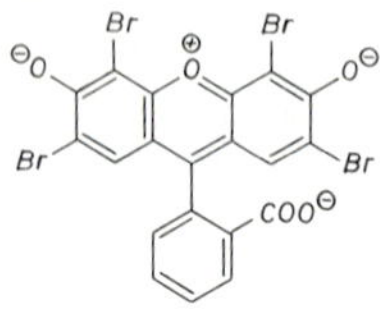

Eosin Y

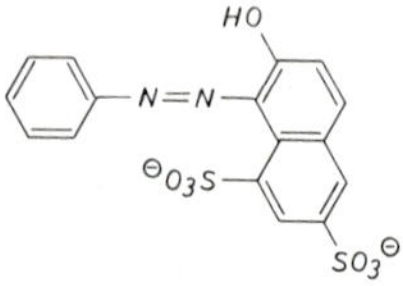

Orange G

Orange G

Zu den Monoazofarbstoffen rechnet dieser saure, zu 10 % wasserlösliche, wertvollste Plasmafarbstoff. Er ist aus der Wollchemie in die histologische Technik übernommen worden (wool orange GG) und gehört zur Mallory- und Azan-Färbung. Die rotorange Farbgebung kommt wahrscheinlich durch Bindung des Stoffes an Tyrosin und Tryptophan im Protein des Plasma zustande. Mit 0,5—1%iger wäßriger Lösung wird erst überfärbt und dann in Wasser differenziert. Gemeinsam mit Hämalaun und Erythrosin gibt es eine ausgezeichnete Abhebung des Bindegewebes in Orange gegen die Farben der einfachen H.E.-Methode.

Chromotrop 2 R

In 0,1%iger alkoholischer Lösung erreicht der sonst gut wasserlösliche Farbstoff (ca. 17 %) eine dauerhafte leuchtend rote Plasmafärbung nach Eisenhämatoxylinbehandlung. Er ist chemisch nahe mit Orange G verwandt und kann das Ponceau de Xylidine bei der GOLDNER-Färbung ersetzen (s. S. 115).

Weitere Plasmafarbstoffe: **Azophloxin, Kernechtrot, Anilinblau** und andere saure Farbstoffe.

c) *Übersichtsfärbung*

Hämatoxylin-Eosin-Färbung (H. E.) (Tafel IV, S. 121)

Lösungen: Hämalaun n. Angaben S. 105, 0,5%ig. wäss. Eosin mit 1 Tr. Essigsäure (oder: 1%iges Eosin in 50%igem Alkohol).

Vorgehen: Entparaffinierte oder Gefrierschnitte auf Objektträger aufgezogen aus Aqua dest.:

1. Hämalaun 7—10 min.
2. in Aqua dest. spülen

3. Leitungswasser (fließend oder 1mal wechseln) 15 min. bläuen
4. Aqua dest.
5. Eosin 0,5–1 min.
6. Differenzieren in Alkohol oder Wasser
7. aufsteigende Alkoholreihe (70–96–100 % je 2mal) je 2 min.
8. Karbol-Xylol
9. Xylol
10. Eindecken in Kanadabalsam (Eukitt etc.).

Ergebnis: Zellkerne blau, Kalk blau, grampositive Bakterien blau, Knorpelgrundsubstanz blau; Cytoplasma, Kollagenfasern, Erythrozyten rot (s. Tafel IV, S. 121).

Mit dieser succedanen Lackfärbung wird wegen der einfachen Handhabung und der kurzen Färbezeit die Routine bestritten. Dabei muß mit dem Eosin etwas überfärbt werden, da in den nachfolgenden Küvetten mit Alkohol etwas von der Farbe verlorengeht. Überfärbte Kerne kann man mit 1%igem HCl-Alkohol differenzieren. Zum Bläuen müssen die Präparate allerdings dann anschließend in 0,1%-ige Na-bicarbonatlösung hineingestellt werden.

Hämatoxylin-Eosin-Färbung für Schnellschnitte (WEIGERT)

Gefrierschnitte aus dem Wasser flottierend:

1. WEIGERTS Hämatoxylin 1 min.
2. spülen in Wasser
3. 1%iger HCl-Alkohol zum Differenzieren (5 sec.)
4. bläuen in warmem Wasser
5. Eosin 0,5–1 min.
6. spülen in Wasser
7. aufziehen auf Eiweißglycerin
8. aufsteigende Alkoholreihe, klären, eindecken.

Hämatoxylin-Eosin-Färbung für Plexiglasschnitte

Durch eine Voroxydation mit H_2O_2 lassen sich Epon- oder Araldit-Schnitte mit zahlreichen konventionellen Färbemethoden mit ähnlich gutem Ergebnis wie bei Paraffinschnitten färben (APARICIO u. MARSDEN).

Semidünnschnitte werden auf Objektträgern bei 50–60 ° auf dem Strecktisch getrocknet:

1. 15%iges Wasserstoffsuperoxyd 10 min.

2. ausreichend wässern
3. Hämalaun nach HARRIS (S. 105) 15 min.
4. bläuen in Leitungswasser mit einem Tr. Ammoniak
5. wässern
6. 1%iges Eosin (ansäuern mit 1 Tr. Eisessig) 5 min.
7. spülen in Leitungswasser
8. gut trocknen und in DePeX eindecken.

d) *Trichrom-färbungen zur Darstellung des Bindegewebes.*

Während alle Übersichtsfärbungen mit nur zwei Farbnuancen arbeiten und das Bindegewebe dabei den gleichen Farbton annimmt wie das Cytoplasma der Zellen, basieren die Bindegewebsfärbungen auf der Kontrastierung durch eine dritte Farbe. Für derartige Dreifachfärbungen, bei denen Zellkern, Cytoplasma und Bindegewebe mit Muskulatur mit jeweils besonderer Schattierung zur Darstellung kommen, hat P. MASSON das Attribut „trichromique" eingeführt. Allen Trichrom-Färbungen liegen prinzipiell gleichartige theoretische Erklärungen zugrunde.

In der Regel folgt auf eine Kerndarstellung durch einen Farblack eine Simultanbehandlung mit zwei sauren Farbstoffen, die sich voneinander physiko-chemisch prinzipiell unterscheiden. Einer von ihnen liegt in feindisperser Phase vor und ist dadurch in der Lage, in kürzester Zeit in sämtliche, vor allem auch in alle feinen Strukturmaschen einzudringen (Pikrinsäure, Orange G, Orange III (= Methylorange), Ponceau de Xylidine, Azophloxin). Der andere Farbstoff, der sich grundsätzlich vom Triphenylmethangerüst ableitet, ist grobdispers, so daß zunächst nur grobe Strukturmaschen durchdrungen werden. Die Geschwindigkeitsdifferenz des Eindringens dieser beiden Stoffe wird zur Färbung dadurch ausgenutzt, daß man die Färbung nach so kurzer Zeit unterbricht, daß bereits alle Strukturen von der feindispersen Farbe dargestellt, die grobdisperse Farbe die feinen Maschen aber noch nicht erreicht hat. In den groben Strukturlücken soll der feindisperse Farbstoff farblich von dem anderen Stoff überlagert werden. Bei allen Trichrommethoden führt eine zu lange Färbezeit mit Triphenylmethanderivaten daher zu einer Überfärbung sämtlicher Gewebskomponenten. So wird die VAN-GIESON-Färbung rotstichig, die GOLDNER-Färbung grün, die Azan-Färbung lila, wenn 30 sec. wesentlich überschritten werden. Um dem schnelldiffundierenden Stoff das Eindringen zusätzlich zu erleichtern, wird er außerdem im Überschuß angeboten.

Die chemische Verwandtschaft der beiden Farbgruppen geht aus den Strukturformeln ebenfalls deutlich hervor:

feindispers:

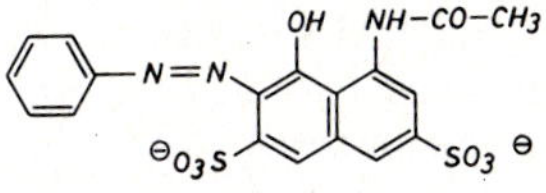

Azophloxin

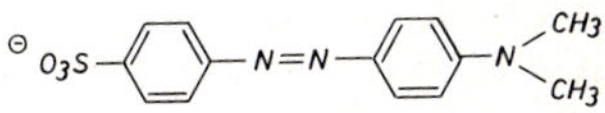

Methylorange

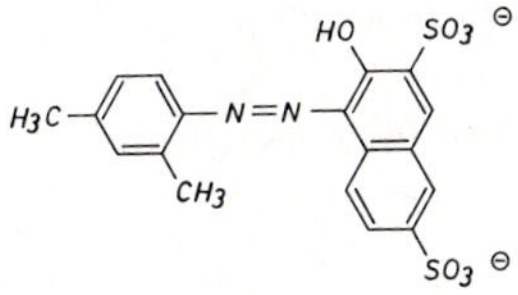

Ponceau de Xylidine

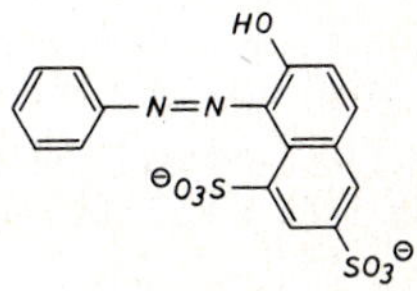

Orange G

grobdispers: Säure-Fuchsin s. S. 107

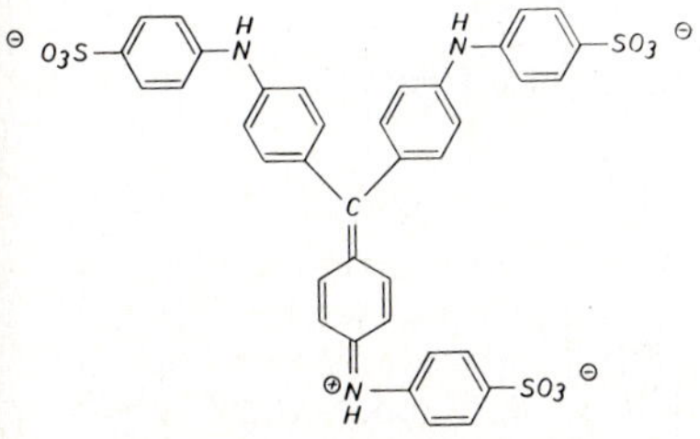

Methylblau (Anilinblau wasserlöslich mit unbekannter Stellung der SO_3-Gruppen)

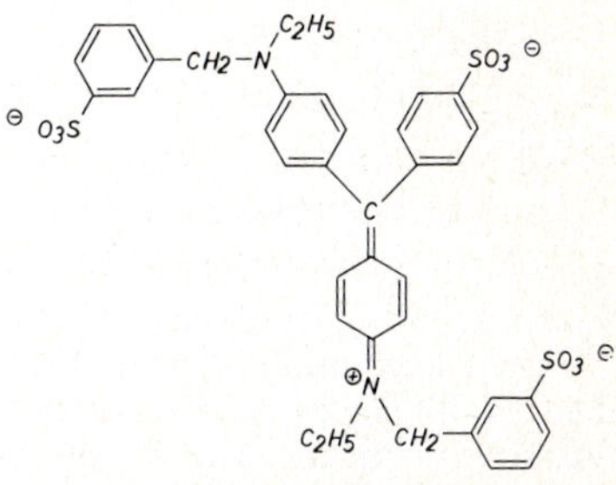

Lichtgrün SF

Für die Kernfärbung muß berücksichtigt werden, daß bei einigen der Trichromfärbungen die anderen beiden Farbstoffe in saurem pH angeboten werden (v. Gieson, Hansen, Goldner). Hämalaune können daher wegen ihrer Indikatoreigenschaft nicht genommen werden. Aus diesem Grunde kommen nur ein- und zweizeitige *Eisen*hämatoxylinlösungen in Frage.

Einige der Trichromfärbungen erfordern eine Kernfärbung mit sauren Farbstoffen (Mallory: Säurefuchsin; Azan: Azokarmin G). Über die Möglichkeit, Kerne im Gegensatz zu den basischen Farbstoffen auch mit anionischen Stoffen zu färben, gibt es besondere theoretische Vorstellungen. Eine Bindung an die sauren Gruppen der Nukleinsäuren scheidet von vornherein aus. Im Kern kommen aber außerdem basische Proteine in Form von Protaminen und Histonen vor. An diesen komme es zu echter Adsorption und damit zur Niederschlagsfärbung. Eine anschließende Differenzierung mit Phosphormolybdänsäure, einem hochkolloidalen Stoff mit großer Hydratationshülle, verdrängt den sauren Farbstoff aus den groben Strukturmaschen, so daß hier die Färbung mit dem Zweifarbgemisch in Szene gehen kann.

VAN GIESON-Färbung

Lösungen: WEIGERTS Eisenhämatoxylin (1 %ig) (s. S. 96), van Gieson-Gemisch (= Pikro-Fuchsin): konzentrierter wässeriger Pikrinsäurelösung wird so viel konzentrierte wässerige Säure-Fuchsinlösung zugesetzt, bis die Mischung dunkelgranatrot ist (etwa 100 ml konz. Pikrinsäurelösung + 10 ml 1%ig Säure-Fuchsin).

Vorgehen: entparaffinierte oder aufgezogene Gefrierschnitte von formalin- oder alkoholfixiertem Material:

1. WEIGERTS Eisenhämatoxylin (A + B āā) (s. S. 106) 5 min.
2. spülen in Aqua dest.
3. HCl-Alkohol (0,5%ige HCl in 70%igem Alkohol) 3 sec.
4. Aqua dest. spülen
5. Fließwasser oder Leitungswasser (1mal wechseln) 15 min.
6. spülen in Aqua dest.
7. VAN GIESON-Gemisch 30 sec. (Gefrierschnitte 1 min.)
8. abspülen mit Aqua dest.
9. aufsteigende Alkoholreihe etc.

Ergebnis: Kerne schwarz, Bindegewebe rot, Muskulatur und Cytoplasma gelb, Neuroglia gelblich, Schleim gelb bis rot. Der größte Nachteil liegt darin, daß die Präparate im Laufe der Zeit verblassen. Die *Modifikation nach* HANSEN trägt dem Rechnung (1000 ml ges. wässerige Pikrinsäure + 50 ml 2%ige Säure-Fuchsinlösung, vor Gebrauch auf 100 ml dieser Stammlösung 0,5 ml 2%ige Essigsäure).

MALLORY-Färbung

MALLORY-Lösung: 0,5 g Anilinblau wasserlöslich, 2 g Orange G (oder Orange III), 2 g Oxalsäure in 100 ml Wasser kochen und filtrieren.

Vorgehen: Sublimat- oder bichromatfixierte Paraffinschnitte (notfalls Schnitte in 3%ig $K_2Cr_2O_7$ nachfixieren ½—4 Std.):

1. Kernfärbung in 0,1%igem Säurefuchsin 5—10 min.
2. spülen in Aqua dest.
3. fixieren und differenzieren in 2%iger Phosphormolybdänsäure 3 min.
4. waschen in Aqua dest.

5. MALLORY-Lösung 1:3 mit Aq. dest. verdünnt 5 min.
6. spülen in Aqua dest.
7. differenzieren in 96%igem Alkohol
8. entwässern, Bergamotteöl (Vorsicht mit Karbol-Xylol!) etc.

Ergebnis: Kollagenes und reticuläres Bindegewebe hellblau, Kerne rot, glatte Muskulatur violett, quergestreifte Muskulatur orangerot, Erythrozyten orangerot, Schleim blau.

Azanfärbung (Tafel I, S. 104)

Der Name der Färbung entstammt der Abkürzung aus **Az**okarmin und **An**ilinblau, den Hauptträgern der prächtigen Farbwirkung dieser von HEIDENHAIN angegebenen Methode, die den vorgenannten an Schönheit und Schärfe überlegen ist. Außer als Bindegewebsfärbung zieht man sie zur Darstellung der Hypophyse heran, wobei sie basophile und chromophobe Zellen differenziert.

Lösungen: 0,1 g Azokarmin G in 100 ml Aqua dest. aufkochen, filtrieren, zum Filtrat 1 ml Eisessig. 100 ml 90%ig. Alkohol mit 0,1 ml Anilinöl mischen. 100 ml 96%ig. Alkohol mit 1 ml Eisessig versetzen. Azanlösung: = MALLORY-Lösung, nur statt Oxalsäure werden 8 g Eisessig zugesetzt.

Vorgehen: Sublimatfixierte oder (weniger gut) bichromatfixierte Paraffinschnitte entparaffinieren:

1. Azokarmin (vorgewärmt!) bei 56 ° 10–15 min.
2. spülen in Wasser
3. differenzieren in Anilinalkohol bis Kerne deutlich
4. unterbrechen der Differenzierung in Eisessig-Alkohol
5. 5%ige Phosphorwolframsäure zum Entfärben und Beizen des Bindegewebes 3–6 Std.
6. spülen in Wasser
7. Azan-Lösung ½–2 min. (oder 1:3 verdünnt: 3 Std.)
8. spülen in Wasser
9. differenzieren mit 96%igem Alkohol
10. entwässern, Karbolxylol, Xylol, Balsam.

Ergebnis: Kollagenes und retikuläres Bindegewebe hellblau, Kerne rot, Muskulatur violett, Erythrozyten rotorange, Schleim blau, Glia rot, Zellgranua blau, rot oder gelb.

MASSON-GOLDNER-Färbung (Tafel I, S. 104)

Die Originaltrichromfärbung von MASSON, die mit Eisenhämatoxylin und Säure-Fuchsin/Anilinblau arbeitet, ist von GOLDNER zu einer farbenprächtigen Modifikation abgewandelt worden, bei der auch statt Lichtgrün SF Anilinblau genommen werden kann.

Lösungen: WEIGERTS Eisenhämatoxylin. — 10 ml MASSON-Lösung + 2 ml Azophloxinlösung (0,5 g A. in 100 ml Wasser + 0,2 ml Eisessig) + 88 ml 0,2%ige Essigsäure. MASSON-Lösung: 1 Teil Lösung a (1 g Säure-Fuchsin in 100 ml Wasser kochen, 1 ml Eisessig zugeben und filtrieren), 2 Teile Lösung b (1 g Ponceau de Xylidine in 100 ml Wasser kochen, 1 ml Eisessig zugeben und filtrieren). — 3 g Phosphormolybdänsäure + 2 g Orange G zu 100 ml Wasser. — 0,1 g Lichtgrün SF + 0,2 cc Eisessig + 100 ml Wasser.

Vorgehen: entparaffinierte Schnitte:

1. WEIGERT's Eisenhämatoxylin 3 min. (s. S. 106)
2. Fließwasser 10—15 min.
3. Ponceau-Säurefuchsin-Azophloxin 5—7 min.
4. 1%ige Essigsäure zum Abspülen
5. Phosphormolybdänsäure-Orange G bis zur Entfärbung des Bindegewebes (einige min.)
6. 1%ige Essigsäure zum Spülen
7. Lichtgrün 30 sec. (oder noch kürzer)
8. 1%ige Essigsäure zum Spülen
9. rasch entwässern, etc.

Ergebnis: Kerne braunschwarz, Cytoplasma schwachorange bis rot, Erythrozyten leuchtend rot, Fibrin rot, Bindegewebe und Schleim grün, Muskelgewebe blaßrot.

e) *Darstellung der elastischen Fasern (Elastika-Färbung)*

Die elastischen Fasern gehören zu den dichtest gefügten Strukturen des Organismus, deren eine Komponente, das Elastomuzin, stark sauer ist. Dieses hält als Schutzmantel die elastischen Fasern in ihrer Spannung. An diese Hüllschicht werden positiv geladene Stoffe elektropolar gebunden oder durch Grenzflächenadsorption angelagert. Dazu eignen sich vornehmlich **Resorcin** oder der aus einer Flechte extrahierte, Orcin-haltige Farbstoff **Orcein.** Durch die hohe Dispersität dieser Stoffe in alkoholischer Lösung kommt eine elektropolare Bindung zustande, die aber für Elastin nicht unbedingt spezifisch ist. Vor allem nach Formalinfixierung kann es auch zur Anfärbung von Retikulinfasern und Basalmembranen kommen.

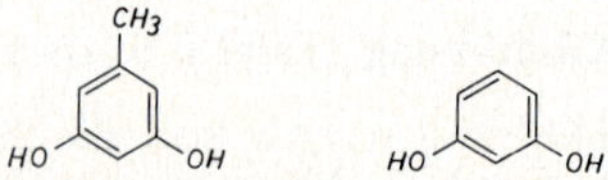

Orcin Resorcin

WEIGERT's Resorcin-Fuchsin-Färbung

Lösungen: Man kombiniert für gewöhnlich mit der v. GIESON-Färbung. — 4 g Resorcin + 2 g bas. Fuchsin in 200 ml Wasser kochen, dabei werden 25 ml einer 29%igen $FeCl_3$-Lösung hinzugegeben, nach 5 min. kochen abkühlen, filtrieren und die Flüssigkeit fortgießen. Der Niederschlag wird mit dem Papier in 200 ml 96%igem Alkohol gekocht (Vorsicht, brennbar!), man fischt das Filtrierpapier heraus, kühlt ab, filtriert und füllt mit 96%ig. Alkohol auf 200 ml auf, dann werden 4 ml konz. HCl addiert. Die Lösung, die auch käuflich ist, ist 4—6 Wochen im Kühlschrank haltbar. Vor allem verdorbener Farbstoff färbt auch andere Strukturen. Die Elastika-Darstellung kann mit beliebigen Färbungen kombiniert werden, wenn sie vorgeschaltet wird.

Vorgehen: Sublimat- oder alkoholfixierte, entparaffinierte Schnitte aus dem 80%igen Alkohol:

1. Resorcin-Fuchsin nach WEIGERT bei 56 ° 15—30 min.
2. spülen mit Aqua dest.
3. mit 80%igem Alkohol (notfalls mit HCl-Alkohol) differenzieren, bis keine Wolken mehr abgehen, evtl. Flüssigkeit wechseln. Kontrollblick.
4. spülen mit Aqua dest.
5. v. GIESON-Färbung anschließend s. S. 114.

Ergebnis: elastische Fasern tiefbraun bis schwarz.

Elastika-Färbung nach HART

Lösungen: 5 ml WEIGERTS Resorcin-Fuchsin (s. o.) + 100 ml 1%ig HCl-Alkohol. — 1 g Kernechtrot in 1000 ml 5%igem Aluminiumsulfat.

Vorgehen: aufgezogene, entparaffinierte Schnitte kommen aus 80%igem Alkohol:

1. Resorcin-Fuchsin-HCl-Alkohol 10—24 Std.
2. Leitungswasser 15 min.
3. Kernechtrot 10 min.
4. spülen in Aqua dest.

Ergebnis: elastische Fasern tiefbraun, Kerne rot.

Elastika-Färbung nach FRÄNKEL

Lösungen: 0,1 g Orcein (Grübler) + 100 ml 70%ig. Alkohol + 2 ml off. HNO_3 (= Stammlösung). Zu einer Lösung aus 97 ml 70%ig. Alkohol + 3 ml conc. HNO_3 so viele Tropfen der Stammlösung geben, bis diese dunkelrot erscheint. — Auf 200 ml conc. wässerige Pikrinsäure 0,5 g Indigokarmin.

Vorgehen: entparaffinierte Schnitte aus 70%igem Alkohol:

1. Orcein 24 Std.
2. differenzieren in 80%igem Alkohol
3. Pikro-Indigokarmin-Lösung 15 min.
4. abspülen mit 3,5%iger Essigsäure
5. aufsteigende Alkoholreihe etc.

Ergebnis: elastische Fasern braun, kollagenes Bindegewebe grünlich, Muskulatur und Erythrozyten gelb.

f) *Die Silberimprägnation*

Die Versilberung histologischer Präparate bringt je nach Wahl der angewandten Methode verschiedene Feinstrukturen zur Darstellung. Besonders sind dazu feinste Fibrillen geeignet: retikuläre Bindegewebsfasern (sog. Silber- oder Gitterfasern, s. Tafel VI), Neurofibrillen, sowie Zellgrenzen von Deckepithelien, Nervenzellen, Neuroglia und Melanin. Dabei wird aus Metallsalzlösungen unter Reduktion das Metall (Silber) auf den Strukturanteilen niedergeschlagen, so daß bei Zellen Totalbilder durch Schwärzung ihrer gesamten Oberfläche zustandekommen. Für alle Silberimprägnationen, die folglich keine Färbung i. e. S. bedeuten, sind formalinhaltige Fixierungsflüssigkeiten vorzuziehen. Man unterscheidet *einzeitige und zweizeitige Versilberungen.*

Theoretisch ist die **zweizeitige Versilberung** in wesentlichen Punkten mit der Photographie vergleichbar. Dabei liegt den Versilberungsvorgängen die Eigenschaft der Silbersalze zugrunde, zunächst durch starke Laugen (NaOH, NH_4OH) in Silberoxyd umgewandelt zu werden nach der chemischen Gleichung:

$$2\,AgNO_3 + 2\,NaOH = Ag_2O + 2\,NaNO_3 + H_2O$$

Dieses Silberoxyd fällt in der stark alkalischen Lösung als schwarzer Niederschlag aus. Zu dieser Lösung wird dann tropfenweise Ammoniak hinzugegeben, welches durch Anlagerung an Schwermetalle (z. B. Silber, Kupfer, Zink) komplexe Anionen bildet, die sich wie selbständige, gut wasserlösliche Ionen verhalten:

$$Ag_2O + 4\,NH_3 = [Ag\,(NH_3)_2]_2O$$

Das dabei entstehende Diaminsilberoxyd läßt sich mit Formalin reduzieren, wobei metallisches Silber als Niederschlag, Ammoniak und Ameisensäure entstehen:

$$[Ag\,(NH_3)_2]_2O + HCHO = 2\,Ag + 4\,NH_3 + HCOOH$$

Da diese Reduktion auch an der Luft in Gang kommen kann, machen die Komplexsilbersalzlösungen in der Kleidung Flecken, die sich nicht entfernen lassen.

Beim Versilberungsverfahren entstehen am Ort der Versilberung aus einer ersten angebotenen Silbernitratlösung an der Struktur Silberkeime in gleicher Weise, wie das Licht aus AgBr Silberkeime freisetzt (Sensibilisierung). In der zweiten Phase wird unter dem Angebot von weiterem Silbersalz (Diaminsilber) durch Reduktion das metallische Silber aus dem Komplex nur dort abgelagert, wo bereits Keime vorhanden sind. Formalin, das dem Komplex den Sauerstoff entreißt, wirkt dabei als Entwickler. Bei dem anschließenden, als Fixieren bezeichneten Arbeitsschritt wird das noch nicht reduzierte Diaminsilbersalz mit Na-thiosulfat ($Na_2S_2O_3$) entfernt, da dieses ebenfalls einen Komplex bildet ($[Ag(S_2O_3)_3]^{5-}$), der besonders leicht löslich, aber nicht reduzierbar ist. Diese zweizeitige Versilberung läuft rasch ab, weil der Diaminkomplex labil ist und leicht zerfällt.

Die **einzeitige Versilberung** braucht wesentlich mehr Zeit, weil ausschließlich aus dem stabileren $AgNO_3$ Silber durch Reduktion entstehen soll, wobei gewöhnlich auch stärkere Reduktionsmittel angewendet werden müssen (Pyrogallol, Hydrochinon). Diese Methode wird vor allem zur Hervorhebung der Neurofibrillen herangezogen (BODIAN-Versilberung).

Silberimprägnationen gelingen nur bei größtmöglich sorgfältiger Arbeitsweise, da sich das Silber auch an Schmutzpartikeln abscheidet. Metallinstrumente sind ungeeignet und durch Glashäkchen zu ersetzen. Jedes Instrument soll nur für einen Arbeitsschritt benutzt werden. Einige Probeschnitte dienen dazu, die Versilberungszeiten vorweg zu ermitteln.

Nach einer Silberimprägnation scheiden zahlreiche Färbungen für eine *zusätzliche Kontrastierung* aus. Das **Nachvergolden** hat den Vorteil, die bräunlichen Farben der Versilberung in blauschwarze Farbtöne umzuwandeln und schwach imprägnierte Zwischensubstanz aufzuhellen. Dazu dient eine gelbe Goldchloridlösung, die sich in folgender Weise umlagert:

$$3\,AuCl = 2\,Au + AuCl_3 \text{ (Disproportionierung).}$$

Bei einer guten Vergoldung sind alle Brauntöne in Blauschwarz verwandelt worden. Eine stärkere Abhebung einzelner nicht versilberbarer Elemente kann aber auch durch eine Gegenfärbung mit Kernechtrot-Aluminiumsulfat (s. S. 109), Pikrofuchsin oder einer Azanfärbung erreicht werden. Überimprägnierte Schnitte werden verworfen.

Retikuläre und kollagene Fasern, sowie Neurofibrillen lassen sich erst richtig versilbern, wenn eine Vorbehandlung mit Kaliumpermanganat vorausgegangen ist. Nachdem hierdurch eine Oxydation des Gewebes mit Bildung von Aldehydgruppen veranlaßt wurde, muß überschüssiges Permanganat mit Oxalsäure oder Kaliummetabisulfit entfernt werden, wobei die ursprünglich braune Farbe des Schnittes verschwindet.

Ein völlig neues Anwendungsgebiet der Versilberung stellt die Behandlung von Araldit-eingebetteten, ultradünngeschnittenen Materialien für stark auflösende Lichtmikroskopie dar (Tafel IV). Da nach eigenen Erfahrungen die Färbung dieser Ultradünnschnitte mit Toluidinblau noch immer keine befriedigenden Ergebnisse bringt [auch nicht nach neueren Modifikationen: Amer. J. clin. Path. 43 (1965) 1], ist die Versilberung immer noch die beste Methode, wenn es um Vergrößerungen *zwischen* der normalen Licht- und der Elektronenmikroskopie geht.

Versilberung nach GOMORI (Tafel VI, s. S. 136)

Lösungen: 10 ml 10 %ig $AgNO_3$ + 2 ml 10 %ig KOH, der Niederschlag wird mit konz. Ammoniak gelöst, anschließend wird $AgNO_3$ zugegeben, bis gerade wieder ein Niederschlag entsteht, dann 1 : 1 mit Wasser verdünnen oder: Zu 10 ml $AgNO_3$ werden 2 ml 10%ige KOH gegeben; den Niederschlag mit konz. Ammoniak zur Auflösung bringen; Lösung 1 : 1 mit Aqua dest. verdünnen. — 5 Tr. einer 1%. AuCl-Lösung und 2 Tr. Eisessig auf 10 ml Aq. dest.

Vorgehen: formalinfixierte, entparaffinierte Schnitte:

1. 0,5%iges K-permanganat übergießen 1—5 min.
2. 3%iges K-metabisulfit 1 min.
3. gründlich in Leitungswasser spülen 10 min.
4. 2%iger Eisenalaun (frisch angesetzt) 1 min.
5. gründlich in Leitungswasser spülen 5 min.
6. 2mal Aqua dest. je 2 min.
7. Silberlösung nach GOMORI 5 sec. — 1 min. (probieren)
8. Aqua dest. spülen 10 sec.
9. 4—10%iges Formalin 5—1 min.
10. Leitungswasser 5 min.
11. Goldchloridlösung 10 min. und mehr
12. 2mal Aqua dest. kurz eintauchen
13. 1%iges K-metabisulfit 1 min.
14. 1%iges Na-thioasulfat 1 min.
15. Leitungswasser 5—10 min.
16. aufsteigende Alkoholreihe, etc.

Versilberung nach LENDRUM

Statt mit K-metabilsulfit wird bei (2) mit 5%iger Oxalsäure gebleicht, K-metabisulfit (13) fällt weg.

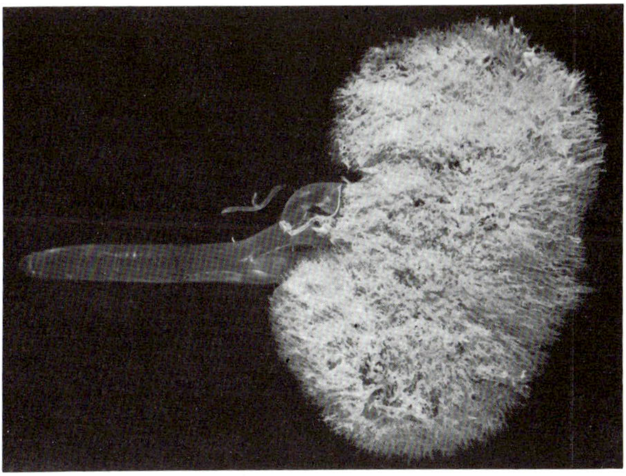

Korrosionspräparat einer Hundeniere

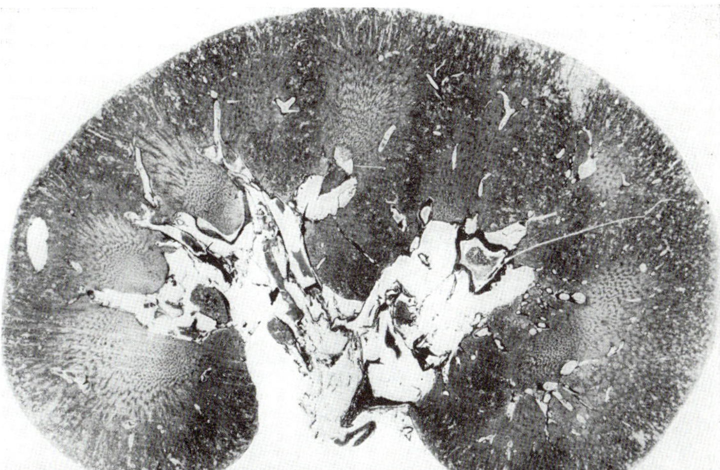

Großflächenschnitt einer menschlichen Niere (1:1)

TAFEL IV

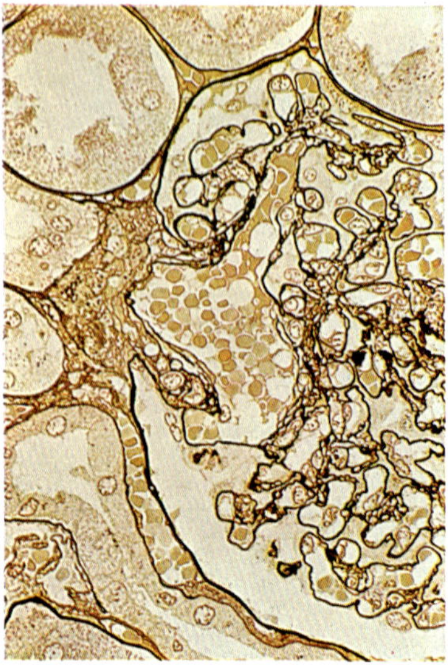

Versilberung nach MOVAT (Nierenkörperchen-Ultradünnschnitt)

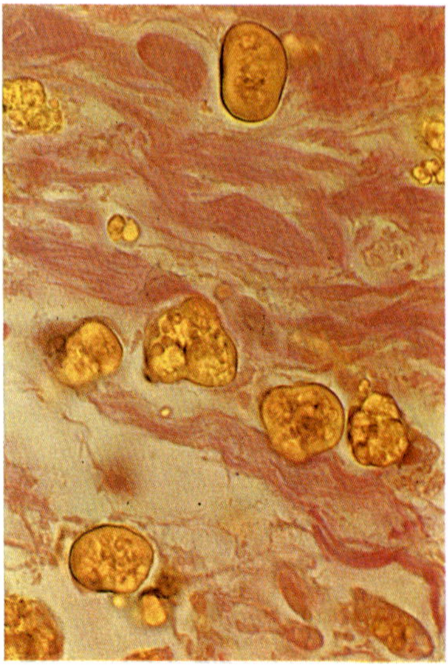

Hämosiderinkristalle (HE-Präparat)

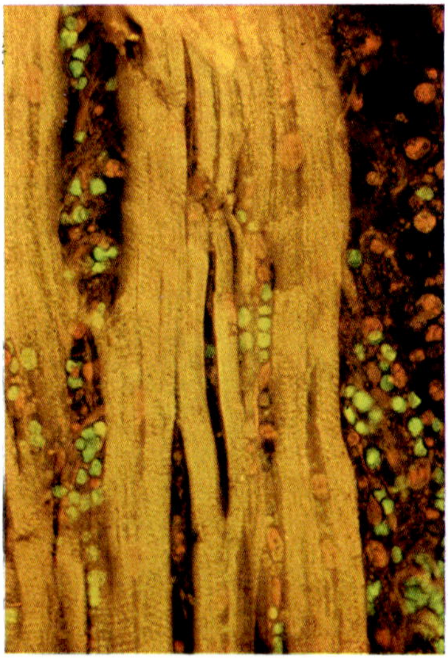

Akridin-orange (Herzmuskel)

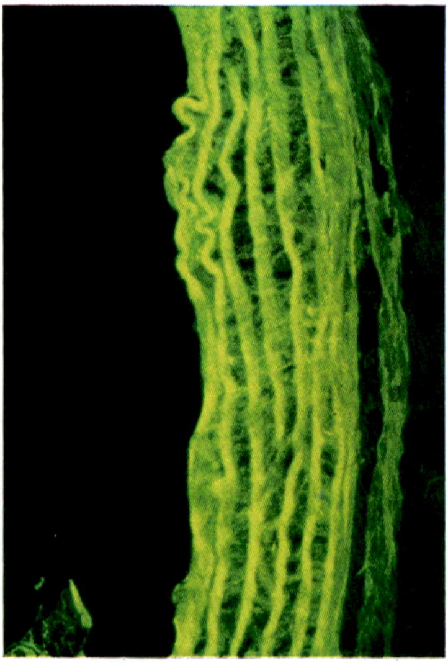

Vitalfärbung mit Brillantsulfoflavin-Albumin (Aorta)

Lösung: 10 ml 2%ig $AgNO_3$ + 0,4 ml 40%ig NaOH, dazu wird so lange konz. Ammoniak zugegeben, bis der Niederschlag verschwunden ist, dann auf 50 ml auffüllen (Gefäß ohne Säuberung immer wieder benutzen).

Zweizeitige Versilberung nach BIELSCHOWSKY

Lösung: 10 ml 10%ig wäss. $AgNO_3$ + 5 Tr. 40%ige NaOH, der entstehende Niederschlag wird mit konz. Ammoniak aufgelöst und dann mit Aq. dest. auf 20 ml auffüllen, stets frisch bereiten.

Vorgehen: formalinfixierte, entparaffinierte Schnitte:

1. 0,25%iges K-Permanganat 3 min.
2. abspülen mit Aqua dest.
3. 1%ige Oxalsäure 5 min. bleichen
4. Aqua dest. 6mal wechseln, 1–2 Std.
5. 2%iges $AgNO_3$ 24 Std. im Dunkeln sensibilisieren
6. abspülen 2–3 sec.!
7. Silbernitrat 10–12 min (probieren) nach BIELSCHOWSKY
8. abspülen 2mal mit Aqua dest. je 2 sec.
9. 4–10%iges Formalin 5–1 min.
10. Leitungswasser spülen
11. Goldtonieren wie bei GOMORI, entwässern etc.

Versilberung nach BIELSCHOWSKY-SCHULTZE-GROS
(Neurofibrillen)

Lösung: 5 ml 20%ig $AgNO_3$, konz. Ammoniak zugeben bis Niederschlag auftritt, diesen durch tropfenweise Zugabe von Ammoniak auflösen.

Vorgehen: gut und lange in Formalin fixierte, entparaffinierte Schnitte:

1. Leitungswasser 2 Std. wässern
2. Aqua dest. 16 Std. (mehrfach wechseln)
3. 20%iges $AgNO_3$ 1 Std. im Dunkeln sensibilisieren
4. 10%iges Formalin, eintauchen, bis keine weißen Wolken abgehen
5. Silbernitrat nach BIELSCHOWSKY-SCHULTZE-GROS 5 min.
6. abspülen mit Aqua dest. 2mal 1 sec.
7. Ammoniakwasser (7 Tr. Ammoniak auf 7 ml Wasser)
8. Leitungswasser 15 min.
9. Goldtonieren wie GOMORI, entwässern etc.

Silberimprägnation nach GOLGI am Block

Nicht zu große Gewebsstücke werden in einer Lösung aus 4 Teilen 3%igem Kaliumbichromat und 1 Teil Osmiumsäure mehrere Tage im Dunkeln fixiert. Dann wird mit Aqua dest., anschließend mit 0,5%igem $AgNO_3$ abgespült; 1–2 Tage in 0,7%ige $AgNO_3$-Lösung einlegen, dann in 40%igen Alkohol und 96%igen Alkohol bringen, und schließlich wird unter Alkohol geschnitten, entwässern, Bergamotteöl etc.

Versilberung nach BODIAN

Lösungen: Auf 100 ml im Wärmeschrank auf 37 ° erhitztes Aqua dest. werden in kleinen Portionen insgesamt 1 g Protargol (käufliche Silbereiweißverbindung der Firma Merck) auf die Wasseroberfläche gestreut, wobei es sich ohne Umrühren klar löst. Zur Imprägnation legt man bei 100 ml 1%iger Lösung 4–6 g blankes Kupfer in Form von Blech, Draht oder Granulat in die Küvette. Die Lösung kann nur einmal benutzt werden. Schwarzgewordene Kupferdrähte lassen sich mit Salpetersäure wieder reinigen und können immer wieder verwendet werden, wobei gutes Auswaschen der Säure beachtet werden muß. — 1 g Hydrochinon und 5 g Na-sulfit in 100 ml Wasser immer frisch lösen.

Vorgehen: Formalinhaltig (nie sublimathaltig) fixierte, entparaffinierte Schnitte:

1. 0,5–4%ige Essigsäure 24 Std.
2. 1%iges Protargol BODIAN 12–48 Std. bei 37 °
3. Aqua dest. 3 Küvetten 10–60 sec.
4. Hydrochinon 10 min. (gelbliche Schnitte werden bräunlich; Reduktion beendet, wenn sich Farbe nicht mehr verstärkt)
5. Aqua dest. 3 Küvetten 2–5 min.
6. 1%iges Goldchlorid (auf 100 ml 3 Tr. Eisessig) bis zur Entfärbung 1–5 min.
7. Aqua dest. 3 Küvetten 10–60 sec.
8. 2%ige Oxalsäure 5 min. (bis Schnitte rötlich oder bläulich sind)
9. Aqua dest. 3 Küvetten 2–3 min.
10. 5%iges Na-thiosulfat 5–10 min.
11. Sorgfältig in Aqua dest. waschen
12. Entwässern etc.

Ergebnis: Nervenfasern intensiv schwarz auf hellem Untergrund.

Silberimprägnation für Ultradünnschnitte (MOVAT)
(Tafel IV, s. S. 121)

Lösung: 40 ml einer 3%igen Hexamethylentetraminlösung 5 ml einer 5%igen $AgNO_3$-Lösung zufügen, gut mischen, 5 ml einer 2%igen Boraxlösung zugießen.

Vorgehen: Ultradünne Schnitte (Plexiglaseinbettung oder Araldit) werden vom Wasser mit kleinen Glasnadeln direkt in Aqua dest. gebracht:

1. 1%ige Perjodsäure 10 min. (Araldit 20 min.)
2. Aqua bidest. 2mal wechseln je 5 min.
3. Silberlösung bei 50—60 ° im Brutschrank 30—60 min. (Araldit bis zu 2 Std.) (mikroskopische Kontrolle möglich)
4. Aqua dest. spülen
5. 3%iges Na-thiosulfat 5 min.
6. 10%iges wäß. Aceton 5 min.
7. aufziehen auf fettfreie Objektträger und bei 70—80 ° Schnitte auf einer Heizplatte antrocknen lassen
8. 1—2mal kurz in 100%iges Aceton eintauchen (entfernt Plexiglas; Aralditschnitte werden sofort in Xylol gestellt)
9. Xylol mindestens 1 Std. – eindecken in Eukitt.

g) *Färbungen für neurohistologische Untersuchungen*

Für neurohistologische Präparate ist es das Ziel, die drei wesentlichen Bestandteile des Nervensystems färberisch hervorzuheben: die Nervenzellen, die die Nervenfortsätze umgebenden Markscheiden und die Glia, die die Stützsubstanz des Gehirns repräsentiert.

NISSL-Färbung

Unter einer NISSL-Färbung wird jede Methode verstanden, mit der Nervenkerne und Tigroidschollen in den Nervenzellen zur Darstellung gebracht werden. Auf Grund gleicher Zusammensetzung aus DNS verhalten sich beide den Farbstoffen gegenüber auch identisch. Aus diesem Grunde eignen sich die meisten Kernfärbungen im Grunde als NISSL-Darstellung. Besonders gute Ergebnisse werden aber nur mit den basischen Teerfarbstoffen Methylenblau, Thionin (s. S. 128), Toluidinblau und dem Kresylviolett (Kresylechtviolett), erzielt. Dabei kommt es zu einer elektropolaren Anlagerung des ba-

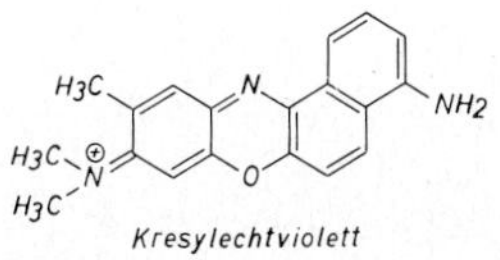

Kresylechtviolett

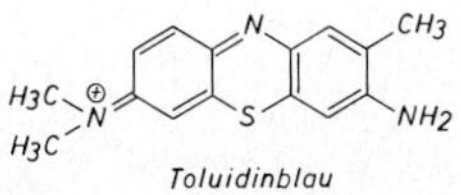

Toluidinblau

sischen Farbstoffes an die sauren Gruppen der Nukleinsäuren, die in saurem Milieu (pH um 4) nach dem *Prinzip der Endpunktfärbung* vonstatten geht. Da die Farbstoffe gut alkohollöslich sind, wird mit

Anilin-Alkohol differenziert, anschließend jedoch der Farbstoff in seiner Lagerung durch Ammoniummolybdat fixiert, weil in der aufsteigenden Alkoholreihe die Differenzierung weiterlaufen und zu einer unerwünschten Abschwächung der Färbung führen würde.

Die Original-NISSL-Methode erreicht den für die Endpunktfärbung (s. S. 101) nötigen pH-Wert durch Verwendung von sogen. venetianischer Seife, einer in Italien aus Natronlauge und schlechtem Olivenöl hergestellten Seife. Da das Verfahren (375 mg Methylenblau + 175 mg venet. Seife in 100 ml Wasser) nur nach Alkoholfixierung und dann nur sehr langsam funktioniert, ist es verlassen worden. Die ungenaue pH-Einstellung mit venetianischer Seife wurde durch genau zusammengesetzte Pufferlösungen ersetzt. Wegen des Zeitgewinns spricht man bei Verwendung der z. B. jetzt üblichen gepufferten Kresylviolettlösung von **Schnell-NISSL-Methode.**

Lösungen: 0,5 g Kresyl(echt)violett in 100 ml Acetatpuffer pH 3,8—4,0 lösen (Pufferherstellung: 1 Teil 2,721%ig Na-acetat + 4 Teile 1,201%ig Essigsäure). Es kann auch Thionin genommen werden.

Vorgehen: entparaffinierte Schnitte aus dem Wasser:

1. gepufferte Kresylviolettlösung (Thionin) 10 min.
2. spülen in Acetat-Puffer
3. 100%iger Alkohol, Xylol (sehr kurz!), Balsam.

Ergebnis: Zellkerne und NISSL-Substanz violett, Nervenzellen ganz schwach blau, Rest farblos.

Gliafärbung nach HOLZER

Das hierzu verwendete Kristallviolett ist chemisch und physikalisch eng mit Parafuchsin (s. S. 107) verwandt (= Hexamethyl-Parafuchsin). Es wäre in wäßriger Phase daher in gleicher Weise ein grobdisperser Farbstoff, der nur in grobe Strukturmaschen eindringen würde. Er liegt aber in einer Mischung von Alkohol und Chloroform feindispers vor, was ein Eindringen in die feinen Gliafasern begünstigt.

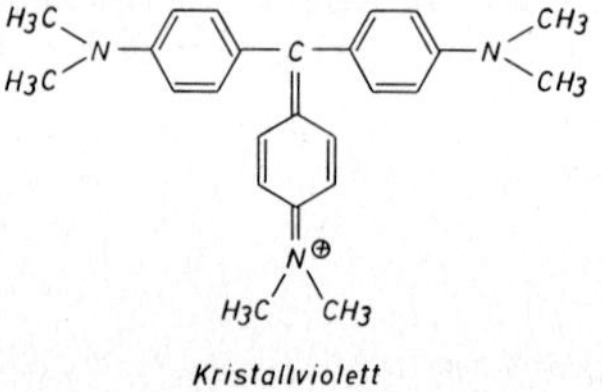

Kristallviolett

Lösungen: Beize: 1 Teil 0,5%ige Phosphormolybdänsäure + 3 Teile 96%ig Alkohol + einige Tropfen Eisessig. Farbe: 1 g Kristallviolett in 2 ml abs. Alkohol und 8 ml Chloroform lösen. Differenzierung: 4 ml Anilinöl + 6 ml Chloroform + 1 Tropfen 1%ig Essigsäure.

Vorgehen: Formalin- oder alkoholfixierte Paraffin-, besser Gefrierschnitte:

1. in 50%igem Alkohol auffangen
2. beizen 2 min.
3. Schnitt mit Alkohol-Chloroform getränkten Läppchen abtupfen
4. aufgießen der Farblösung 5 sec.
5. abspülen mit 10%iger Bromkaliumlösung (Schnitt schwarzblau)
6. differenzieren, bis Trübung verschwindet
7. mit Xylol unterbrechen, etc.

Ergebnis: Gliafasern blauviolett, Kerne u. Cytoplasma leicht blau mitgefärbt.

Markscheidenfärbungen

Die Nervenfasern sind von einer fetthaltigen Hülle umgeben, die als Markscheide bezeichnet wird. Die Färbung dieser Fette ist erforderlich, weil es Krankheiten gibt, bei denen diese Fette verschwinden. Eine färberische Schwärzung kommt in solchen Fällen nicht zustande, so daß man dann von „Aufhellung" des entsprechenden Abschnittes im Präparat sprechen kann. Die Markscheiden können natürlich auch mit gewöhnlichen Fettfärbungen dargestellt werden. Zur Markscheidenfärbung hat WEIGERT erstmalig Hämatoxylin in alkoholischer Lösung nach langwieriger Beizung (Weigertsche Markscheidenbeize) eingeführt. Aus der alkoholischen Lösung diffundiert der Farbstoff progressiv in die Markscheiden, nachdem sich aus Beize und Hämatoxylin ein Eisenhämateinlack gebildet hatte. Da die Markscheidenfette sich auch in Alkohol schwer lösen, ist neben der Anwendung bei Gefrierschnitten auch eine Durchführung am paraffineingebetteten Material möglich.

Markscheidenfärbung nach SPIELMEYER (Gefrierschnitte)

Lösung: 10 g Hämatoxylin in 100 ml unvergälltem absoluten Alkhol schütteln und 6 Wochen am Fenster reifen lassen, 5 Teile davon auf 100 Teile Wasser.

Vorgehen: zweizeitiges Eisenhämatoxylinverfahren mit formalinfixierten Gefrierschnitten:

1. 2,5%iger Eisenalaun 6 Std.
2. spülen in Wasser
3. in 70%igem Alkohol 10 min. bewegen
4. Hämatoxylin 2—12 Std. je nach Reife
5. abspülen in Wasser 5 min.
6. differenzieren in 2,5%igem Eisenalaun

7. wässern 2 Std.
8. entwässern, Karbolxylol, Xylol, Balsam.

Ergebnis: Markscheiden dunkelblauschwarz, Rest gelblichbraun.

Markscheidenfärbung nach OLIVECRONA (Paraffinschnitte) (Tafel VI, S. 137)

Einzeitiges Eisenhämatoxylinverfahren

Lösungen: Weigerts Eisenhämatoxylin (s. S. 106) 2—3 Teile Lösung A mit 1 Teil Lösung B mischen.

Vorgehen: 15 µm dicke Paraffinschnitte entparaffinieren, aus 40%igem Alkohol:

1. Eisenhämatoxylin 15—20 min.
2. Aqua dest. spülen
3. Leitungswasser 15 min. bläuen
4. differenzieren in Weigert's Lösung B (Kontrollblick)
5. Leitungswasser 15 min.
6. Aqua dest. kurz eintauchen
7. aufsteigende Alkoholreihe.

Ergebnis: Markscheiden (im Querschnitt runde Ringe) dunkelblau.

Markscheidenfärbung nach HEIDENHAIN-WÖLCKE (Paraffinschnitte)

Zweizeitiges Eisenhämatoxylinverfahren

Lösungen: 100 g Hämatoxylin in 1000 ml unvergälltem absoluten Alkohol schütteln und 6 Wochen am Fenster reifen lassen, 10 ml davon + 7 ml gesättigte wäss. Lithiumkarbonatlösung + 83 ml Aqua dest.

Vorgehen: Paraffinschnitte etwa 15 µm dick:

1. 2mal Xylol
2. 2mal 100%iger Alkohol
3. Schnitt mit Celloidinhäutchen (1%ig Celloidin) versehen
4. Aqua dest. 2—3 Std.
5. 2,5%iger Eisenalaun 12 Std. (über Nacht)
6. kurz 3mal mit Aqua dest. abspülen
7. Hämatoxylingemisch 4—7 Std. je nach Reife
8. spülen mit Aqua dest. 2mal
9. abspülen mit 96%igem Alkohol
10. 96%iger Alkohol 8 Std. über Nacht, aufsteigende Alkoholreihe.

Ergebnis: Markscheiden dunkelblauschwarz

KLÜVER-BARRERA's kombinierte Zell- und Markenscheidenfärbung (Tafel I, S. 104)

Das Myelin der Markscheiden läßt sich unter Verwendung von Luxol Fast Blue, einem Kupferphthalocyanin, anstelle von alkoholischem Hämatoxylin in gemeinsamem Arbeitsgang mit Kresylviolett in demselben Präparat herausstellen. Der Farbstoff Luxol Fast Blue MBS ist ein kompliziertes Ringgebilde, das mit dem Aufbau des Hämins (Farbanteil des Hämoglobins) und Chlorophyll verglichen werden kann (s. S. 151). Es soll zu einer Anlagerung an ein Neurokeratingerüst kommen (PELCKMANS). Man kann auch mit Karbolfuchsin wie bei ZIEHL-NELSEN gegenfärben (SZABO).

Lösungen: 0,25 g Luxol Fast Blue in 20 ml 10%iger Essigsäure lösen, 380 ml 96%igen Alkohol zufügen. 0,1 g Grüblers Kresyl(echt)violett in 100 ml Wasser lösen, 20 Tropfen 10%ige Essigsäure zugeben. Beide Lösungen vor Gebrauch filtrieren. — Stammlösung: 1 g Fuchsin, 5 g Phenol, 10 ml 96%iger Alkohol, Aqua dest. ad 100 ml. 2,5 ml Stammlösung zu 100 ml 0,5%iger Essigsäure geben.

Vorgehen: Es wird zur Fixierung mit Lithiumkarbonat neutralisiertes 10%iges Formalin empfohlen. Paraffin- oder Gefrierschnitte:

1. 96%iger Alkohol 10 min.
2. Luxol Fast Blue Lösung 1:4 mit 96%igem Alkohol verdünnt 2 Std. bei 56 °
3. 96%iger Alkohol differenzieren
4. Waschen in 0,01%iger NaOH 5—10 min. (Kontrollblick: graue und weiße Hirnsubstanz muß sich unterscheiden)
5. waschen in Aqua dest. 1 min.
6. Kresylviolett 6 min. in angewärmter Lösung (56 °)
7. 96%iger Alkohol zum Differenzieren, entwässern etc.

alternativ:

5a. Karbolfuchsin 3—4 min.

7a. waschen in Aqua dest.

8a. waschen in Lösung aus 100 ml Aqua dest., 1 ml 40%iges Formalin, 1 ml Eisessig 2—4 min.

9a. wässern, entwässern etc.

Ergebnis: Markscheiden leuchtend blau, NISSL-Substanz und Kerne tiefblau, Gliazellen in verschiedenen Blautönen, graue Substanz blaßgrün (Tafel I, S. 104).

h) *Färbungen für Blutzellen*

Für eine differenzierte Färbung der Bestandteile des strömenden Blutes kommen Ausstrichpräparate von Blut, Sputum, Brust- oder

Bauchhöhlenpunktaten oder Eiter und Schnittpräparate von Lymphknoten, Milz oder Ansammlungen von Elementen des Blutes in anderen Geweben in Frage. Die Fixierung, die auch hier große Bedeutung hat, läßt sich durch Einstellen in ein Gemisch Äther/Alkohol (āā) erreichen. Werden die Farbstoffe in alkoholischer Lösung benutzt, so ist eine Fixierung überflüssig. Die Differenzierung der Elemente des Blutes ist die Domäne der basischen Teerfarbstoffe, vor allem des Methylenblau und seiner Derivate (Formeln s. unten). Die Differenzierung von Kernteilungsfiguren ist bei diesen Färbungen allerdings schwierig, da die charakteristische Chromatinstruktur während der Mitose verloren gegangen ist. Immerhin kann man von den sich teilenden Zellen mit Sicherheit die der erythropoetischen Reihe abgrenzen, wenn man vorher modifiziert nach LEPEHNE (s. S. 142) färbt, wobei durch das Hämoglobin eine grüngelbe Farbe entsteht (ROSSE): 2 ml 0,6$^{0}/_{0}$ige Benzidinlösung in 96$^{0}/_{0}$igem Alkohol mit 5 ml 30$^{0}/_{0}$igem Perhydrol in 70$^{0}/_{0}$igem Alkohol mischen, 5 min. färben, abspülen mit Leitungswasser und gegenfärben (außer nach GIEMSA oder PAPPENHEIM auch nach MACNEAL).

Jeder der basischen Teerfarbstoffe ist in der Lage, mit Eosin ein Salz zu bilden, z. B. Methylenblau-eosinat. Mischungen dieser basischen Teerfarbstoffe und ihrer Salze mit Eosin färben das Cytoplasma und die Zellkerne der Blutzellen je nach dem pH. Zugabe von Eosin zu Azur führt zur Bildung von Azur-eosinat, einem neutralen Farbstoff, der eine eigentümliche rötlich-violette Anfärbung des Kern-

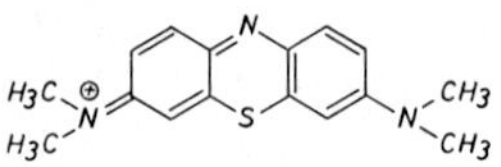

Methylenblau, stark alkalisch (Tetramethyl-thionin), blau

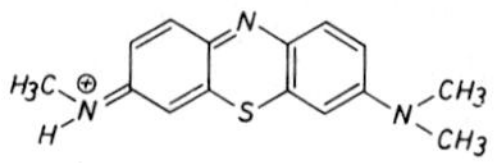

Azur B (=I), wenig wasserlöslich (Trimethyl-thionin), blau

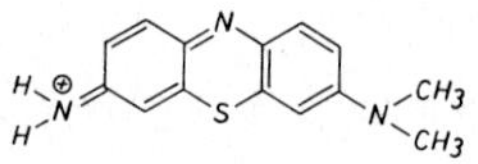

Azur A, wasserunlöslich (Dimethyl-thionin), rötlich blau

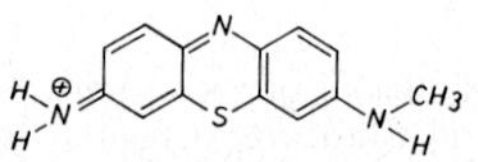

Azur C (unwichtig)

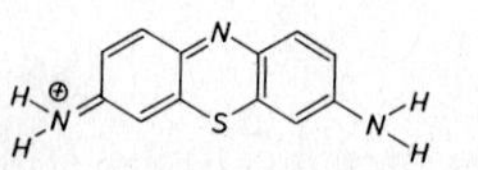

Thionin

Azur II = Azur B + Methylenblau āā

chromatin zustande bringt, die aus den Eigenschaften von Eosin, Methylenblau und Azur nicht erklärt werden kann und GIEMSA-*Effekt* heißt. Die MAY-GRÜNWALD-Färbung zeigt diesen Effekt nicht, da er an Azur gebunden ist. Die meisten Teerfarbstoffe und ihre Eosinate sind schlecht in Wasser, aber gut in Methylalkohol löslich. Die methylalkoholische Stammlösung wird vor Gebrauch mit Wasser so verdünnt, daß die einzelnen Farbstoffe auszufallen beginnen. Diesen Ausfällungsprozeß nutzt man zu einer Niederschlagsfärbung an den Strukturen der Blutzellen aus. Daher ist jede mit Aqu. dest. (neutral und CO_2frei) verdünnte gebrauchte Lösung zu verwerfen. Die durch Ultraschallbehandlung feindispers gemachte „STATim" alkoholische GIEMSA-Lösung (Fa. Chroma) ist gebrauchsfertig und gibt in 2 min. gute Resultate.

LÖFFLER'sches Methylenblau

Lösung: 30 ml einer 1 : 1 mit 96%ig. Alkohol verdünnten gesättigten wässrigen Methylenblaulösung (Methylenblausprit) + 30 ml 0,01%ig KOH. oder: 30 ml ges. alkoholische Methylenblaulösung + 100 ml 0,01%ig KOH.

Vorgehen: Ausstrich mit Alkohol fixieren:

1. LÖFFLERS Methylenblau 30 sec.
2. vorsichtig mit 0,1%iger Essigsäure differenzieren
3. abspülen, abtrocknen, Xylol, Balsam

Ergebnis: Kerne scharf blau, Plasmazellen tiefblau, Erythrozyten grünlich.

Man kann mit einer vorher angebotenen Eosinfärbung (1 g Eosin, 140 ml abs. Alkohol, 60 ml Wasser) einen Kontrast erreichen.

MAY-GRÜNWALD-(JENNER)-Färbung

Lösung: Beim Zusammengeben von Methylenblau mit Eosin fällt Methylenblau-eosinat aus. 0,25 g (käufliches) Methylenblaueosinat in 100 ml reinem Methylalkohol lösen, erwärmen, filtrieren (Lösung käuflich). Diese Stammlösung mit Aqua dest. 1 : 1 kurz vor dem Gebrauch mischen.

Vorgehen: Der Schnitt wird mit der frisch angesetzten Lösung übergossen (3 min.), auswaschen, trocknen, event. mit Methylalkohol differenzieren, Xylol, Balsam.

Ergebnis: Kerne blau, eosinophile Granula rot, basophile blau, neutrophile rosa, Thrombozyten blaßblau, Bindegewebe blau.

GIEMSA-Färbung (Tafel V, S. 136)

Lösungen: Von der käuflichen GIEMSA-Stammlösung (beste Resultate mit der Lösung von MERCK) stellt man mit unmittelbar vor dem Gebrauch abgekochtem Aqua dest. eine Verdünnung 1:50 her (immer frisch ansetzen).

Die Stammlösung enthält: 50 mg Azur A-eosinat, 250 mg Azur B-eosinat, 200 mg Methylenblau-eosinat, 75 mg Methylenblau-chlorid, 50 ml Glycerin, 50 ml Methylalkohol. Sie enthält: Azur B-eosinat und Methylenblau-eosinat (= Azur II-eosinat), Azur B-chlorid und Methylenblau-chlorid (= Azur II), reines Azur B, Methylenblau und Eosin.

Vorgehen A: formalinfixierte entparaffinierte gewässerte Schnitte:

1. 2mal in abgekochtes Aqua dest. stellen
2. in verdünnte GIEMSA-Lösung stellen für 2 Std.
3. differenzieren in Aqua dest., das mit 1 Tr. Eisessig angesäuert ist
4. Wenn Schnitt rötlich, weiter differenzieren in 96%ig. Alkohol, bis keine Farbwolken abgehen (Zeit u. U. mit Schnittdicke variieren). Schlecht fixiertes Biopsie- oder Leichenmaterial wegen schwacher Basophilie nur kurz differenzieren.
5. 2mal Isopropanol (je 1/2 min.), 3mal Xylol, eindecken mit Eukitt.

Vorgehen B: Blutausstriche, entparaffinierte oder Plexiglasschnitte:

1. einstellen in Standküvette mit „STATim"alkohol. GIEMSA-Lösung (Blutausstrich 1 min, Knochenmark 4 min., Plexiglas bis 2 Std.).
2. WRIGHT's „STAT" Phosphatpuffer pH 6,6 (zu 100 ml 1—2 ml Farblösung addieren) 6—10 sec.
3. kurz in Aqua dest. wässern, dann wie unter 5.

Ergebnis: bunte Farbpalette. Kerne und Plasma dunkelblau, Bakterien blau, eosinophile Granula, Erythrozyten, Epitheloidzellen u. Bindegewebe hellrot bis rotorange, Nukleolen rotviolett bis dunkelblau, Mastzellgranula u. Schleim purpurrot, Kalk ungefärbt.

Nukleolenfärbung nach UNDRITZ

Lösungen: 10%iger Formalinalkohol (10 T. 40%iges Formalin auf 90 T. 96%igen Alkohol). — Peroxydasereagenz (250 mg Benzidin (s. S. 142) in 40 ml 96%igem Alkohol lösen und mit Aq. dest. auf 100 ml auffüllen, 0,2 ml 3%iges Wasserstoffsuperoxyd zugeben) (verschlossen 2 Wochen bei Zimmertemp. haltbar). — 1%ige GIEMSA-Lösung in 0,1 M Borsäurepuffer pH 8,0.

Vorgehen: lufttrockene Nativpräparate in Formalinalkohol fixieren 25 sec. und abspülen.

1. auf der Färbebank Peroxdasereagenz aufgießen 5 min.
2. abspülen mit Leitungswasser, lufttrocknen lassen.
3. mit GIEMSA-Lösung übergießen 5—20 min. (durch Testen richtige Zeit ermitteln)
4. sofort abspülen, abschwenken, aufrecht angelehnt trocknen lassen (am besten im Wind eines Ventilators).

Ergebnis: Nukleolen dunkelbraun bis leicht schwarz, sonst typisches GIEMSA-Bild. Überfärbte Präparate können in 6 Std. in Leitungswasser entfärbt und nach Punkt 3 und 4 neu gefärbt werden (modifiziert nach BRUHN u. UNDRITZ).

Panoptische Färbung nach PAPPENHEIM

Sie kombiniert die MAY-GRÜNWALD-Färbung (3 min.) auf der Färbebank (anschließend die gleiche Menge Aqua dest. zugeben – 1 min.) mit der GIEMSA-Färbung (15 min.). Abspülen, trocknen.

Ergebnis: leuchtendere Farben als bei der GIEMSA-Färbung.

Cytologische Färbung nach PAPANICOLAOU

Hierbei handelt es sich um eine succedane Mehrfachfärbung, die im wesentlichen der Krebsdiagnostik dient. Da die Krebsdiagnose noch immer eine ärztliche Entscheidung ist, ist gerade hierfür eine stark differenzierende Technik erforderlich.

Lösungen: HARRIS-Hämatoxylin s. S. 105, die übrigen Lösungen müssen gekauft werden: EA 31 (= 3a Merck) und EA 50 (= 3b Merck) eignen sich für Vaginal- und Zervikalabstriche, die Lösung EA 65 (= 3c Merck) für schleimhaltige Ausstriche (Sputum, Magensekret, Bronchialschleim). Diese Lösungen bestehen aus unterschiedlichen Zusammensetzungen von Eosin, Lichtgrün und Bismarckbraun. (Bes. Modifikation s. NIEMÖLLER.)

Vorgehen: Ausstrich (in Äther/Alkohol fixiert) oder Schnitte (entparaffiniert) aus dem Wasser:

1. HARRIS-Hämatoxylin 2 min.
2. spülen in Aqua dest., bis keine Wolken abgehen
3. bläuen in 3 ml Ammoniak auf 97 ml 70%igem Alkohol
4. aufsteigende Alkoholreihe
5. 2%iges wäss. Orange G 1–2 min.
6. 2mal in 96%igem Alkohol abspülen
7. EA 31 oder EA 50 oder EA 65 1–2 min.
8. spülen in 96%igem Alkohol, aufsteigende Reihe, Xylol etc.

Ergebnis: Kerne dunkelviolett, Erythrozyten rot, Cytoplasma bei EA 31 grünlich, EA 50 blaugrünlich, EA 65 hellrot.

i) *Färbungen zur Darstellung spezieller Zell- oder Gewebsteile*

Fettfärbung

Da wegen der Löslichkeit der Fette in organischen Lösungsmitteln 50%iger Alkohol weder zur Fixierung, noch zur Einbettung oder Vorbereitung überschritten werden darf, kommen nur die Gelatineeinbettung, der Kryostat oder das Gefrierschnittverfahren als vorbereitende Maßnahmen in Betracht. Die Anfärbung aller Lipide geht nach dem Prinzip unterschiedlicher Löslichkeit des Farbstoffs in zwei Medien vor sich (rein physikalische Färbung), wobei dieser aus niedrig konzentrierter alkoholischer Lösung in das Substrat bevorzugt hineindiffundiert. Aus diesem Grunde sind alle Fettfärbungen progressiv. Eine Unterscheidung in Neutralfette und Lipoide ist durch Verwendung verschiedener Farbstoffe qualitativ möglich. Außerdem zeigen Cholesterin, Phospho- und Glykolipoide das Phänomen der Lichtdoppelbrechung (Anisotropie). Quantitativ lassen sich allerdings erst etwas größere Fettansammlungen nachweisen, die zudem nicht an Eiweiß gebunden sein dürfen.

Da sich der Fettfarbstoff in der angebotenen Küvette in instabiler Lösung in Alkohol/Aceton befindet und er bereits durch Verdunsten geringer Mengen Lösungsmittels in Form schwarzer Sternchen auf dem Schnitt auszufallen beginnt, müssen alle Gefäße peinlich verschlossen und möglichst der Wärme ferngehalten werden.

Scharlachrotfärbung

Dieser Disazofarbstoff, der auch Fettrot, Fettponceau, Sudan IV oder Ceres IV heißt, ist nicht wasserlöslich und färbt Neutralfette.

Lösung: Scharlachrot wird bis zur Sättigung in einem Gemisch aus 50%ig Alkohol/Aceton āā gelöst. Vor jedem Gebrauch werden die Lösung frisch filtriert und wenige ml Aceton-Alkohol hinzugegeben.

Vorgehen: Lose Gefrierschnitte bringt man aus Wasser in 50%igen Alkohol (1–2 min.) und danach bei 37 ° oder Zimmertemperatur in den Fettfarbstoff (5–10 min.). Nach Abspülen in 50%igem Alkohol schließt man eine Kernfärbung mit Hämalaun (7–10 min.) an, die durch Bläuen in Leitungswasser abgeschlossen wird. Eindecken in Karion F.

Ergebnis: Kerne, Knorpelsubstanz, Kalk blau, Cytoplasma schwach bläulich, Neutralfette rot, Lipoide blaßrosa, Erythrozyten braun.

Andere Fettfärbungen

Nach gleichem Rezept werden Neutralfette mit **Sudan III** (Ceres III, Sudanrot) färberisch herausgestellt. Weitere Sudanfarbstoffe sind **Sudanschwarz** und **Ölbraun,** durch die Neutralfette dunkelbraun dargestellt werden.

Mit **Nilblausulfat** gelingt in einer besonderen Versuchsanordnung nach CAIN durch beigemengte Spuren von Nilrot eine Trennung in blaugefärbte „saure Lipide" (Fettsäuren, Phospho- und Glykolipoide) und rotgefärbte „neutrale Lipoide" (Triglyceride, Wachse, Cholesterinester). Die Färbung geht in 10 min. in konzentrierter wässeriger Lösung an.

Die chemische Verwandtschaft der Fettfarbstoffe geht aus ihren Konstitutionsformen hervor:

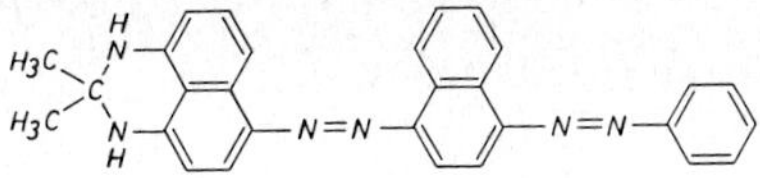

Sudanschwarz

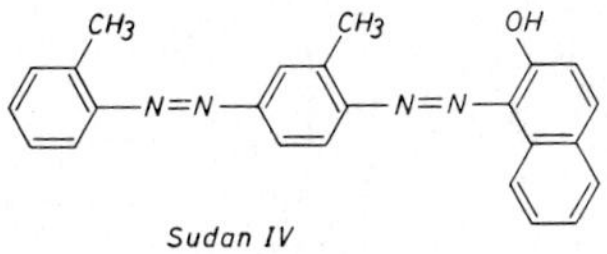

Sudan IV
Scharlach Rot

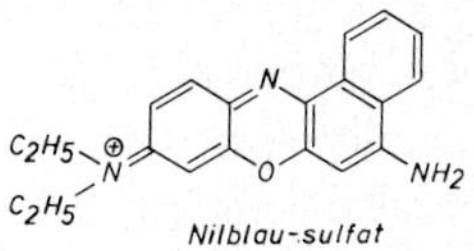

Nilblau-sulfat

Beim Sudan III stehen die beiden CH_3-Gruppen im gleichen Ring um eine Ecke nach links versetzt.

Die Glykogenfärbung

Das von BEST angegebene Verfahren mit **Karmin** (s. S. 106) ist zwar die schönste und farbenprächtigste Darstellung des Glykogen, sie ist aber nicht quantitativ, da nur Lyoglykogen rot wird. Außerdem ist der Farbstoff Karmin nicht spezifisch für einen Nachweis von Glykogen geeignet, da sich auch Schleim, Fibrin, Magendrüsen und Mastzellengranula darstellen lassen. Aus diesem Grunde ist auch die Ansicht verlassen worden, daß tatsächlich das Glykogen von Karmin angefärbt werde. Es ist nämlich schwer vorstellbar, daß ein hochmolekularen Farbstoff wie das Karmin in ein sperriges Molekül nach Art des Glykogen eindringe oder sich dort anlagere. Das Glykogen kommt mit einem basischen Mukoid vergesellschaftet vor, welches wie Schleim und Mukoidgranula leicht färbbar erscheint.

Begnügt man sich mit einer einfachen Fixierung in Alkohol, so muß man die Substanzflucht in Kauf nehmen. Die Fixierung in CARNOY oder in LISON-VOKAER zeitigt bessere Ergebnisse. Die Paraffinschnitte müssen mit einem Celloidinhäutchen überzogen werden, weil nur durch diese semipermeable Membran verhindert werden kann, daß das Glykogen bei der Färbung in wässeriger Phase verloren geht. Hierzu werden die aus absolutem Alkohol kommenden Schnitte mit Äther/Alkohol kurz abgespült und dann mit einer 2%igen Celloidinlösung überschichtet. Wenn diese Schicht zu erstarren beginnt, stellt man den Schnitt zur Härtung des Häutchens in 70%igen Alkohol. Vor dem Einschließen wird das Celloidin durch Äther/Alkohol wieder entfernt.

Lösung: 2 g Karmin und 1 g K_2CO_3 und 5 g KCl in 60 ml Wasser vorsichtig (schäumt) kochen, abkühlen und 20 ml Ammoniak zugeben. In dunkler Flasche ist die Lösung 2 Monate haltbar, vor dem Gebrauch filtrieren: 3 Teile dieser Lösung + 3 Teile konz. NH_3 + 3 Teile Methylalkohol (= Best'sches Karmin). Zum Differenzieren: 10 ml Methylalkohol + 20 ml abs. Alkohol + 25 ml Wasser.

Vorgehen: Celloidinüberhäutete entparaffinierte Schnitte:

1. Kernfärbung mit Hämalaun 7—10 min.
2. wässern in Leitungswasser (Bläuen)
3. Best'sches Karmin 10 min.
4. differenzieren in Methylalkohol-Alkohol bis leicht blau
5. abspülen mit 96⁰/₀igem Alkohol
6. Celloidin entfernen, Karbol-Xylol etc.

Ergebnis: Glykogen rot, Kerne blau. Bessere und sichere Resultate bekommt man mit der PAS-Reaktion (s. S. 148).

Schleimfärbungen

Die Mucopolysaccharide lassen sich entweder durch unspezifische Reaktionen oder besser histochemisch (s. S. 150) färben. Die am wenigsten spezifische Darstellung beruht auf der Karmin-Reaktion des Kohlenhydratanteils der Schleime nach dem Prinzip der Best'schen Karminfärbung:

Mucikarmin-Färbung nach MAYER

Lösung: 1 g Karmin mit 0,5 g $AlCl_3$ und 20 ml Wasser im Tiegel erhitzen bis zum Erreichen einer dunkelroten Farbe, dann langsam 100 ml 50%igen Alkohol zugeben und filtrieren. Diese Stammlösung wird 1 : 10 mit Wasser verdünnt.

Vorgehen: wie bei der Best'schen Karmin-Färbung ohne Celloidin.

Ergebnis: Schleim rot, Kerne blau.

Die **Schleimfärbung mit Thionin** beruht darauf, daß saure Mucopolysaccharide mit Thionin und Toluidinblau eine Metachromasie nach rötlichlila zeigen. Leider sind die Präparate nicht dauerhaft.

Vorgehen: entparaffinierte Schnitte aus dem Wasser:

1. konz. wässerige Sublimatlösung 30 sec.
2. spülen in 90%igem Alkohol
3. 40 Tr. heiß gesättigte Thioninlösung auf 100 ml Wasser 5—15 min.
4. spülen in 90%igem Alkohol, entwässern etc.

Ergebnis: Schleime rötlichlila, Kerne und Gewebe blau.

Fibrinfärbung nach WEIGERT (Tafel V, S. 136)

Es handelt sich dabei um die modifizierte Bakterienfärbung nach GRAM mit Methylviolett, welches — wie Gentianaviolett — ein Gemenge aus Tetra- und Pentamethylparafuchsin ist und damit dem Kristallviolett (s. S. 124) eng verwandt ist. Da die quantitative Zusammensetzung des Gemenges einem ständigen Wechsel unterworfen ist, dürfte die Trennung von Methyl- und Gentianaviolett unnötig sein.

Die Spezifität dieser Reaktion wird zunehmend angezweifelt, da der Ausfall der Blaufärbung des Fibrin beim Differenzieren stark beeinflußt werden kann und auch Keratin, Schleim und Amyloid gefärbt werden. Man nimmt an, daß die Nachbehandlung mit Jod im Fibrin-, Keratin- oder Schleimmolekül aus -SH HS- Gegenüberstellungen -S-S-Brücken erstehen läßt. Dieses Reaktionsprodukt sei zur Farbbildung erforderlich. Die Färbung kommt dann mit den bei der Differenzierung im Schnitt verbliebenen Methylviolett*resten* zustande.

Lösungen: Lösung A: in 96%igem Alkohol gesättigtes Gentianaviolett; Lösung B: 10 ml Anilinöl in 100 ml Wasser schütteln, filtrieren. A + B im Verhältnis 1 : 10 zusammengeben.

Vorgehen: Gefrierschnitte oder entparaffinierte Schnitte:

1. 1%iges Kernechtrot 15 min.
2. Aqua dest. 10 min.
3. mit Fließpapier abtrocknen
4. WEIGERT'sche Lösung 10 sec. aufgießen
5. spülen in Aqua dest.
6. mit Fließpapier abtrocknen
7. Lugolsche Jod-Jodkalium-Lösung (s. S. 24) auftropfen 2 min.
8. mit Fließpapier abtrocknen
9. differenzieren mit Anilinöl/Alkohol (1:1) (Kontrollblick)
10. gut in Xylol spülen, Balsam.

Ergebnis: Fibrin und grampositive Bakterien sollen gerade blau sein, Kerne rot, übriges Gewebe entfärbt.

Kombinierte Färbung von Keratin und Schleim (CHESA) (Tafel I, S. 104)

Es handelt sich dabei um eine Mehrfachfärbung mit den Farbstoffen: **C**ölestin-Blau, **H**ämalaun, **E**rythrosin, **S**afran und **A**lciangrün.

Lösungen: 0,5 g Cölestin-blau wird einer 5%igen wäss. Eisenalaunlsg. zugefügt, 3 min kochen, filtrieren und 14 ml Glycerin zugeben. — Hämalaun nach MAYER s. S. 105 — 50 ml 1%ig wäss. Alciangrün + 50 ml 1%ig Essigsäure + 20 mg Thymol vor Gebrauch filtrieren. — 1 g Safran von Gâtinais oder 4 g Safran von Spanien im Mörser zerreiben (nach Aufbewahrung in einer Tiefkühltruhe). Das Pulver mit 100 ml abs. Alkohol in eine Flasche mit einem 90 cm langen Steigrohr geben und auf dem Wasserbad eine Std. kochen. Die gewonnene Lösung dekantieren und Vorgang weitere 6mal wiederholen, so daß man 700 ml Farbstoffextrakt erhält.

Das Safran entstammt den organgeroten Narben des Crocus sativus und färbt Kollagen durch den Inhaltsstoff Crocetin:

HOOC–C=CH–CH=CH–C=CH–CH=CH–CH=C–CH=CH–CH=C–COOH
CH_3 CH_3 CH_3 CH_3

Vorgehen: entparaffinierte Schnitte aus dem Wasser:

1. Cölestin-blau 5 min.
2. Aqua dest. zum Spülen
3. Hämalaun nach MAYER 5 min.
4. spülen in Aqua dest.
5. differenzieren in 0,5%iger HCl
6. waschen in Fließwasser
7. 1%iges wäss. Erythrosin 5 min.
8. differenzieren in 96%igem Alkohol
9. Alcian-grün 5 min.
10. spülen in Aqua dest. (Schnitte sind rosa)
11. Safran 5 min.
12. 2mal in abs. Alkohol waschen, Xylol, Balsam.

Ergebnis: Kerne tief blau, Mucopolysaccharide grün, Bindegewebe goldgelb, Keratin rot.

Kalkdarstellung nach KOSSA (Tafel VII, S. 152)

Die Nachweismethode von Kalkkörnern basiert auf den Vorgängen der Versilberung (s. S. 118). Die Fixierung muß in neutraler Lösung erfolgt sein.

Vorgehen: Aus Aqua dest. in 5%ige $AgNO_3$-Lösung, 10–60 min. bei Tageslicht stehen lassen (Belichtung), waschen in Aqua dest., entwickeln mit 1%iger Pyrogallussäure einige min., fixieren mit 5%igem Na-thiosulfat.

Ergebnis: Kalk schwarz, übriges Gewebe goldgelb.

Amyloid-Nachweis mit Kongorot nach BENNHOLD (Tafel V, S. 136)

Amyloid ist ein nur unter krankhaften Bedingungen auftretender, elektronenoptisch fibrillär gebauter, lichtoptisch homogener Eiweißkörper, der seinen Namen auf Grund seines stärkeähnlichen Verhaltens der Jodreaktion gegenüber trägt (Amylon = Stärke): es färbt

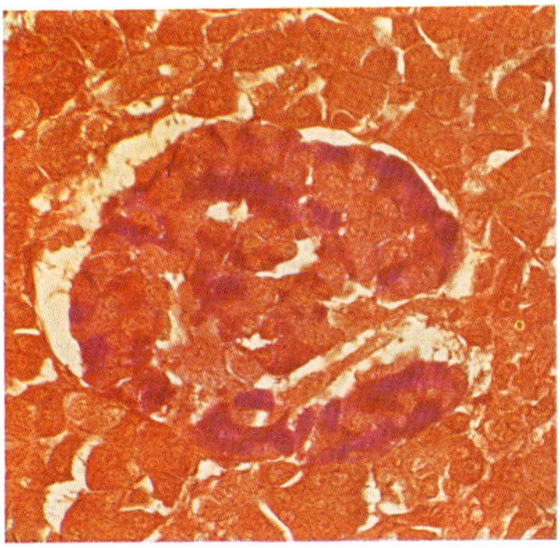

Insulinfärbung (Pankreas)

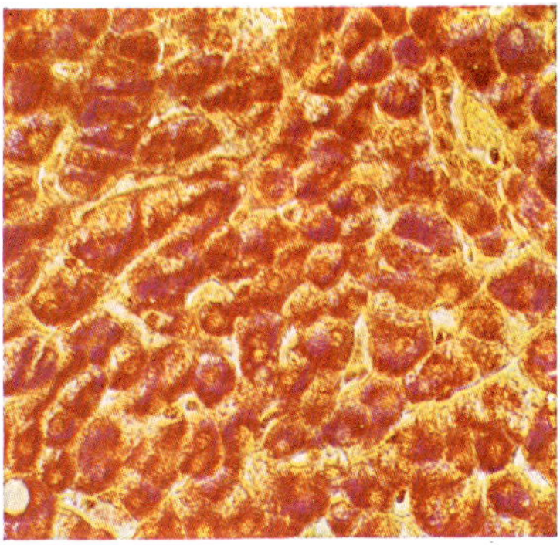

Tri-PAS-Reaktion auf Glykogen (Leber)

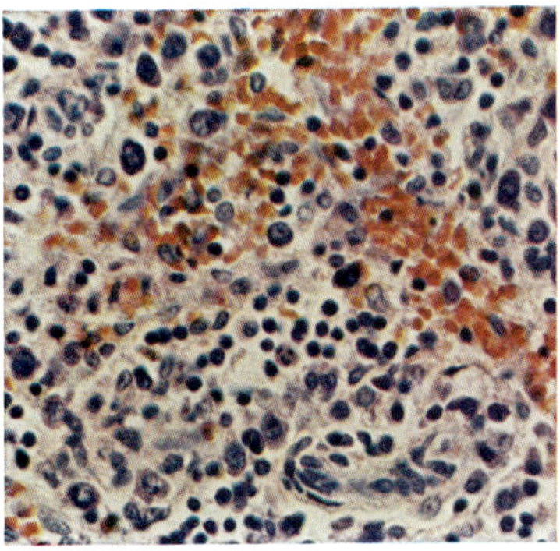

Giemsa-Färbung (Lymphknoten)

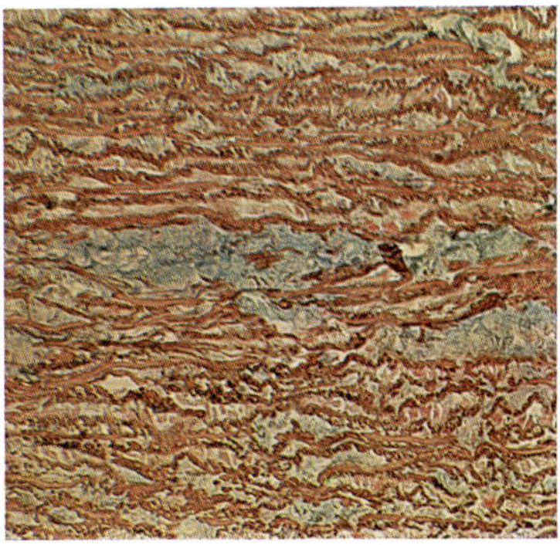

Alcianblau für saure MPS (Aorta)

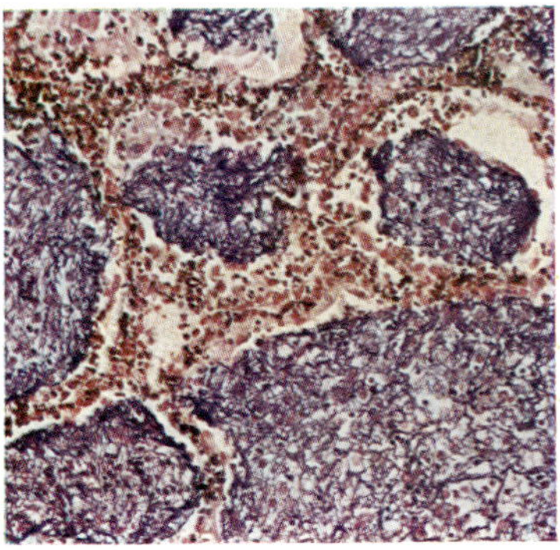

Fibrinfärbung (croupöse Pneumonie)

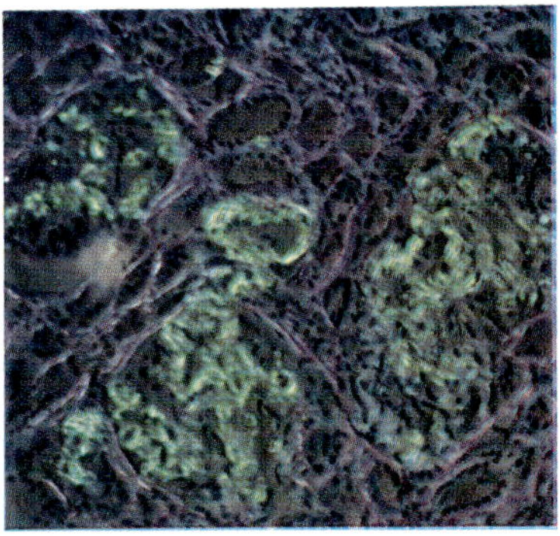

Amyloid-Färbung mit Doppelbrechung (Niere, Aufnahme Missmahl)

TAFEL VI

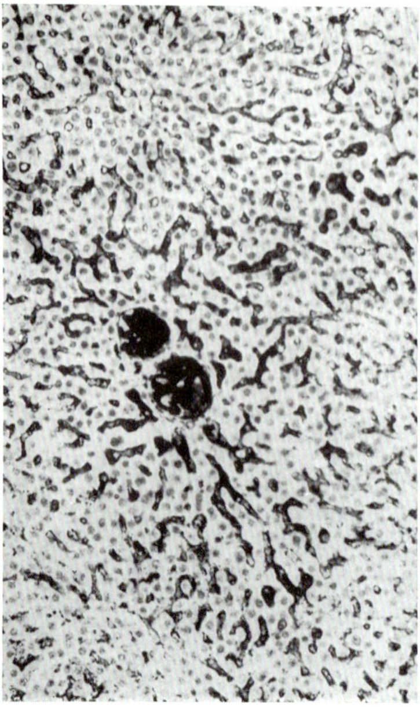

Tuschepräparat der Leber

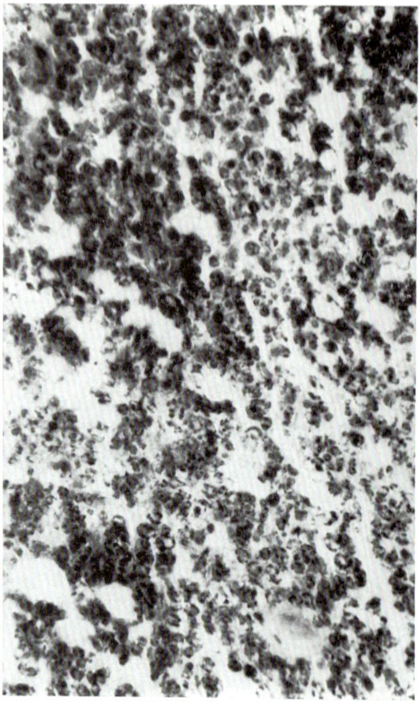

Markscheidenfärbung (Rückenmark)

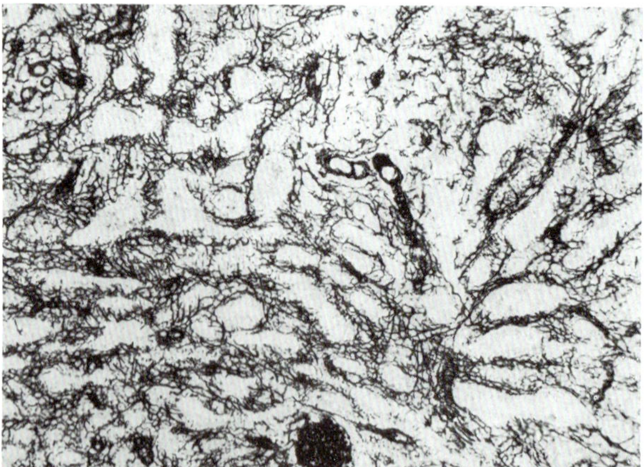

Versilberung der Gitterfasern (Milz)

sich mit Jod mahagonibraun und nach anschließender Schwefelsäurebehandlung blau (1 Tr. Schwefelsäure zugeben). Diese Farbeffekte kommen durch eine gerichtete Einlagerung des Jod in die hochpolymeren Moleküle zustande. Auch das Kongorot, ein kolloidaler Farbstoff, lagert sich an die parallel zueinander liegenden Amyloidfibrillen an, wobei je nach Färbeverfahren eine salzartige Bindung (wäßrige Kongorotlösung) oder eine Wasserstoffbrückenbildung (alkalisch-alkoholische Lösung) entstehen soll. Als Grund der Spezifität dieser Reaktion wird ein gleicher Abstand reaktiver Gruppen von 10,3 Å bei Amyloid und Kongorot diskutiert. Nur die alkalisch-alkoholische Kongorotfärbung (PUCHTLER) führt zu einer reproduzierbaren, das Amyloid spezifisch nachweisenden anomalen grünen Polarisationsfarbe, die – nur in dünner Schicht (< 10 μ) – durch die gerichtete Molekülanlagerung hervorgerufen wird (stärkste Doppelbrechung bei 560 mμ). Bei schlechtem Kondensor („Spannungsoptik") und dicken Schnitten ist die Polarisationsfarbe grüngelb. Demgegenüber kann die Grünfluoreszenz nach Färbung mit Thioflavin T, bei der auch saure Mukopolysaccharide erfaßt werden, nicht mehr als spezifischer Nachweis gelten. Amyloid findet sich an die retikulären und/oder kollagenen Fasern von Niere, Leber, Milz, Herzmuskel, Zungengrund, Ösophagus und anderer Organe angelagert. Der sicherste Nachweis am Patienten gelingt an der bioptisch gewonnenen Rektumschleimhaut (MISSMAHL).

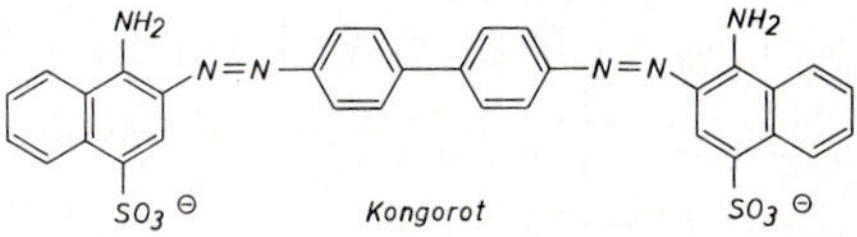

Kongorot

Lösungen: Stammlösung I: 1000 ml 80%iger *unvergällter* Äthylalkohol (oder absoluter Isopropylalkohol, der viel billiger ist) werden mit 30 g NaCl versetzt und 24 Std. stehen gelassen. Aus 100 ml Stammlösung I wird nach Zugabe von 1 ml 1%iger NaOH die Vorinkubationslösung (sofort verwenden!). – Stammlösung II: wie Stammlösung I, jedoch Zusatz von 5 g Kongorot (reinst), 24 Std. reifen lassen. Aus 100 ml Stammlösung II wird nach Zugabe von 1 ml 1%iger NaOH die Färbelösung (sofort verwenden!).

Vorgehen für Paraffinschnitte: Unter 10 μm dicke Schnitte entparaffiniert aus dem Wasser (wegen Doppelbrechung ohne Eiweißglyzerin):

1. MAYERS saures Hämatoxylin (s. S. 105) 10 min.
2. in lauwarmem Wasser wässern 3 min.
3. Vorinkubationslösung 20 min.
4. Kongorot-Färbelösung 20 min.
5. zweimal kurz in (jeweils erneuertem) absoluten Isopropylalkohol dehydrieren
6. aus Xylol in Eukitt eindecken.

Vorgehen für Epon- oder Aralditschnitte (SHIRAHAMA u. COHEN). Zu 10 ml Stammlösung II wird 1 ml 40%ige NaOH gegeben.

1. 0,5 μ dicke Schnitte werden in einer feuchten Kammer je auf einen Tropfen Färbelösung gebracht und 60–120 min. bei 45 ° inkubiert
2. ausgiebig spülen in Wasser (mehrfaches Übertragen auf einen Tropfen Wasser
3. aufziehen auf einem Strecktisch bei 50–60 °
4. Gegenfärbung mit 0,005 % Azur II in 0,005 % Borax (1 % Azur II in 1 % Borax 1:200 verdünnen) durch Überschichten für 20–30 sec.
5. gut abspülen mit Wasser.

Ergebnis: Zellkerne blau, Amyloid hellrot, im Polarisationsmikroskop nur Amyloid grün (s. Tafel V, S. 136).

Metachromasie des Amyloid mit Methylviolett nach MAYER

Zur Frage des Methylviolett s. S. 135 bei Fibrinfärbung.

Vorgehen: entparaffinierte Schnitte aus dem Wasser:

1. 1%iges wäss. Methylviolett
2. in Aqua dest. spülen
3. differenzieren in 2%iger Essigsäure
4. Leitungswasser (1mal wechseln) 1–3 Std., Karion F.

Ergebnis: Amyloid rot-violett (unspezifisch). Zellkerne und Bindegewebe blau.

Chromhämatoxylin-Phloxin-Färbung (CHP-Färbung)

Diese Methode eignet sich zur Darstellung der A-Zellen des Pankreas und für die Hypophyse, deren Neurohormon im Hinterlappen gefärbt wird.

Lösungen: 16 g K-bichromat in 100 ml 4%igem Formalin lösen. — 1%ige wäss. Hämatoxylinlösung und 3%ige Chromalaunlösung zu gleichen Teilen zusammengeben; zu 100 ml dieser Lösung 2 ml 5%ige K-bichromatlösung und 2 ml 2,5%ige Schwefelsäure 48 Std. reifen, vor Gebrauch filtern.

Vorgehen: BOUIN- oder Susa-fixierte, entparaffinierte Schnitte:

1. Kaliumchromatformalin 30 min. beizen (oder 3 g Chromalaun in 100 ml BOUINsche Lösung 24 Std. bei 37 °)
2. abspülen in Aqua dest.
3. in 0,3%iger K-permanganat + 0,3%iger Schwefelsäure āā 5 min. oxydieren
4. spülen in Aqua dest.

5. 2,5%iges Na-bisulfit 5 min. zum Bleichen
6. abspülen in Aqua dest.
7. Chromhämatoxylin 4–7 min. bei 55 °
8. differenzieren in 1%igem Salzsäure-Alkohol 0,5 min.
9. auswaschen in Fließwasser 2–3 min.
10. 0,5%ige Phloxinlösung 2–10 min.
11. abspülen mit Aqua dest.
12. 3%ige Phosphormolybdänsäure 1–2 min.
13. abspülen mit Aqua dest. 5 min.
14. differenzieren in 90%igem Alkohol, entwässern etc.

Ergebnis: A-Zellen rot, B-Zellen blauviolett, Zellkerne dunkelrot. Neurosekret des Hypophysenhinterlappens schwarzblau.

Anilinblau-Eosinfärbung der Hypophyse (Krutsay)

Ziel dieser Färbung ist die Differenzierung der funktionell verschiedenen Zellen des Hypophysenvorderlappens.

Lösungen: Hämalaun: 0,1 g Hämatoxylin, 5 g Kalialaun, und 0,1 g Benzoesäure in 100 ml Aqua dest. lösen und 1,0 ml 2%ige Kaliumjodatlösung und 2,0 ml 1 n Salzsäure zugeben. – Anilin-Eosinlösung: 0,5 g Anilinblau, 0,5 g Eosin in 100 ml Aqua dest. und 0,5 ml 1 n Salzsäure zugeben. Vor Gebrauch filtrieren.

Vorgehen: entparaffinierte Schnitte aus dem Wasser:

1. Hämalaun 5 min.
2. bläuen in Leitungswasser 5 min.
3. färben in Anilinblau-Eosin 3 min.
4. spülen in Aqua dest. 2 Portionen
5. differenzieren in 96%igem Alkohol (etwa 3 min.)
6. entwässern, aufhellen, eindecken.

Ergebnis: azidophile Zellen rot, basophile Zellen, Kerne und Bindegewebsfasern blau, chromophobe Zellen blaßgrau, Erythrozyten orangerot.

Hämatoxylin-Fuchsin-Pikrinsäure-Färbung
(Myokardinfarktnachweis)

Da der Untergang von Herzmuskelfasern im Rahmen eines Myokardinfarktes mit herkömmlichen Färbemethoden (z. B. HE-Färbung) erst erkennbar wird, wenn das Infarktereignis mindestens 8–20 Stunden überlebt wird, erfordert die Suche nach Myokardnekrosen bei kürzeren Überlebenszeiten verfeinerte Methoden. Beträgt die Manifestationszeit weniger als 2 Stunden oder steht keine Fluoreszenzeinrichtung zur Verfügung (s. S. 169), so hilft zusammen mit einer HE-Färbung eine neue Trichrom-Färbung weiter, die von 30 min. bis 48 Stunden nach dem Ereignis „fuchsinophile" (= nekrotische) Muskelfasern nachweist (Lie u. Mitarb.).

Lösung: 6 g Aluminium-Ammoniumsulfat, 0,5 g Hämatoxylin und 0,25 g gelbes Quecksilberoxyd in 70 ml Aqua dest. 10 min. kochen, nach dem Abkühlen 30 ml Glyzerin und 4 ml Eisessig addieren und vor Gebrauch filtrieren.

Vorgehen: formalinfixierte entparaffinierte Schnitte.

1. aus Aqua dest. in die Hämatoxylinlösung (10 sec.)
2. Fließwasser 5 min.
3. 0,1%iges wäßriges (bas.) Fuchsin (3 min.)
4. abspülen mit Aqua dest. (10 sec.)
5. abspülen in Azeton (10 sec.)
6. differenzieren in 0,1%iger Pikrinsäure in Azeton, bis keine roten Farbtropfen mehr abgehen (meist um 20 sec.)
7. abspülen in Azeton (5—10 sec.)
8. aus Xylol eindecken.

Ergebnis: normale Muskelzellen hellbraungelblich, Kerne blau, nekrotische Muskelzellen karmesinrot.

Drüsenzellen der Magenschleimhaut nach Zimmerman-Irvine

Die Magenschleimhaut ist ein gutes Beispiel für die nahe morphologische Nachbarschaft mehrerer verschiedener Oberflächenzellen mit jeweils eigener Funktion. Während die Kardia- und Pyloruszellen sich als mukoide Drüsen typisch mit Mucikarmin (s. S. 134), nicht hingegen mit Thionin differenzieren lassen, führt eine herkömmliche Färbung mit sauren Anilinfarben (z. B. Eosin, Erythrosin) zwar zu einer guten Darstellung der dann rot erscheinenden Belegzellen der Fundusschleimhaut. Beleg-, Haupt- und Nebenzellen lassen sich nebeneinander nur durch eine besondere Methode unter Verwendung des Nitrofarbstoffes Aurantia hervorheben. Die Magenschleimhautepithelien unterliegen durch Magensafteinwirkung nach dem Tode sehr schnell autolytischen Veränderungen, so daß lebensfrische Fixierung in Formol oder in Carnoy anzustreben ist. Gefrierschnitte von frischem Material geben gute Resultate, wenn auch durch Verwerfung leicht Spalten entstehen (s. S. 46).

Vorgehen: Entparaffinierte Schnitte oder luftgetrocknete Gefrierschnitte, die durch die aufsteigende Alkoholreihe gezogen, dann 3 min. in Xylol gelassen und durch die absteigende Alkoholreihe wieder bis zum Wasser gebracht wurden.

1. 0,5%ige Perjodsäure 5 min.
2. in Fließwasser spülen 2 min.
3. SCHIFFsches Reagenz (s. S. 147) 15 min.
4. in Fließwasser spülen 15 min.
5. MAYERS Hämalaun (s. S. 105) 10 min.
6. in Fließwasser (zum Bläuen) 10 min.
7. 0,5%iges Aurantia in 70%igem Alkohol 10 min.
8. in Fließwasser rasch spülen
9. 5%ige Phosphorwolframsäure zum Differenzieren
10. in Fließwasser gut waschen
11. 0,5%iges Anilinblau 5 min.
12. kurz spülen und abtropfen lassen
13. Terpenöl 2 min.
14. über Xylol eindecken.

Ergebnis: Belegzellen hellgelb, Hauptzellen purpurrot, Nebenzellen blaßrot, Bindegewebe hellblau, Erythrozyten gelb.

Histochemie

Die Anwendung chemischer und biochemischer, genau faßbarer Reaktionen auf die histologische Technik mit dem Ziel, hierdurch bestimmte Substanzen oder die Aktivität der Fermente naturwissenschaftlich exakt in ihrer Lage zu „orten", ist inzwischen ein so großes Gebiet geworden, daß ein gesondertes Kapitel bereits aus didaktischen Gründen gerechtfertigt ist. Alle hier beschriebenen Methoden lassen sich auf chemische Reaktionsgleichungen zurückführen und gestatten dadurch die genaue Charakterisierung der beteiligten Komponenten. Dabei arbeitet die *Ferment*histochemie nach dem Prinzip, daß die Fermente durch ihre Anwesenheit eine genau definierbare Reaktion möglich machen, damit also ihre Aktivität entfalten, während sie selbst als Eiweiße durch besondere Verfahren nicht dargestellt werden können. Bei allen Reaktionen ist entweder das Endprodukt selbst gefärbt (z. B. Eisen-Nachweis) oder es lassen sich Farbstoffe nach Art einer chemischen Bindung anlagern (FEULGEN- und PAS-Reaktion).

Pigmentnachweis

Unter Pigmenten werden im Gewebe vorkommende gefärbte Stoffe verstanden, die vom Organismus aus organeigenem Material erstellt worden sind (Gegenteil: sogen. exogene Pigmente wie Kohlenstaub). Es gibt zwei Möglichkeiten, die Pigmente einzuteilen: entweder richtet man sich danach, ob sie eisenhaltig oder eisenfrei sind, oder man nimmt alle sich vom Blutfarbstoff ableitenden Pigmente in eine Gruppe (hämoglobinogene) und stellt sie den nicht-hämoglobinogenen gegenüber (Melanin, Lipofuszin, Ceroid). Aus dem Blut leiten sich Hämoglobin, Hämosiderin, Hämatoporphyrin, Hämatoidin, Bilirubin und Biliverdin ab. Ihr Nachweis entspricht oft klinischen Labormethoden. Biliverdin ist im Fettschnitt grün.

Hämoglobinnachweis nach LEPEHNE (Tafel VIII, S. 153)

Hämoglobin besitzt die fermentative Eigenschaft, wie eine Peroxydase den Zerfall von H_2O_2 in H_2O und O zu beschleunigen. Der dabei freiwerdende Sauerstoff zeichnet sich im Augenblick des Entstehens (in statu nascendi) durch besonders starke Aktivität aus und oxydiert Benzidin zu grünlichem Benzopurpurin:

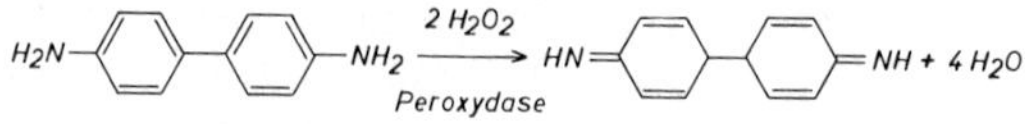

Benzidin Benzopurpurin

Die Reaktion entspricht dem klinisch als Benzidin-Probe bekannten Nachweis auf Blut (z. B. im Stuhl). Auf Grund der gleichen „Pseudo-Peroxadase-Wirkung“ kann auf diese Weise auch Myoglobin nachgewiesen werden.

Vorgehen: nicht aufgeklebte, formalinfixierte entparaffinierte oder Gefrierschnitte aus dem Wasser:

1. Messerspitze Benzidin in 2 ml 96%igem Alkohol gelöst und zusammengegossen mit 4,5 ml 70%igem Alkohol, dem vorher 0,5 ml Perhydrol zugefügt war: 2 min.
2. abspülen mit 50%igem Alkohol
3. in Aqua dest. spülen
4. Kernfärbung mit Hämalaun, entwässern etc.

Ergebnis: Myoglobin, Hämoglobin und Erythrozyten grün, Kerne blau.

Hämosiderin-Nachweis (Tafel IV, S. 121 u. VII, S. 152)

Dieses Pigment gehört zu den eisenhaltigen und wird daher am leichtesten mit der Eisen-Reaktion (s. S. 145) nachgewiesen. Es liegt im Gewebe in Form leuchtend gelber Kristalle vor, die eigentlich keine Färbung erfordern (Tafel IV). Eine orientierende Probe ist die SPATZ'*sche Eisenprobe,* bei der man das Gewebe mit Schwefelammonium beträufelt. Nach 20 min. soll sich eine Schwarzverfärbung in Folge der Bildung von Schwefeleisen zeigen (Abzug benutzen, da H_2S entsteht).

Hämatoidin-Nachweis

Das eisenfreie bräunliche Hämatoidin stellt die erste Abbaustufe des Blutes in Blutergüssen oder bei Blutungen im Gewebe dar. Es wird nach dem Muster der GMELIN'*schen Probe* erfaßt, indem man unter dem Deckglas des ungefärbten Präparates verdünnte Salpetersäure durchzieht und sofort beobachtet: es entstehen zunächst rote (Bilirubin), violettblaue (Bilizyanin, Biliviolin, Bilipurpurin), schließlich grüne Farbtöne (Biliverdin).

Bilirubin-, Biliverdin-Nachweis

Beim normalen Hämoglobinabbau entsteht zunächst Biliverdin, welches in den Zellen des retikulo-endothelialen Systems zu Bilirubin reduziert wird. Dieses Bilirubin gelangt über den Blutweg in die Leber, in der es glukuronisiert und in die Gallekapillaren sezerniert wird. In diesem Zustand kann es leicht durch Peroxyde, Jod oder Luft wieder zu grünem Biliverdin reoxydiert werden. Der bei posthepatischer Gallestauung in den Gallekapillaren oder der Niere gefundene Gallenfarbstoff ist primär glukuronisiertes wasserlösliches goldbraunes Bilirubin. Fast alle Fixierungsflüssigkeiten, so auch das wegen nur geringer Farbstoffherauslösung am besten geeignete Formol, oxydieren einen mehr oder minder großen Teil des Bilirubins, so daß Gallezylinder in der Leber im Fett- oder HE-Schnitt grün oder schmutzig braungrün erscheinen. Nachbehandlung des formalinfixierten Gewebes mit 0,1—1 M $Na_2S_2O_5$ in 0,5 n HCl oder mit 1 M H_2SO_3 für mindestens 2 Std. garantiert die Wiederherstellung von goldbraunem Bilirubin aus Biliverdin, wenn das Material nicht länger als einige Tage dem Formalin ausgesetzt war. Die echte GMELINsche Reaktion auf Gallenfarbstoffe am Paraffinschnitt ist durch 1—2stündige Einwirkung einer 0,1%igen CrO_3-Lösung bei 24 °C durchführbar, wodurch die beweisende Reihe von GMELIN-Farben (verschiedene Violett-, Purpur- und Rottöne, s. Hamatoidin-Nachweis) in Form verschiedenfarbiger Gallezylinder hervorgerufen wird.

Melanin-Nachweis

Dieses den braunen Farbton der Haut bestimmende Pigment wird aus der Aminosäure Tyrosin über Phenylalanin und Desoxyphenylalanin (Dopa) gebildet. Farbreaktionen dieses eisenfreien Pigmentes sind nicht bekannt; es läßt sich aber mit Wasserstoffsuperoxyd (H_2O_2) und Diaphanol (s. S. 52) bleichen und reduziert Silber-salze, so daß es durch Ausschlußverfahren oder Silberimprägnation nachgewiesen werden kann.

Lipofuszin-Nachweis

Die Struktur dieses in Herzmuskel- und Leberzellen in Kernnähe vorkommenden hellbraunen Pigmentes ist wenig bekannt. Da es Silbersalze reduziert, muß man sich vor einer Verwechslung mit Melanin hüten. Lipofuszin kann aber nicht gebleicht werden. Bei einigen Fettfärbungen färbt es sich schwach mit.

Adrenalin-Nachweis

Das von den Zellen des Nebennierenmarkes gebildete Hormon erhöht den Blutzuckergehalt und den Blutdruck. Das Brenzkatechinderivat

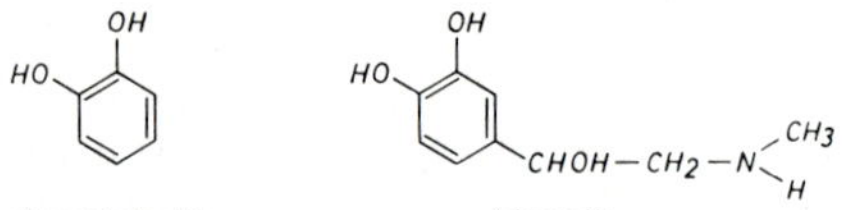

Brenzkatechin   Adrenalin

läßt sich sehr leicht oxydieren, wobei es seine Wirkung verliert; durch die Oxydation des Adrenalin läßt sich Bichromat zu braunem Chromoxyd reduzieren (chromaffines Gewebe). Man benutzt bichromathaltige Fixierungsflüssigkeiten (Müller'sche Lösung, Orth'sches Gemisch) und macht am Gefrier- oder Paraffinschnitt eine Hämalaunfärbung: Adrenalinhaltige Zellen dunkelbraun.

$K_2Cr_2O_7 + H_2O = Cr_2O_3 + 2\ KOH + 3\ O$ (oxydiert Adrenalin)

Nachweis der eosinophilen Granula in Leukozyten

p-Dimethylaminobenzaldehyd verbindet sich chemisch mit 3-Indolderivaten, die Bestandteil der Granula eosinophiler Leukozyten sind. Dabei wird die blaue Farbe Strukturbestandteil der Granula und kann nicht wieder herausgelöst werden (Leder u. Mitarb.).

Vorgehen: 24 Std. luftgetrocknete Ausstriche oder entparaffinierte Paraffinschnitte aus dem Wasser

1. 1%ig p-Dimethylaminobenzaldehyd in konz. HCl 30 sec.
2. 1%iges Na-nitrit in konz. HCl 30 sec.
3. abspülen in Leitungswasser
4. 1%iger Salzsäure-Alkohol 1 min.
5. 1%iges Kernechtrot 30 min.
6. aufsteigende Alkoholreihe, Xylol, Eukitt.

Ergebnis: Granula der eosinophilen Leukozyten selektiv dunkelblau, übrige Zellen zart grünlichblau. Auf die Gegenfärbung mit Kernechtrot kann verzichtet werden.

Insulin-Nachweis (SCHIEBLER u. SCHIESSLER) (Tafel V, S. 136)

Dieses Blutzucker regulierende Hormon der B-Zellen des Pankreas besteht aus zahlreichen Aminosäuren, die an drei Stellen durch S-S-Gruppen-Bindung zusätzlich untereinander verknüpft sind. Die Spezifität der Reaktion beruht auf der Oxydation dieser Bindungen zu SO_3H-Gruppen, die mit Pseudoisocyanin, einem Phthalocyaninabkömmling (s. S. 151), eine Metachromasie von orange nach blaurot hervorruft (bes. deutlich bei Licht von 578 mμ). Durch vorherige Formalinfixierung wird das Insulin infolge Vernetzung unlöslich gemacht und bleibt am Ort der Entstehung.

In der Hypophyse lassen sich bei Verwendung von Perameisensäure zur Oxydation und einer verdünnten Lösung von Dichlorpseudoisocyanin (8,6 mg auf 100 ml Wasser) die thyreotropinbildenden Zellen darstellen, deren Hormon die Schilddrüse anregt.

Lösungen: zur Oxydation: 10 ml 2,5%ig $KMnO_4$ + 10 ml 5%ig H_2SO_4 + 70 ml Wasser. Zur Färbung: 36 mg Diäthyl-pseudoisocyanin (Agfa) in 100 ml Wasser lösen.

Vorgehen: entparaffinierte Schnitte aus dem Wasser:

1. Oxydation in K-permanganat 3 min.
2. spülen in Aqua dest.
3. 3%ige Oxalsäure entfärbt 30 sec.
4. Fließwasser 5 min.
5. Pseudoisocyanin 5 min.
6. spülen in Aqua dest., Karion F.

Ergebnis: Insulinhaltige Inselzellen blaurot, übriges Gewebe orange.

Eisenreaktionen (Tafel VII, s. S. 152)

Es gibt prinzipiell zwei Reaktionen, die zu einem blauen Endprodukt führen: Fe^{III}-Ionen werden mit gelbem Blutlaugensalz (Ferro-cyankalium; Fe^{II}-haltig) als Berlinerblau und Fe^{II}-Ionen mit rotem Blutlaugensalz (Ferri-cyankalium; Fe^{III}-haltig) als Turnbullblau nachgewiesen. Durch eine Vorbehandlung der Schnitte mit Ammonsulfid kann Fe^{III} zu Fe^{II} reduziert werden, so daß dann beide Formen des Eisens in einer Reaktion als Turnbullblau dargestellt werden. Dagegen fällt eine Berlinerblaureaktion nach der Vorbehandlung mit Ammonsulfid trotz des Vorhandenseins von Eisen negativ aus! Chemisch laufen folgende Reaktionen ab:

$$3\,K_4\,[Fe^{II}(CN)_6] + 4\,Fe^{III}Cl_3 = Fe_4^{III}\,[Fe^{II}(CN)_6]_3 + 12\,KCl$$
gelbes Blutlaugensalz — Berlinerblau

$$2\,K_3\,[Fe^{III}(CN)_6] + 3\,Fe^{II}Cl_2 = Fe_3^{II}\,[Fe^{III}(CN)_6]_2 + 6\,KCl$$
rotes Blutlaugensalz — Turnbullblau

Die histochemischen Eisenreaktionen erfassen, wie aus den Gleichungen ersichtlich, nur ionisiertes Eisen, nicht hingegen das in organische Verbindungen eingelagerte. Da Eisen bei der Autolyse frühzeitig die Zellen verläßt, ist eine zeitige Fixierung wünschenswert.

Vorgehen zur Berlinerblau-Reaktion (auf Fe^{III}): die Schnitte kommen entparaffiniert für 15 min. in eine Lösung aus 2⁰/₀igem gelbem Blutlaugensalz (Ferrocyankalium) + 1⁰/₀ige HCl āā, spülen in Aqua dest., 1⁰/₀iges Kernechtrot (5–7 min.) oder Alaunkarmin (12 Std.), spülen, aufsteigende Alkoholreihe etc.

Ergebnis: Eisen blaue Körnchen, Kerne rot (Tafel VII, s. S. 152)

Vorgehen zur Turnbullblau-Reaktion (auf das zu Fe^{II} umgewandelte Gesamteisen): entparaffinierte Schnitte aus dem Wasser:

1. 10%iges Schwefelammon (nur frisches Ammoniumsulfid benutzen!) (1–24 Std.),
2. Spülen in Aqua dest. (1mal wechseln) 1 Std.
3. 20%iges rotes Blutlaugensalz mit 1%iger HCl āā frisch bereitet 10 min.
4. spülen in Aqua dest.
5. 1%iges Kernechtrot (5–7 min.)
6. spülen in Aqua dest., entwässern etc.

Ergebnis: Eisen als blaue Körnchen, Kerne rot, Cytoplasma rosa.

FEULGEN'sche Nuklealreaktion

Das Prinzip dieser und der nachfolgenden PAS-Reaktion beruht darauf, daß fuchsinschweflige Säure (SCHIFF'sches Reagenz, s. S. 107) mit mindestens je zwei Aldehydgruppen eine rotgefärbte Verbindung eingeht. Die Desoxyribonukleinsäuren (DNS) des Zellkernes (Nucleus) sind formal „treppenförmig" aufgebaut, wobei Desoxyribose und Phosphorsäure das Grundgerüst bilden. Von diesem Gerüst las-

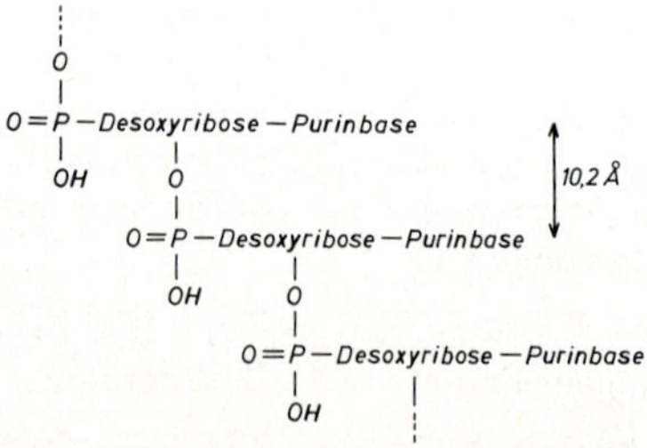

Schematischer Aufbau der Desoxyribonukleinsäure

sen sich durch „milde" saure Hydrolyse die Purinbasen Adenin und Guanin entfernen, wobei freie Aldehydgruppen entstehen. An die purinfreie „Treppe" (= „Apurinsäure") lagert sich die fuchsinschweflige Säure an. Bei zu langer Hydrolyse werden alle Bindungen gelöst und eine Anlagerung von fuchsinschwefliger Säure ist nicht möglich. (1. Fehlermöglichkeit). Gealtertes SCHIFF'sches Reagenz bringt keine Farbbildung zustande (2. Fehlermöglichkeit), weil das Fuchsin die schweflige Säure verloren hat. Dies sieht man an einer Rotfärbung des Reagenz (= freies Fuchsin). Mit Ribonukleinsäuren (RNS) fällt die Reaktion negativ aus, da der Abstand der einzelnen „Treppenstufen" nicht 10,2 Å beträgt (LESSLER) und die Aldehydgruppen räumlich eine Verbindung mit dem Fuchsin nicht ermöglichen (s. Formel). Der genaue Mechanismus ist noch Diskussionsgegenstand. Dagegen dürfte die Spezifität für DNS als gesichert gelten.

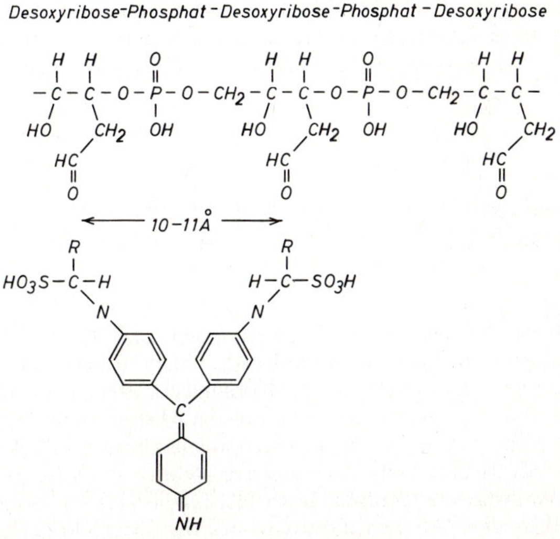

Apurinsäure (oben) und farbiges Endprodukt (n. HÖRMANN et al.) in räumlicher Beziehung.

Lösungen: SCHIFFsches Reagenz: 1 g Fuchsin in 200 ml heißem Wasser schütteln, kühlen, filtrieren, 20 ml n HCl zugeben, 1 g $K_2S_2O_5$ zugeben und schütteln, nach 24 Std. mit 2 g Aktivkohle mischen und filtrieren, im Kühlschrank lagern. — Zum Differenzieren: 5,0 ml 10%ig $NaHSO_3$ + 5,0 ml n HCl + 100 ml Wasser.

Vorgehen: entparaffinierte oder Gefrierschnitte:

1. spülen in kalter n HCl
2. Hydrolyse in n HCl bei 60 ° etwa 4 min. (probieren)

3. kurz spülen in kalter n HCl
4. spülen in Aqua dest.
5. Schiff'sches Reagenz 5—30 min.
6. differenzieren in $NaHSO_3$ dreimal je 1 min.
7. Gegenfärbung mit 1%igem Lichtgrün 1 min., entwässern etc.

Ergebnis: DNS (z. B. Kerne) purpurrot, Bindegewebe grün.

PAS-Reaktion nach HOTCHKISS und McMANUS (Tafel V, S. 136)

Auch die **p**eriodic **a**cid **S**chiff's *reaction* beruht auf der roten Darstellung von zwei dichtgelagerten Aldehydgruppen mit Hilfe der fuchsinschwefligen Säure. Ihre Spezifität liegt in der gezielten Hydrolyse von Kohlenhydraten mit Hilfe der Perjodsäure (HJO_4), wobei 1,2-Glykolgruppen (HOHC-CHOH) in Aldehydgruppen umgewandelt werden. Sind derartige Glykolgruppen blockiert (z. B. durch $-SO_3$ bei Chondroitinsulfat), dann fällt die Reaktion negativ aus, die sonst in folgender Weise abläuft:

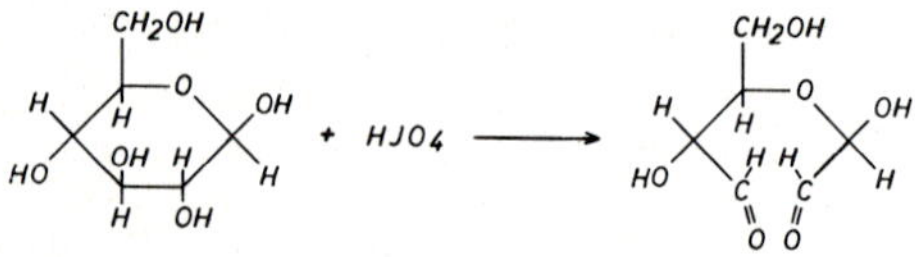

Der Vorteil der Perjodsäure ist darin zu sehen, daß die Reaktion bei der Bildung der Aldehyde endet und nicht durch weitere Oxydation Carboxyl-gruppen entstehen. Außer Kohlenhydraten geben Kerasin, Cerebroside, Acetalphosphatide, Ganglioside, Mukoproteide und Glykoproteide, nicht hingegen saure Mucopolysaccharide (Glykolgruppen durch $-SO_3H$ blockiert) eine positive Reaktion. Deswegen werden Basalmembranen angefärbt. Beim Nachweis-Verfahren von Glykogen mit Hilfe der PAS-Reaktion wird nur das Lyoglykogen nachgewiesen. Auch hier ist ein Celloidinhäutchen erforderlich.

Lösung: 1 g Na-perjodat + 1 ml 40%ige HNO_3 + 100 ml Wasser.

Vorgehen: Paraffinschnitte entparaffinieren, Gefrierschnitte lufttrocknen lassen, aufsteigende Alkoholreihe und 3 min. Xylol, dann absteigende Alkoholreihe:

1. über Nacht in 70%igem Alkohol, dann absteigend weiter:
2. kurz in Aqua dest.
3. 0,5—0,8%ige Perjodsäure aus Na-perjodat 10 min.
4. waschen in Leitungswasser 10 min.

5. spülen in Aqua dest.
6. SCHIFF'sches Reagenz 20—30 min.
7. spülen in 3 Portionen Na-bisulfit (s. FEULGEN)
8. Leitungswasser 20 min.
9. MAYER's Hämalaun 10 min. (s. S. 105)
10. Leitungswasser 10 min.

Für eine sogen. Tri-PAS-Reaktion weiter:

11. in 1%igem HCl/Alkohol differenzieren
12. Leitungswasser 30 min.
13. 2 g Orange G in 100 ml 5%iger Phosphorwolframsäure 10 sec.
14. Aqua dest. spülen bis hellgelb (30 sec.), entwässern, etc.

Ergebnis: Kohlenhydrate purpur (so auch Basalmembranen), Kerne blau, (Proteine gelb, Cytoplasma gelb) (Tafel V, S. 136).

Methylgrün-Pyronin nach UNNA-PAPPENHEIM

Diese Reaktion soll eine Unterscheidung von DNS und RNS gestatten. Methylgrün färbt dabei polymerisierte DNS, während das Pyronin mit RNS eine Farbreaktion liefert. Depolymerisierte DNS verliert die Fähigkeit zur Methylgrünbindung und wird „pyroninophil". Für die Bindung des Methylgrün spielen die Entfernungen der einzelnen Phosphorsäure-Gruppen in der DNS eine Rolle, die bei der Depolymerisierung ihren Abstand verändern. Grundsätzlich färbt Pyronin, ein Xanthenderivat, DNS und RNS. Wegen der höheren Affinität des Methylgrün dem DNS gegenüber kommt diese Anlagerung aber schneller zustande (vergl. die Verwandtschaft zwischen Methylgrün und Kristallviolett S. 124).

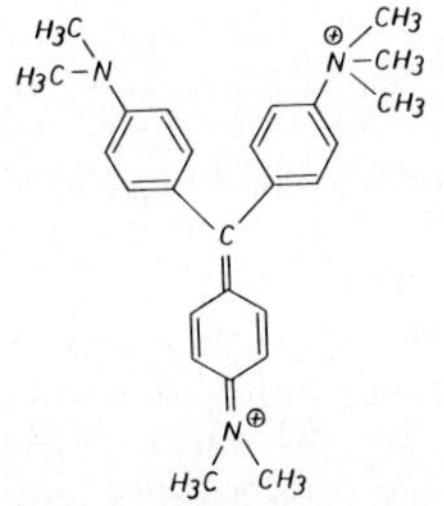

Methylgrün

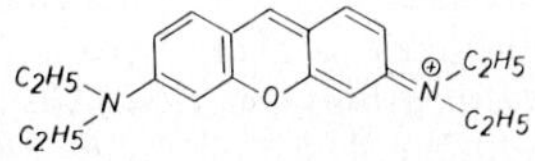

Pyronin

Lösungen: 2%ige wäss. Methylgrünlösung mehrfach mit Chloroform extrahieren (Lsg. A); 2%ige wäss. Pyroninlösung ebenfalls mit Chloroform mehrfach extrahieren (Lsg. B): 7,5 ml A + 12 ml B + 30 ml Wasser.

Vorgehen: CARNOY-fixiertes Material entparaffiniert aus dem Wasser:

1. in Methylgrün-Pyronin 6 min.
2. ablöschen mit Filtrierpapier
3. n-Butanol 2mal 5 min.
4. Xylol 5 min.
5. Zedernöl 5 min., Balsam.

Ergebnis: DNS der Kerne grün, RNS des Nucleolus rot, Cytoplasma kräftig rot.

Nachweis saurer Mucopolysaccharide

Die Nachweisverfahren basieren auf dem Vorliegen zahlreicher saurer Valenzen in dieser Gruppe der Mucopolysaccharide (MPS). Das Prinzip der **Eisenreaktion nach HALE** beruht darauf, daß saure MPS dialysiertes kolloidales Eisen elektiv adsorbieren. Das gebundene Eisen wird dann mit der Berlinerblau-Reaktion hervorgehoben. Die Fehlerquelle liegt bei Aminosäuren und Phosphorsäureestern, die ebenfalls zur Eisenbindung befähigt sind.

Lösung: 750 ml kochendem Wasser gibt man 12 ml 32%iges $FeCl_3$ zu. 50 ml dieser Lösung werden mit 5 ml Eisessig frisch angesetzt. — 1 g gelbes Blutlaugensalz (S. 145) in 99 ml Wasser lösen und 1 ml konz. HCl frisch zufügen.

Vorgehen: gute Kryostat- oder Gefrierschnitte aus dem Wasser:

1. kolloidales dunkelrotes Eisenchlorid 10 min.
2. spülen in Aqua dest. 5mal 1 min.
3. saures gelbes Blutlaugensalz 10 min.
4. spülen in Aqua dest.
5. PAS-Reaktion anschließen oder 1%iges Kernechtrot

Ergebnis: saure MPS blau, die übrigen Proteinstrukturen hellblau, Kerne hellblau.

Wegen einer Salzbildung zwischen stark basischen Farbstoffen und den sauren Gruppen der sauren MPS ist ein spezifischer Nachweis mit stark **basischen Kupferphthalocyaninen** möglich (Tafel V). Aus dieser Farbgruppe stehen bereits mehrere Stoffe zur Verfügung: *Astrablau, Alcianblau 8 GS, Alciangrün 3 BX.* Die blauen Farbtöne haben den Nachteil, daß bei der Schwarzweißphotographie Kontrastierungsschwierigkeiten auftreten. Man sollte dafür Alciangrün vorziehen. Die gemeinsame Verwendung von Alciangrün und -blau führt zur Blaufärbung sulfatierter Gruppen, zur Gelbfärbung von Carboxylgruppen und zur Grünfärbung von sauren MPS, worin eine zusätzliche Differenzierungsmöglichkeit gesehen werden muß.

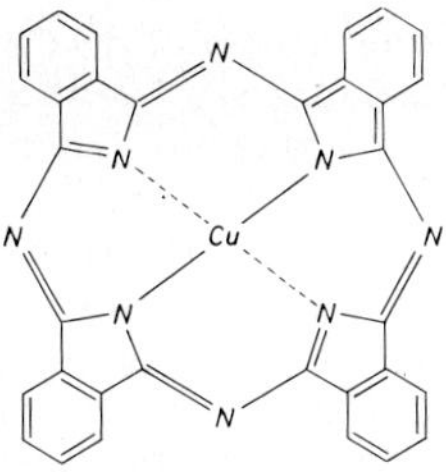

Kupferphthalocyanin

Neutrale MPS lassen sich durch eine anschließende PAS-Reaktion abgrenzen.

Für die basischen Kupferphthalocyanine muß bereits bei der Vorbehandlung saures pH streng eingehalten werden, weil die Reaktion sonst durch freiwerdende Sulfogruppen verfälscht würde. Auch Schwefelsäure ist zu meiden, weil sie zu Veresterungen an Hydroxylgruppen Anlaß geben kann. Bei richtiger Behandlung werden die Schleimstoffe exkretorischer Drüsen und von Tumoren, Kittsubstanzen, Mastzellgranula und die Knorpelgrundsubstanz gefärbt; der *neutrale* Magenschleim reagiert nicht. Da bei pH 1 auch Kerne gefärbt werden, empfiehlt sich 1%ige Essigsäure (pH 3) oder 2–3%ige Weinsäure (pH 2). Nachbehandlung der Färbung mit 1%igem alkalischem Alkohol stabilisiert die Farbe (Bildung von Monastralblau).

Lösung: 0,1 g Alcianblau (-grün) in 97 ml Wasser lösen und 3 ml Eisessig zugeben.

Vorgehen: entparaffinierte Schnitte aus 2%iger Weinsäure:

1. Alcianblau 10 min.
2. spülen in Aqua dest.
3. 1%iges Kernechtrot (oder PAS anschließen).

Ergebnis: Saure MPS blau, Kerne rot, Cytoplasma farblos.

Enzym-histochemische Reaktionen

Fermente beeinflussen die das Leben ermöglichenden chemischen Prozesse durch eine Beschleunigung der Reaktionsgeschwindigkeit oder durch die Verschiebung von Reaktionsgleichgewichten. Im Unterschied zu den Katalysatoren der anorganischen Chemie gehen sie in die Reaktion ein, werden nach Ablauf der Umsetzung aber wieder freigesetzt und regeneriert.

Enzyme bestehen aus hochpolymeren Eiweißen, an die ein wirksamer Stoff (Co-Ferment) angelagert ist. Co-Enzyme, die die wirksame Gruppe („aktives Zentrum") tragen, sind nicht unbedingt Eiweiße. Zu ihnen gehören vor allem einige der Vitamine. Die Fermente entfalten schon in kleinster Menge ihre Aktivität. Diese Wirkung ist von einem pH- und einem Temperaturoptimum abhängig und bleibt bei Lagerung des Gewebes bei —20 bis —70 ° erhalten. Bestimmte Ionen und Salze hemmen, andere aktivieren Enzyme; daher ist peinliche Sorgfalt, vor allem Sauberkeit bei allen Arbeiten erforderlich. Außerdem können die Fermente durch eine ihrem natürlichen Substrat zum Verwechseln ähnliche Verbindung „im Wettstreit" (kompetitiv), durch Vergiftung oder durch Zerstören des Eiweißträgers (Fixation, Hitze) gehemmt werden.

Die histochemische Technik weist nicht die geringen Fermentmengen im Gewebe, sondern ihre Aktivitäten nach, indem das spezifische Substrat angeboten wird und das Umsetzungsprodukt optisch sichtbar gemacht wird. Dieses Reaktionsprodukt ist entweder bereits selbst ein Farbstoff oder wird in einer 2. Reaktion mit einem zusätzlich angebotenen Stoff zu einem Farbstoff gekoppelt. Lösliche, sogen. Lyo-enzyme lassen sich schwer, Desmo-enzyme leicht lokalisieren, weil bei ihnen das Reaktionsprodukt am natürlichen Fermentstandort anfällt.

Zur wahren Charakterisierung eines Fermentes im Gewebe gehört der Nachweis einer *substratspezifischen Wirksamkeit.* Dabei muß die Vorbehandlung einen Kompromiß zwischen histologischer und biochemischer Arbeitsweise eingehen. Beste Ergebnisse werden mit der Gefriertrocknung, aber auch mit Kryostatschnitten erzielt. Bei einigen Enzymen ist eine Fixierung mit Aceton, Alkohol oder sogar Formalin möglich, wodurch aber immer eine Aktivitätsabnahme in Kauf genommen werden muß. Als Einbettungsverfahren stehen höchstens Celloidin oder besser noch Carbowachs zur Verfügung.

Um die Spezifität der Fermentreaktion zu garantieren, werden generell folgende Kontrollen empfohlen:

1. Schnitte werden in Pufferlösung ohne Substrat inkubiert.
2. Die Schnitte werden 10 min. in Wasser von 80—100 ° inaktiviert.
3. Man stellt einen pH-Wert der Inkubationslösung ein, bei der das Ferment inaktiv ist.
4. Es wird der Inkubationslösung ein Inhibitor zur Hemmung der Fermentwirkung zugesetzt.

Die große Zahl der überall im Organismus verteilten Fermente, von denen mehr als 100 genau bekannt sind, wird nach der durch ihre Wirkung gesteuerten Reaktion in folgende Gruppen zusammengefaßt (Hoffman-Ostenhof):

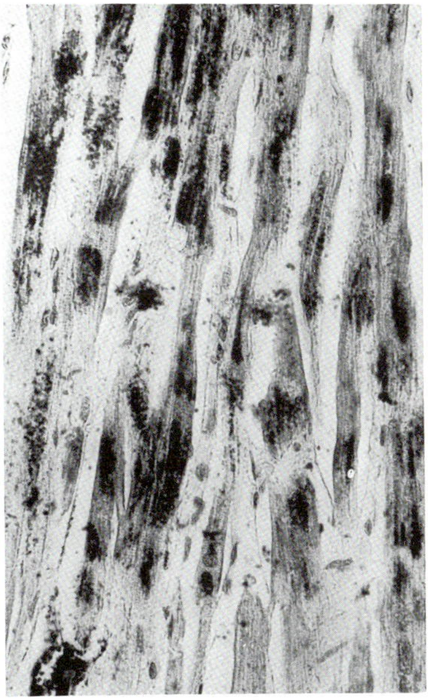

Eisen-Färbung (Herzmuskel, pathologische Fe-Ablagerung)

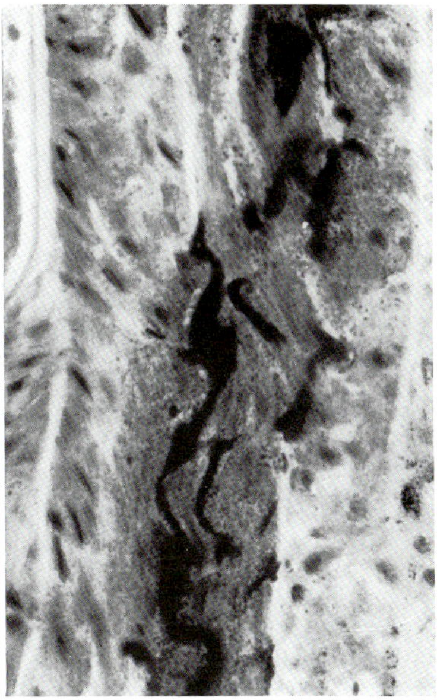

Kalk-Darstellung nach KOSSA (Aorta)

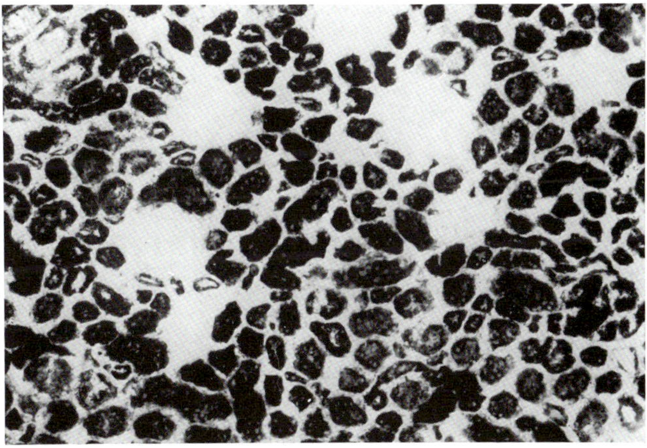

Dehydrogenase-Nachweis mit Nitro-BT (Niere)

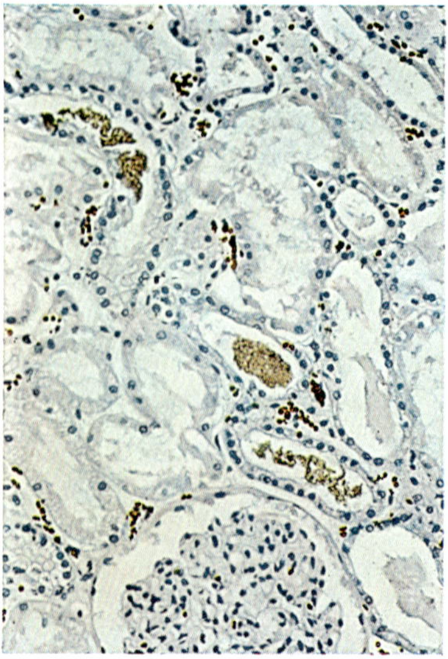

Peroxydase-Reaktion nach LEPEHNE (Hämoglobinzylinder in der Niere).

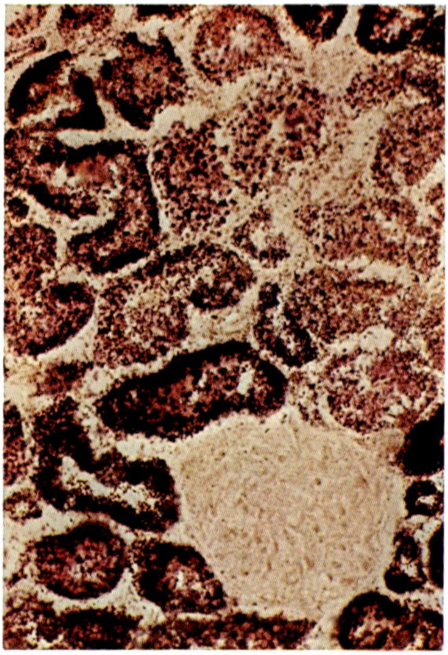

Dehydrogenase-Nachweis mit Neo-TTC (Niere)

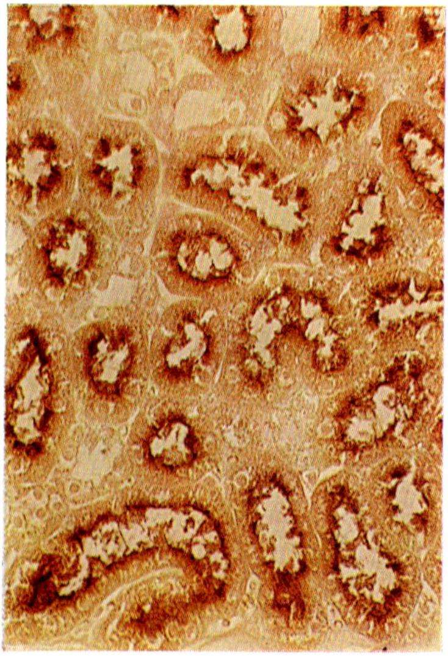

alkalische Phosphatase (Nachweis mit Echtrotsalz) (Niere)

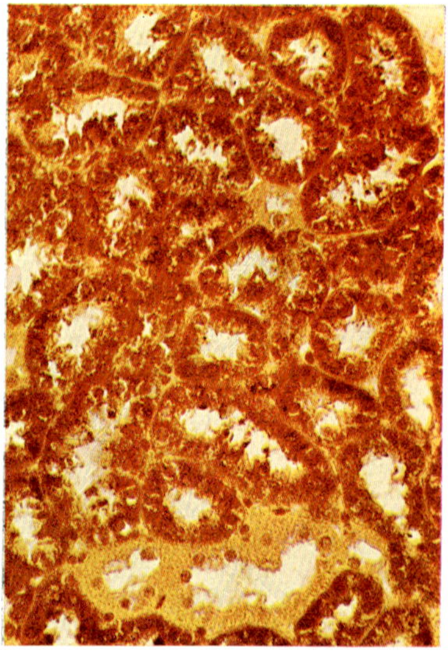

unspezifische Esterase (Nachweis mit Fast Garnet GBC) (Niere)

1. Oxydasen und Dehydrogenasen bzw. Oxydoreduktasen, welche die Übertragung von Elektronen oder Wasserstoffionen katalysieren und bei Oxydationen oder Reduktionen eine Rolle spielen.
2. Hydrolasen und Hydratasen spalten Wasser ab oder lagern es an.
3. Transferasen übertragen Radikale (z. B. $-CH_3$, $-NH_2$).
4. Lyasen (Desmolasen) spalten und Synthetasen setzen Verbindungen zusammen (Bildung oder Zerstörung von C–C, C–N, C–O, S–C).
5. Isomerasen und Racemasen sorgen für sterische Umgruppierungen an Molekülen z. B.

$$\text{HCOH} \rightarrow \text{HOCH}.$$

Die Histochemie hat bisher hauptsächlich Fermente der ersten beiden Gruppen nachgewiesen, von denen hier einige Verfahren als Beispiele aufgeführt werden. Einen Eindruck von der Vielzahl nachweisbarer Fermente und ihrer Lokalisation in der Zelle gibt die Abb. 41 in Form eines Schemas der Enzymhistotopochemie. Für Einzelheiten und weitere Verfahren sei auf das Handbuch der Histochemie (GRAUMANN u. NEUMANN) verwiesen.

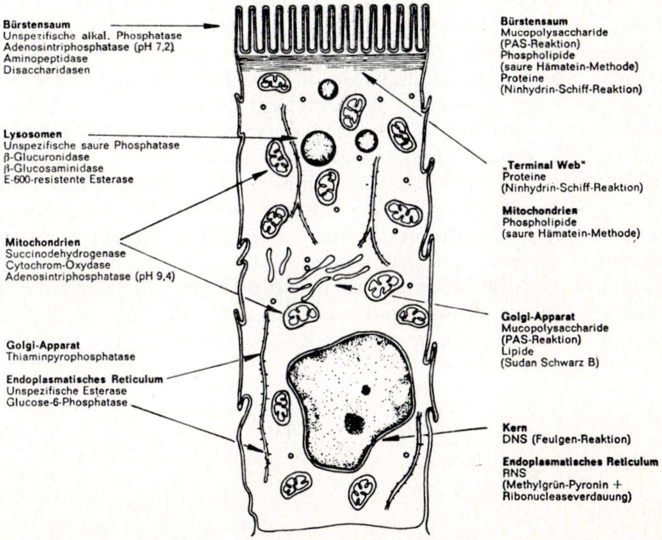

Abb. 41 Topographie der histochemisch nachweisbaren Enzymaktivitäten in einer Dünndarmresorptionszelle (aus E. O. RIECKEN: Dtsch. med. Wschr. 95 [1970] 2299).

Oxydo-reduktasen

Diese als „Atmungsfermente" bezeichneten Enzyme haben die gemeinsame Aufgabe, durch Oxydation der Nährstoffe unter Bildung von Wasser die vom Körper benötigte Energie schrittweise freizusetzen. Entsprechend der katalysierten biochemischen Reaktion unterscheidet man Oxydasen, welche Wasserstoff (bzw. dessen Elektronen) vom Substrat auf ein anderes Enzym (= Wasserstoffakzeptor) oder auf Sauerstoff übertragen, und Dehydrogenasen, die Stoffwechselprodukte durch Wasserstoffentzug oxydieren. Indem bei diesen Umsetzungen die eine Substanz H_2 (= $2H + 2e^-$) verliert (oxydierter Stoff) und die Elektronen von einer anderen übernommen werden (reduzierter Akzeptor), gehen Oxydation und Reduktion Hand in Hand. Oft sind im Organismus allerdings mehrere solcher Reaktionen derartig hintereinander geschaltet, daß bei der Elektronenübertragung jeweils nur geringe Energiemengen freigesetzt werden, wodurch es zu einer besseren Energienutzung kommt. Man kann von einer Reaktionskette sprechen, wobei wiederum jeder Einzelschritt aus Oxydation und Reduktion besteht. Dieses erläutert die vereinfachte Abb. 42 vom oxydativen Abbau der Saccharide, Fettsäuren und Aminosäuren über den Weg des Zitronensäurezyklus. Hierbei sind für die Histochemie der Oxydoreduktasen jene vier Reaktionsschritte wichtig, bei denen Wasserstoff abgespalten wird: Isozitrat/Oxalsuccinat, α-Ketoglutarat/Succinat, Succinat/Fumarat und Malat/Oxalazetat. Dem histochemischen Nachweis sind die vier hierzu gehörigen Fermente zugänglich: Isozitrikodehydrogenase, α-Ketoglutarsäuredehydrogenase, Succinodehydrogenase und Malatdehydrogenase (vergl. Abb. 42). Während noch bis vor kurzem angenommen wurde, daß der durch die Isozitrikodehydrogenase abgespaltene Wasserstoff von NADP (TPN) aufgenommen wird und dann an das Flavoprotein weitergereicht wird, soll nach neuesten Untersuchungen die Weitergabe des Wasserstoffes an die Atmungskette in allen Fällen durch einen NAD-abhängigen Prozeß erfolgen, während der an NADP abgegebene Wasserstoff nur für Stoffsynthesen zur Verfügung steht. Diese Differenzierung hat in die theoretischen Betrachtungen der Histochemie bislang noch keinen Eingang gefunden, bestätigt aber histochemische Befunde (s. unten).

Abb. 42 Vereinfachtes Schema des oxydo-reduktiven Stoffabbaus über den Zitronensäurezyklus mit Kennzeichnung der enzymhistochemisch nachweisbaren Fermente.

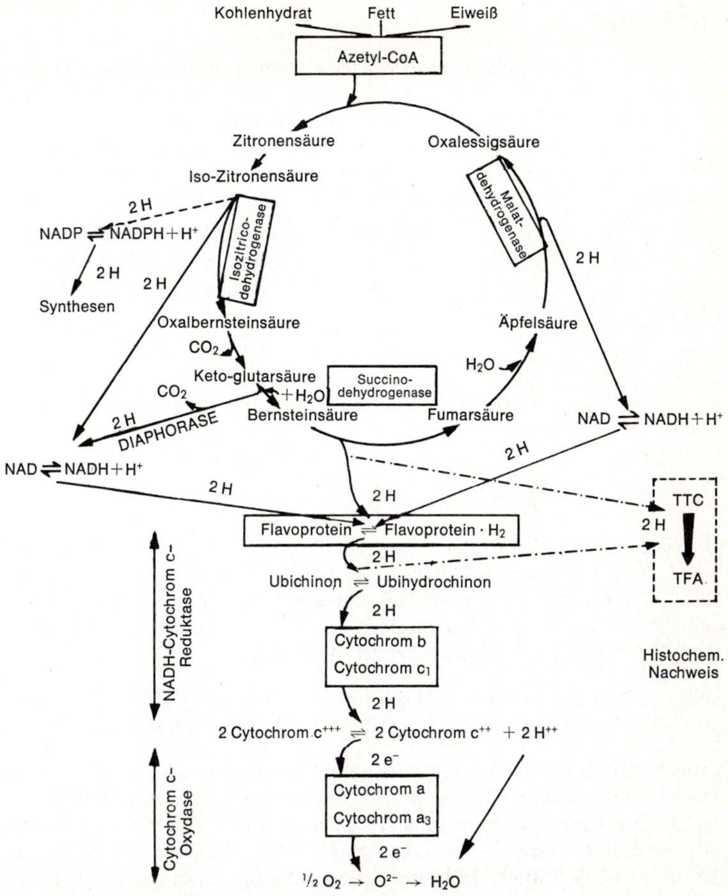

Erläuterung der Abkürzungen:

NAD^+ = Nikotinamid-adenin-dinukleotid (ältere Bezeichnung: Codehydrase I = DPN = Diphospho-pyridin-dinukleotid)

$NADP^+$ = Nikotinamid-adenin-dinukleotid-phosphat (ältere Bezeichnung: Codehydrase II = TPN = Triphospho-pyridin-dinukleotid)

FAD = Flavin-adenin-dinukleotid

▭ eigentliche Enzyme, dazwischen sogen. Hilfssubstrate

Azetyl-CoA = Coenzym A = CoA-CO-CH_3 = sogen. aktivierte Essigsäure

TTC = Triphenyltetrazoliumchlorid

TFA = Triphenylformazan

Oxydasen

Das sogenannte **Cytochromoxydase-System** (Abb. 42) umfaßt eine Reihe von Fermenten, die für den Transport des Wasserstoffes aus den Substraten hin zum Sauerstoff des Hämoglobins verantwortlich sind (sog. Atmungskette). Jedes der in Abb. 42 aufgeführten Cytochrome befindet sich wechselnd in einem Zustand der Reduktion oder Oxydation. Hierzu ist eine Cytochromoxydase erforderlich.

Das Cytochromoxydase-System wird durch die **Nadi-Reaktion** nach Paul Ehrlich erfaßt, bei der alpha-**Na**phthol und N,N-**Di**methyl-p-phenylendiamin unter Reduktion zu Indophenolblau zusammengelagert werden:

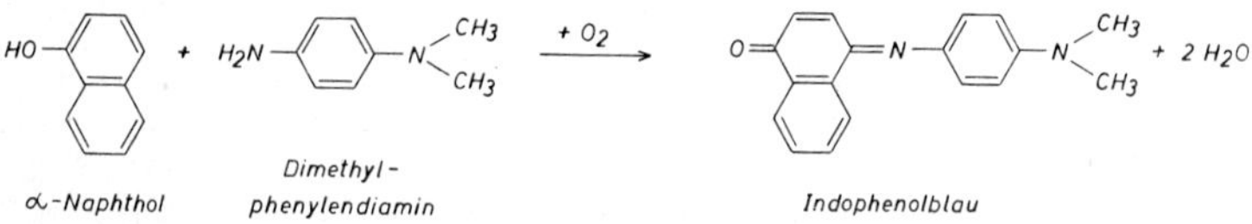

Der vom Ferment aktivierte Sauerstoff verbindet sich dabei mit H_2 beider Verbindungen zu Wasser. Bei dieser Reaktion ist das spezifische Substrat der Luftsauerstoff, der durch den Elektronentransport des Cytochrom c zu O^{2-} aktiviert wird; daher ist bei der Reaktion freier Luftzutritt erforderlich (vergl. Abb. 42).

Lösung: 25 ml 0,1%iges α-Naphthol + 25 ml 0,12%iges Dimethylphenylendiaminhydrochlorid + 10 ml 0,1 mol Phosphatpuffer pH 8.

Vorgehen: flottierende oder aufgeklebte frische Gefrierschnitte in einer offenen Schale 10 min. bei 37 ° inkubieren, spülen in 0,9%igem NaCl. Die Farbe kann stabilisiert werden durch Behandlung 3 min. mit verdünnter Lugolscher Lösung (Jod: KJ : H_2O = 1:2:500) und 30 min. in 0,005%iger Lithiumkarbonatlösung, wodurch wahrscheinlich die Fermente inaktiviert werden; eindecken in Glyzerin.

Ergebnis: blaue Granula in den Stellen der Wirkung von Cytochromoxydase.

Ebenfalls zu den Oxydasen gehört die **Peroxydase** der Leukozyten, die H_2O_2 in H_2O und O zerlegt. Sie wird mit **Benzidin** nachgewiesen (s. S. 142), wobei der aus H_2O_2 freigesetzte Sauerstoff in statu nascendi Benzidin zu blaugrünem Benzopurpurin oxydiert (Tafel VIII, S. 153).

Lösung: 10 Tropfen Perhydrol zu 95 ml 0,3%igem wäss. Benzidin und 5 ml 1%igem Nickelammoniumsulfat geben, pH 6,0 muß garantiert sein.

Vorgehen: Schnitte oder Ausstriche 1 min. bei 37 ° inkubieren.

Ergebnis: blaugrüne Granula an der Stelle der Fermentwirkung. Auch die Erythrozyten haben Peroxydasewirkung.

Die **Peroxydase** kann auch mit der **alpha-Naphtholreaktion** bläuliche Granula entstehen lassen, die auf der Bildung eines Polymers des Naphthol beruhen und durch Pyronin-Nachbehandlung intensiviert werden können.

Lösung: zu 100 ml 40%igem Alkohol wird 1 g alpha-Naphthol und 2 ml 3%iges Perhydrol gegeben.

Vorgehen: Schnitte oder Ausstriche 5 min. bei 37° inkubieren, abspülen mit Aqua dest., 3 Std. mit Pyronin nachfärben (0,1 g Pyronin in 96 ml 40%igem Alkohol lösen und 4 ml Anilinöl zugeben).

Ergebnis: unlösliche blaue Granula an den Stellen der Peroxydasewirkung. Die Präparate können entwässert und über Xylol in Balsam eingedeckt werden. Paraffineinbettung ist ebenfalls möglich.

Die **Tyrosinase** (früher **Dopa-oxydase** genannt) gehört zu den oxydativen Fermenten der Haut, die die Umwandlung von der Aminosäure Tyrosin über **Dioxyphenylalanin** (Dopa) in rotes Hallochrom oxydativ katalysiert. Spontan erfolgt dann die Umsetzung in das Hautpigment *Melanin.* Der Nachweis dieser zur Pigmentbildung der Haut notwendigen Phenoloxydase ist insofern theoretisch noch umstritten, als nicht sicher ist, ob als Substrat der Oxydation Tyrosin (= Oxyphenylalanin) oder Dopa (= Dioxyphenylalanin) anzusehen ist.

Lösung: 0,1%ige Lösung von L-3,4-Dioxyphenylalanin in 0,1 mol Phosphatpuffer (pH 6,8) frisch bereiten.

Vorgehen: 20 µm dicke Gefrierschnitte von 2—3 Stunden in 5%igem Formalin bei Zimmertemperatur fixierten Hautstückchen werden in offenen Schalen bei 37° 2—4 Stunden in der Lösung inkubiert, wobei das Inkubationsmedium nach 30 Minuten wegen pH-Änderungen im Rahmen der Oxydation gewechselt werden sollte. Färbt sich die Lösung rosa (Bildung von Hallochrom), muß sie wiederum erneuert werden. Anschließend werden die Schnitte mit Aqua dest. gespült und eventuell gegengefärbt. Übliches Entwässern und Eindecken ist möglich, da das gebildete Melanin in diesen Flüssigkeiten nicht löslich ist.

Man kann aber auch 2 mm dicke formalin-fixierte Hautstückchen nach kurzem Wässern 12—15 Stunden bei 37° inkubieren, dann in Paraffin einbetten und schneiden; weitere Behandlung wie übliche Paraffinschnitte. Unfixierte Hautstückchen, die inkubiert worden waren, sollte man vor der Einbettung über Nacht in Bouinscher Lösung fixieren.

Ergebnis: Im Zytoplasma der basalen Zellen der Epidermis und in Granulozyten sind schwarze Pigmentgranula abgelagert, die Melanin gleichen.

Dehydrogenasen

Die Mehrzahl dieser Fermente kann den Waserstoff nicht direkt auf Sauerstoff übertragen, sondern vermittelt den Wasserstoff an die Kette der Cytochrome. Dabei sollte man – entsprechend Abb. 42 – zwei Klassen unterscheiden:

1. Fermente, die selbst zu den Flavoproteinen gerechnet werden können und den Wasserstoff ohne Vermittlung der Nikotinamidnukleotidcoenzyme [NAD (DPN) oder NADP (TPN)]** direkt auf das Cytochromsystem übertragen: z. B. Succinodehydrogenase.

2. NAD-(DPN)- oder NADP-(TPN)-abhängige Enzyme, die unter Vermittlung der Cytochrom-c-Reduktase Wasserstoff den Cytochromen zuführen: z. B. Isozitrikodehydrogenase, Malatdehydrogenase, α-Ketoglutaratdehydrogenase.

Die **Succinodehydrogenase** (Bernsteinsäuredehydrogenase) wirkt NAD-unabhängig, oxydiert die Bernsteinsäure durch Wasserstoffentzug zu Fumarsäure bei strenger Substratspezifität und überträgt – da selbst zu den als gelbe Atmungsfermente bezeichneten Flavoproteinen gehörend – den Wasserstoff direkt auf das FAD-Protein ** oder sogar sofort auf Cytochrom b:

$$HOOC{-}CH_2{-}CH_2{-}COOH \xrightarrow{-2\,H} HOOC{-}CH{=}CH{-}COOH$$

Damit bei der Inkubation ausschließlich diese Reaktion ablaufen kann und der abgespaltene Wasserstoff nicht über die Atmungskette der Cytochrome mit dem Luftsauerstoff reagiert (Abb. 42), sondern zur histochemischen Reaktion zur Verfügung steht, müssen die oxydierenden Fermente der Atmungskette durch KCN vergiftet werden, was aber die Succinodehydrogenase in ihrer Wirkung nicht beeinträchtigt.

Eine Farbwirkung wird nun dadurch hervorgerufen, daß mit dem zur Verfügung stehenden Wasserstoff ein zugesetztes Derivat des **Triphenyl-tetrazolium-chlorid (TTC)** zu rotem oder blauem Triphenyl-formazan (TFA) reduziert wird (s. Abb. 42). Die Farbgebung hängt dabei von den zusätzlichen Gruppen am Molekül ab. Es stehen mehrere Verbindungen zur Verfügung [TTC, Nitro-BT (Nitro-blue Tetrazolium), Neotetrazolium (Tetrazolpurpur), Tetra-Nitro BT, MTT (Dimethylthiazolyldiphenyltetrazoliumbromid)] deren Reaktionsprinzip gleich ist:

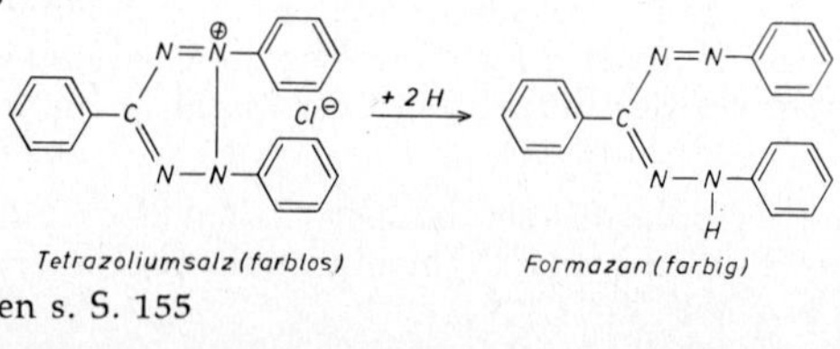

** Abkürzungen s. S. 155

Die letztgenannten Salze garantieren alkoholunlösliche Kristalle (Tafel VII, VIII, s. S. 152).

Vorgehen: Wegen der Empfindlichkeit darf nicht fixiert werden, Gewebslagerung in der Tiefkühltruhe oder in Trockeneis. Die Inkubationslösung wird frisch angesetzt und auf 38 ° vorgewärmt. Flottierende oder aufgeklebte Kryostatschnitte werden 45–120 min. bei 38 ° im Dunkeln inkubiert, anschließend kann ½ Std. in 10%igem Formalin fixiert werden, wodurch eine weitere Reduktion von TTC verhindert wird. In fermentreichen Geweben bildet sich das TFA schon innerhalb von 3 Minuten. Anschließend aufsteigende Alkoholreihe, Xylol, Balsam oder ohne Fixierung in Glyceringelatine. Nur bei kühler und dunkler Lagerung behält das TFA seine Farbe über Monate.

Ergebnis: am Reaktionsort werden rote oder blaue Kristalle abgelagert (Tafel VII, VIII).

Lösung: 10 ml 0,2 mol Phosphatpuffer (pH 7,4–7,6), 0,2 g KCN, 10 ml 0,2 mol Na-succinat, 10 ml 0,2%iges Nitro-BT, 10 ml folgender Salzlösung: 2 Teile 0,33 mol Calciumchlorid, 2 Teile 0,05 mol Magnesiumchlorid, 20 Teile 0,6 mol Na-bicarbonat, 8 Teile 0,01 mol Aluminiumchlorid mit Wasser auf 100 Teile auffüllen.

Die adenin-dinukleotid-abhängig * wirkenden Dehydrogenasen sind entweder mit NAD (Cozymase I = DPN) oder mit NADP (Cozymase II = TPN) gekoppelt. Da die Cozymasen des Gewebes in der Regel bei der Vorbehandlung (Einfrieren und Auftauen u. a. m.) zerstört werden, muß zum Nachweis dieser Dehydrogenasen eines der beiden Cozymasen der Inkubationslösung zugegeben werden. Nach neuerem Wissensstand sind im Rahmen der Atmungskette alle adenin-dinukleotid-abhängigen Dehydrogenasen an NAD gebunden und nicht – wie früher vermutet – zum Teil an NADP. In der Histochemie, wo DPN oder TPN der Inkubationslösung zugegeben wurden, war man schon früher zu der Ansicht gekommen, daß die Methoden in Wahrheit eher für die jeweilige Cozymase spezifisch sind als für die betreffende Dehydrogenase. Denn man sieht eine einheitliche Formazanverteilung beim Nachweis mit NAD und eine andere wiederum einheitliche Verteilungsform beim Nachweisverfahren mit NADP. Kommt es einem auf den Nachweis nur der Gruppe der NAD-abhängigen Enzyme an, so sollte man von vornherein mehrere Substrate in einer Inkubationslösung gleichzeitig verwenden. Dabei dient Malat als Substrat für die **Äpfelsäuredehydrogenase** oder **Äpfelsäuredecarboxylase,** Glutamat für die **L-Glutaminsäuredehydrogenase** und Zitrat nach Umsetzung durch Aconitase zu Isozitrat für die **Isozitrikodehydrogenase.**

---

* Früher **diaphorase-(un)abhängig** genannt, was nicht mehr richtig ist.

Lösung für die NAD-(DPN)-abhängige Enzymwirkung: 4 ml 1,09 mol Äthylalkohol, 2 ml 0,15%ige Alkoholdehydrogenaselösung, 6 ml 0,5 mol Na-L-malat, 10 ml 0,5 mol Na-L-glutamat, 4 ml 0,5%ige NAD-(DPN)-Lösung, 4 ml 0,1 mol Semicarbazid, 14 ml 0,1%iges Tetrazoliumsalz (s. S. 158), 16 ml 0,1 mol Phosphatpuffer (pH 7,4).

Vorgehen: Frische Gefrierschnitte (möglichst Kryostatschnitte) werden durch Spülen in 0,1 mol Phosphatpuffer (pH 7,4) von endogenem Substrat befreit und in der vorgewärmten, genau auf pH 7,4 eingestellten Lösung unter Stickstoffatmosphäre 30 bis 120 min. inkubiert. Anschließend wird 30 min. in 10%igem Formalin fixiert, um eine weitere Reduktion des TTC zu verhindern, und dann über die aufsteigende Alkoholreihe und Xylol in Balsam eingedeckt. Man kann auch unfixiert sofort in Glyceringelatine eindecken. Der Zusatz von Alkoholdehydrogenase ist nur für Nierenschnitte erforderlich, weil diese ihnen fehlt. Das Semicarbazid bindet die aus Malat entstandene Oxylessigsäure und den aus Äthylalkohol entstandenen Azetaldehyd, die sonst die Reaktion hemmen würden.

Ergebnis: entsprechend dem benutzten Tetrazoliumsalz rote oder blaue kleine Kristalle am Reaktionsort (ähnlich wie Tafel VII und VIII).

Lösung für die NADP-(TPN)-abhängige Enzymwirkung: 3 ml 0,5 mol Na-L-malat, 3 ml 0,5 mol Na-zitrat, 2 ml 0,2%ige NADP-(TPN)-Lösung, 6 ml 0,005 mol Magnesium-chlorid, 4 ml 0,1 mol Cystein-hydrochlorid, 10 ml 3%ige Methylzellulose, 14 ml 0,1%iges Tetrazoliumsalz (s. S. 158), 18 ml 0,06 mol Veronalpuffer (pH 7,4).

Vorgehen: wie bei der NAD-haltigen Inkubation. Mg-Ionen aktivieren NADP, Cystein schützt alle Fermente, die durch eine SH-Gruppe wirken, und Methylzellulose erhöht die Viskosität der Lösung und vermindert dadurch die Löslichkeit der nachzuweisenden ortsständigen Fermente, damit die Kristalle auch am Standort des Fermentes ausfallen.

Ergebnis: rote oder blaue Formazankristalle am Reaktionsort (Farbe entsprechend der benutzten TTC-Verbindung).

Hydrolasen

Zu den Hydrolasen gehören alle Fermente, die Bindungen unter Aufnahme von Wasser spalten (= hydrolysieren). Die phosphatabspaltenden **Phosphatasen**, die mit Ausnahme der alkalischen Leukozytenphosphatase zu den fixierbaren Enzymen gehören, stellen eine Gruppe zahlreicher noch nicht näher faßbarer Einzelfermente dar, die bisher nur nach ihrem pH-Wirkungsoptimum in alkalische und saure unterteilt werden. Für ihren Nachweis, der wegen ihrer großen Löslichkeit und ihrem leichten Diffundieren bevorzugt in fixierten Geweben geführt wird, gibt es drei grundsätzlich verschiedene Wege:

1. die enzymatisch freigesetzte Phosphorsäure wird in alkalischem Milieu durch angebotene Ca-Ionen, in saurem durch Blei-Ionen zur Ausfällung gebracht; eine anschließende Umsetzung der gebundenen Ionen zu *Sulfiden* markiert die Enzymwirkung schließlich in Form einer Schwärzung.

2. Aus einer ungefärbten Indoxyl-phosphat-verbindung wird das Phosphat abgespalten und damit Indoxyl freigesetzt, welches mit Luftsauerstoff zu *Indigoblau* oxydiert wird:

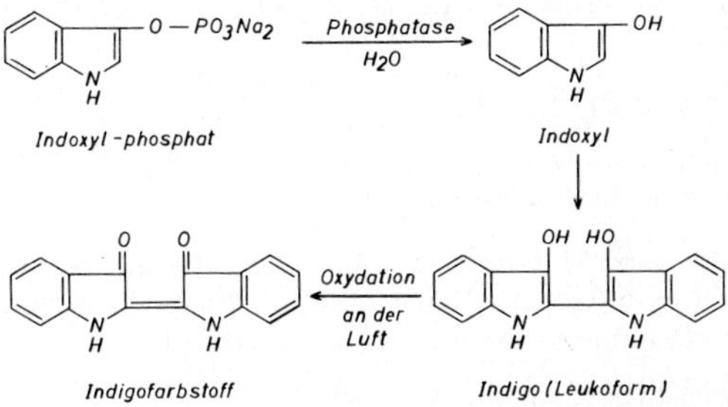

3. Das aus einer synthetisch hergestellten und in der Inkubationslösung angebotenen Phenolphosphat-verbindung freigemachte Phenol wird an ein gleichzeitig gelöstes Diazoniumsalz angelagert, wodurch ein *Azofarbstoff* entsteht:

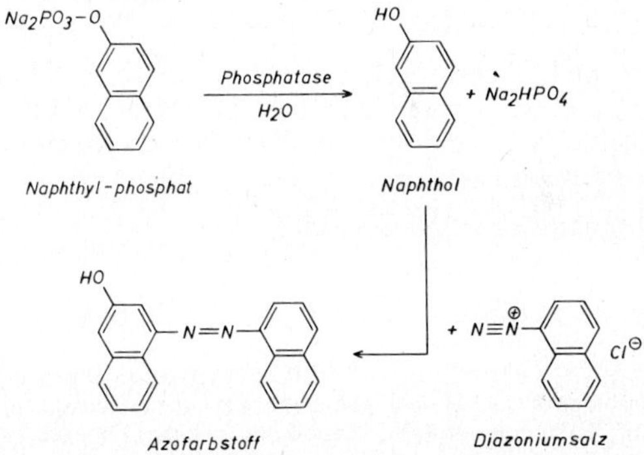

Mit der Indoxyl- und der Azofarbstoffmethode lassen sich auch die **Esterasen** erfassen, die die Verbindung zwischen einem Alkohol und einer Säure unter Aufnahme von Wasser spalten. Hierzu wird als Substrat der Ester Indoxyl-azetat oder Naphthyl-azetat in gleicher

Weise wie zum Phosphatasenachweis das Naphthyl-phosphat angeboten; dann schließen sich die bereits erläuterten Reaktionsabläufe an.

Nachweis der alkalischen Phosphatase (Tafel VIII, S. 153)

Lösung: 20 ml 0,1 mol Tris-Puffer pH 9,2, 10 mg Na-α-Naphthylphosphat, 20 mg Echtrotsalz TR (oder: Echtblausalz BB 100 mg).

Vorgehen: Lösung gut umrühren und auf das Präparat (Kryostat- oder Paraffinschnitte) filtrieren, bei maximal 22 ° 30—90 min. inkubieren.

Ergebnis: Das Reaktionsprodukt ist dunkelrot bis braun (Tafel VIII).

Nachweis der sauren Phosphatase

Lösung: 20 mg Na-α-Naphthylphosphat, 20 ml 0,1 mol Veronalazetatpuffer pH 5,5—6,0, 20 mg Echtrotsalz TR.

Vorgehen: auf Kryostat- oder acetonfixierte Paraffinschnitte die gut gerührte Lösung auffiltrieren, 60—90 min. bei 22 ° inkubieren. Gegenfärbung mit Hämalaun möglich, bläuen, Eiweißglycerin.

Ergebnis: dunkelrotes Reaktionsprodukt.

Metallsalzmethode:

Lösung: 500 ml 0,05 mol Acetatpuffer pH 5,2, 0,6 g $Pb(NO_3)_2$, 1,5 g Na-β-glycerophosphat in 50 ml Wasser lösen und zugeben: im Thermostat einige Stunden bei 37 ° halten, filtrieren und 25 ml Wasser addieren.

Vorgehen: Formalinfixierte Gefrierschnitte oder Kryostatschnitte 1—4 Std. bei 37 ° inkubieren, rasch in Aqua dest. spülen, 5 min. in 1%iges Ammoniumsulfid, waschen in Leitungswasser 5—10 min., Glyceringelatine. HE-Färbung kann angeschlossen werden.

Ergebnis: braunschwarzer Niederschlag.

Nachweis der unspezifischen Esterase (Tafel VIII, S. 153)

Lösung: 10 mg Na-α-naphthylazetat in 0,25 ml Aceton lösen und zu 20 ml 0,1 mol Phosphatpuffer (pH 7,4) geben; wenn die Trübung verschwunden ist, 50—100 mg Fast Garnet GBC Salz hinzugeben (Phosphatpuffer S. 5).

Vorgehen: Durch Petroläther entparaffinierte Schnitte, Aceton, Aqua dest.: Inkubation bei Raumtemperatur 1—15 min., 2 min. in fließendem Wasser, Gegenfärben mit Mayer's Hämalaun 4 min. (s. S. 105), bläuen, einschließen in Glycerin-gelatine.

Ergebnis: Reaktionsorte braun-rot, Kerne blau (Tafel VIII).

Statt Fast Garnet GBC Salz stehen Fast Blue B Salz, Fast Green SF Salz und Fast Red B Salz in verschiedenen Marken zur Verfügung (Fa. Serva).

Nachweis der Chloracylesterase für Mastzellen

Gewebsmastzellen und neutrophile Myelocyten spalten Chloracylester. Infolge der Stabilität des Fermentes kann die Reaktion noch nach Jahren an formalinfixiertem Material, an Paraffin- und Methacrylatschnitten durchgeführt werden. Wird eine Entkalkung mit Säuren vermieden, sondern in EDTA durchgeführt, können vor allem Knochenmarkbiopsien (Beckenkammstanzen) in Semidünnschnitten untersucht werden.

Lösung: 1 Tr. 4%iges Pararosanilin (s. S. 107) in 2 n HCl und 1 Tr. 4%ige wässerige Na-nitritlösung werden vermischt und nach 30–60 sec. (Hexazotierung) mit 30 ml Michaelispuffer (0,1 M – pH 6,8–7,6) verdünnt. Das pH wird dann auf 6,3 eingestellt. 10 mg Naphthol-ASD-Chloracetat in 1 ml Dimethylformamid lösen. Beim Zusammengeben der beiden Lösungen unter kräftigem Schütteln entsteht ein milchiger hellroter flockiger Niederschlag, der abfiltriert wird. Benutzt wird das klare rötliche Filtrat.

Vorgehen: Acrylateingebettete Schnitte müssen mindestens 3 Std. aufgezogen sein, dann wird das Acrylat 3mal mit Benzol entfernt, über eine Benzol-Alkoholmischung gelangt man in die absteigende Alkoholreihe. Paraffinschnitte werden normal entparaffiniert. In beiden Fällen kann man bei der Stufe des 80%igen Alkohol mit der Lösung nach KARDASEWITSCH (s. S. 39) Formalinniederschläge beseitigen. Bei Zimmertemperatur werden die Schnitte 30 min. in die Substratlösung gelegt. Entacrylatete Schnitte werden zwei weitere Male in frische Substratlösung für je 30 min. verbracht. Nach gutem Abspülen kann mit MAYERS Hämalaun (s. S. 105) gegengefärbt werden, bläuen in Leitungswasser, eindecken in Gelatinol.

Ergebnis: Mastzellen, neutrophile Promyelocyten und in schwächerer Weise die Myelozyten sind kräftig rot.

Lyasen – Synthetasen

Von dieser Gruppe können bisher nur wenige Fermente histochemisch nachgewiesen werden. Die **Carboanhydrase** (Carboanhydratase) steuert die Dehydratation von Kohlensäure oder bewirkt die Hydratation von Kohlendioxyd: $H_2CO_3 \rightleftharpoons H_2O + CO_2$. Diese auch spontan ablaufende Reaktion wird in Gegenwart des Fermentes stark beschleunigt, dessen wirksamster Inhibitor, das 2-Acetylamino-1,3,4-thiodiazol-5-sulfonamid (Diamox), schon in einer Konzentration von

10^{-6} mol zur vollständigen Inaktivierung führt. Der Nachweis des Fermentes beruht auf der Reaktion der entstehenden Kohlensäure mit Metallionen, die zu unlöslichen Präzipitaten führt. Neben Ca^{++} hat sich besonders Co^{++} bewährt (Häusler).

Lösung: Lösung I: 1 ml 0,1 mol Kobaltsulfat, 6 ml 0,05 mol Schwefelsäure. Lösung II: 1 g Natriumbicarbonat auf 50 ml 0,1 mol Natriumsulfatlösung geben. Lösung II wird über Lösung I gekippt und dann zu 30 ml dieser Lösung 2 mg Pril zugegeben.

Vorgehen: Noch gefrorene native Kryostat- oder Gefrierschnitte werden in eiskaltem Azeton 60–90 min. fixiert. Die Schnitte werden dann direkt vom Azeton auf die Oberfläche der frisch bereiteten Lösung verbracht, wo sie bei Zimmertemperatur (etwa 20 °) 90–120 min. schwimmend an der Oberfläche inkubiert werden. Nach 3 min. Auswaschen in Aqua dest. werden die Schnitte – ebenfalls mit Glashäkchen – zur Visualisation in verdünnte Ammoniumsulfidlösung übertragen, wo auf Grund ihres geringeren Löslichkeitsproduktes die Sulfidionen das Karbonat vom Kobalt verdrängen und leuchtend schwarzes Kobaltsulfid bilden. Nach Auswaschen mit Leitungswasser werden die Schnitte auf Objektträger aufgeklebt und in Glyzeringelatine eingedeckt. Der Detergentienzusatz (Pril – Bleyl u. Masch) zur Lösung muß so gering gehalten werden, daß die Schnitte überhaupt nicht untersinken, da die Reaktion nur an der Flüssigkeitsoberfläche abläuft.

Ergebnis: schwarze Präzipitate im sonst ungefärbten Gewebe nach Art der Imprägnation.

Fluorochromierung

Photolumineszenz heißt die Eigenschaft mancher Körper, das von ihnen absorbierte Licht in einer anderen Wellenlänge oder in Licht anderer Farbe wieder abzustrahlen. Man unterscheidet dabei fluoreszierende Körper, die nur während der Lichtbestrahlung das absorbierte Licht in anderes Licht verwandeln (z. B. Fluoreszein), und phosphoreszierende Körper, die das absorbierte und verwandelte Licht noch nach Aufhören der Lichtbestrahlung aussenden und daher nachleuchten (z. B. die Sulfide des Zink). Bei beiden Vorgängen werden nur kurzwellige, meist ultraviolette Strahlen in langwellige umgewandelt.

Das Prinzip der Fluoreszenz beruht darauf, daß in den Atomen einer Verbindung durch energiereiche Strahlung (z. B. UV-Licht) Elektronen auf ein kernferneres und damit höheres Energieniveau gebracht werden. Das Molekül gerät dadurch in einen „angeregten Zustand". Kehrt das Molekül nicht direkt in seinen energetischen Grundzustand zurück, sondern gibt es nur einen Teil der Energie wieder ab, so bleibt es am untersten Energieniveau des angeregten Zustandes. Wenn dieser Zustand 10^{-8} sec. besteht, wird dieser Teil der Energie als Fluoreszenzlicht emittiert. Danach hat das Molekül den Grundzustand wieder erreicht.

Bei der Fluoreszenzmikroskopie wird ultraviolettes Licht einer Quecksilberlampe (Wellenlängen 1850 und 2537 Å) bis zum Objekt durch besonders durchlässiges Glas (z. B. Quarz) geleitet, im Objekt entweder durch das Untersuchungsgut selbst oder durch einen Fluoreszenzfarbstoff teilweise in sichtbares Licht verwandelt und dann durch eine normale Mikroskopoptik unter Zwischenschalten eines Sperrfilters betrachtet. Obwohl normales Glas nur sehr wenig UV-Licht durchläßt, ist ein Sperrfilter zum Schutz der Augen und zur Erzeugung eines dunklen Hintergrundes erforderlich; auf diese Weise wird im objektfreien Bereiche des Blickfeldes das noch frei durchtretende UV-Licht zurückgehalten. Der Vorteil der Methode liegt darin, daß bereits Fluoreszenz nach kurzer Einwirkungszeit des Farbstoffes und bei Farbstoffkonzentrationen um 10^{-6} g⁰/₀ nachweisbar ist, während bei der Lichtmikroskopie mindestens 10 bis 10^{-3} g⁰/₀ erforderlich sind. Wegen der lichtschwachen, außerdem bei der UV-Bestrahlung verblassenden Lichterscheinungen muß in verdunkelten Räumen gearbeitet werden, und es wird gewöhnlich sofort photographiert.

Das zum Aufkleben von Schnitten verwendete Eiweißglycerin (siehe S. 87) und viele der gewöhnlichen Einschlußmittel (Balsam, Caedax, DePeX) zeigen ebenfalls eine Fluoreszenz; daher muß man synthetische Harze (Entellan — Merck) oder Paraffinöl, Wasser, Glycerin oder Zuckerlösungen zum Eindecken nehmen, wozu die Präparate (wie auf S. 20 beschrieben) umrandet werden müssen. Ferner verhindern pikrinsäure- und schwermetallhaltige Fixierungsflüssigkeiten die Fluoreszenz (z. B. Sublimat); man verwendet daher Formol, Formol-Alkohol oder CARNOYsches Gemisch (s. S. 44). Gutes Entparaffinieren ist notwendig, da Paraffinreste Fluoreszenz vortäuschen können.

Im Gegensatz zu den Farbstoffen der normalen Hellfeldmikroskopie, die man wegen der Farbwirkung bei durchfallendem Licht Diachrome nennt, werden die fluoreszenzwirksamen Farbstoffe als *Fluorochrome* bezeichnet. Sie gehören chemisch in die Gruppe der Xanthen-Derivate (Eosin, Erythrosin, Pyronin, Akridinrot, Fluoreszein, Rhodamin), der Akridin-Reihe (Akridinorange, Aurazin-G, Aurophosphin, Brilliantphosphin, Coriphosphin, Phosphin 3 R) oder sind keiner bestimmten Farbgruppe zuzuschreiben (Auramin, Thiazinrot, Thioflavin-S, Brilliantsulphoflavin, Berberinsulfat). Physikalisch-chemisch sollte man wie bei den Diachromen unterscheiden:

1. kationische oder basische (Akridinorange, Akridingelb, Coriphosphin, Fuchsin, Pyronin),

2. anionische oder saure (Brilliantsulphoflavin, Eosin, oxypyrentrisulfosaures Natrium) und

3. elektroneutrale undissoziierte und meist lipoidlösliche Fluorochrome (Rhodamin B).

Bei einer Verdünnung 1 : 10 000 beträgt die Färbezeit Sekunden bis wenige Minuten, wobei Farbstoff und Präparate nicht dem Sonnenlicht ausgesetzt werden dürfen (bleichender Effekt der UV-Strahlen). Unter **Eigenfluoreszenz** oder **primärer Fluoreszenz** versteht man die Eigenschaft lebender oder frisch entnommener Präparate, an bestimmten Strukturen ohne Vermittlung eines Farbstoffes bereits Fluoreszenz zu zeigen. Geeignet sind Kryostat- oder mit Messerkühlung gewonnene Gefrierschnitte von unfixiertem Material, die vom Messer direkt auf den Objektträger verbracht werden, um eine Verlagerung der fluoreszierenden Substanz zu vermeiden. Kollagenes Bindegewebe fluoresziert blaßblau, elastische Fasern hellblau, Nebenniere und Nebenschilddrüse blaßrosa. Farbenprächtige Eigenfluoreszenz entfalten vor allem viele botanische Objekte.

Eine **Sekundärfluoreszenz** kann durch Färben nativer oder fixierter Präparate oder Schnitte mit Stoffen erzeugt werden, die die Eigenschaft der Fluoreszenz erst in das Objekt hereinbringen. Eine solche Fluorochromierung ist nur sinnvoll oder erfolgreich, wenn damit eine fluoreszenzfarbliche Hervorhebung einzelner histochemisch definierter Strukturen gelingt (Eiweißkristalle, Öle, Fette, Zellkerne, Mitochondrien oder Mikroorganismen im Gewebe).

Vitalfluorochromierung

Wegen der sehr niedrigen Farbstoffkonzentration eignen sich Fluorochrome gut zur Vitalfärbung, da die Zellfunktionen nicht oder nur geringgradig beeinträchtigt werden.

1. Akridinorange

Man bereitet sich eine 0,1%ige Akridinorange-Stammlösung, der man gegen Schimmelpilzbildung etwas Karbolwasser zusetzt, und verdünnt sie zum Gebrauch 1 : 10 mit einer Blutersatzlösung (s. S. 5). Völlig reines Akridinorange, das nur wegen Beimengungen (verschiedene Marken im Handel) toxisch ist, ist in dieser Verdünnung unschädlich, so daß Zellen normal weiterleben können. Nach intravenöser Injektion oder nach Beträufeln lebender oder frisch entnommener Zellen oder Gewebe kann man schon nach wenigen Minuten untersuchen. Für Färbungen unter dem Mikroskop kann man die Lösung bei Benutzung eines Wasserimmersionsobjektivs direkt auf das Objekt bringen und das Objektiv eintauchen lassen. Lange Exposition im Fluoreszenzmikroskop schädigt überlebende Zellen, und die Farbe blaßt ständig ab (eventuell Nachträufeln).

Ergebnis: Dargestellt werden Granula durch Farbstoffspeicherung und Nukleinsäuren als Rotfluoreszenz, was bei lebenden Zellen reversibel ist und mit einer Blutersatzlösung ausgewaschen werden kann. Beim Zelltod wird die Fluorochromierung irreversibel. Lebendes Protoplasma wird nur bei Pflanzen grün, totes kupferrot, was durch höhere Farbstoffkonzentration zustande kommt (sog. STRUGGER-Effekt).

2. Brilliantsulphoflavin

Soll das i. v. zugeführte Fluorochrom nicht alle Zellen erreichen, so kann man das Molekül durch Koppelung an Trägermoleküle vergrößern. Bewährt hat sich uns eine Zusammenlagerung von Brilliantsulfoflavin (BSF) mit Albumin, wodurch man den Plasmastrom farbig markieren kann (Tafel IV, S. 121). Nach eigenem Rezept gelingt eine gut sichtbare Albuminmarkierung auf folgende Weise: 14 ml 0,85%iges NaCl, 3 ml 0,5 M Karbonat-Bikarbonatpuffer pH 9,0, 3 ml Aceton: unterkühlen und rühren, bis Eiskristalle erscheinen; 5 ml 5%iger Albuminlösung und 2 ml 0,5%iges in Aceton gelöstes BSF zugeben: 18 Stunden bei 4 Grad rühren. Reinigung von überschüssigem BSF geschieht durch Gelfiltration. Die Lösung muß bald benutzt werden, da BSF nur nach Art einer Gleichgewichtsreaktion an Albumin gekoppelt ist. Nach der Trennung des freien BSF durch Gelfiltration wird wieder langsam freies BSF abgegeben. Solche Bindungsvorgänge an Bluteiweißkörpern sind seit langem bekannt (BENNHOLD).

3. Tetracycline zur Knochenmarkierung

Auf Grund ihrer Affinität zu zweiwertigen Ionen lagert sich das Breitbandantibiotikum Tetracyclin an die Calcium-Ionen von im Aufbau befindlichen Knochen sowie Dentin und Zement der Zähne. Durch Komplexbildung bleibt das Tetracyclin in diesen Gewebsabschnitten jahrelang fixiert und kann durch Gelbfluoreszenz im UV- oder Blaulicht die Wachstumszone in unentkalkten Knochen und Zähnen markieren. Durch zwei mehrtägige Tetracyclingaben innerhalb eines bekannten Zeitraumes kann fluoreszenzmikroskopisch das Volumen des Knochenanbaues pro Zeiteinheit berechnet werden.

Durch basisches Fuchsin wird nicht verkalktes Gewebe oder untermineralisierter Knochen gefärbt (Mineralisationsgrad $< 80\,\%$). Osteoide Säume, Osteozyten und Canaliculi lassen sich intensiv rot färben. Dadurch kann man bei zusätzlicher Fuchsinfärbung des tetracyclinmarkierten Knochens eine semiquantitative Aussage über den Grad der Mineralisation machen. Da Fuchsin bei monochromatischer Grünlichtbeleuchtung (546 mμ) rotes Fluoreszenzlicht emittiert, lassen sich beide Verfahren kombinieren (Eichler und Walter).

Vorgehen: Einem Patienten wird 3 Tage lang je 1,0–1,75 g Tetracyclin (Aureomycin, Reverin, Terramycin) in unterteilten Dosen verabreicht. Versuchstiere erhalten 0,1 bis 0,01 g/kg Körpergewicht. Nach 10 Tagen Pause wird die gleiche Tagesdosis während 6 Tagen appliziert („3-10-6-Markierung" nach Frost). Drei Wochen später werden eine Knochenprobe aus dem Beckenkamm mit der Hohlfräse nach Burkhardt oder die vorderen 5 cm der 11. Rippe in Lokalanästhesie entfernt und in 40%igem Alkohol fixiert. Man bekommt auch schon brauchbare Ergebnisse nach nur 3tägiger Tetracyclingabe und Biopsie am 5. Tag (Vittali). Reines Formalin ist zur Fixierung ungeeignet. Will man eine formalinhaltige Lösung verwenden, so sollte man ansetzen: 324 ml 37%iges Formalin (p. a.), 540 ml 99%igen Alkohol, 130 ml Na-Barbital-Puffer pH 7,3, 6 g Glukose; anschließend aufsteigende Alkoholreihe (Einbettung s. S. 67). Dieses Verfahren ist vor allem bei cytologischen Knochenuntersuchungen zu empfehlen.

Man beginnt die Stückfärbung mit der aufsteigenden Alkoholreihe, wobei jeder Stufe 0,1–0,5%iges Fuchsin zugesetzt wird (Verweilzeit je 1–2 Tage): Auswaschen des überschüssigen Fuchsins durch die 2–3 Portionen Xylol in 1–2 Tagen. Einbetten in Methacrylat (s. S. 67), wobei man hier für Infiltration und Einbettung folgende Mischung verwendet: 100 ml Methylmethacrylat (stabilisiert), 20 g Polyäthylenglykol-distearat (MG 1540), 14 ml Dibutylphthalat, 2 g Benzoylperoxyd. Die Blöcke können gesägt und geschliffen werden und lassen sich mit dem Serienschnittmikrotom Jung 1130 auf 1–5 μ dünn schneiden (Frost, Schenk).

Ergebnis: Bei Blaulicht-Anregung mit Quecksilberlampe zeigt der markierte Knochen gelbe, der unmarkierte grüne Fluoreszenz. Untermineralisierter Knochen, osteoide Säume, Osteozyten, nicht verkalktes Gewebe rot.

Zur **Bestimmung des Wachstums** mißt man die durchschnittliche Entfernung des Zentrums zweier Tetracyclinmarkierungslinien in Mikrometer aus. Daraus errechnet man die Appositionsrate durch Division mit der Zeit, die sie trennt (Norm: 0,9 ± 0,3 μ/Tag). Ferner kann man noch die Osteoidsäume, Resorptionshöhlen und die Tetracyclinmarken auszählen sowie die Wanddicke der Osteone und den Umfang der Osteoidsäume messen (Frost u. Mitarb.). Durch die zusätzliche Fuchsinfärbung erscheinen untermineralisierter Knochen und Osteozyten im Hellfeld und UV-Licht rot (für die komplizierte kombinierte Blau-grün-Anregung s. Eichler und Walter).

Zur Dentinmarkierung erhalten die Versuchstiere vier gleiche Mengen Tetracyclin (20 mg/kg Körpergewicht) in Abständen von 72 Stunden. An Zahnschliffen erhält man fluoreszierende Ringe von 8 μ Breite (Keil u. Mitarb.).

Schnittfluorochromierung

Werden fixierte Präparate auf primäre oder sekundäre Fluoreszenz untersucht, so verbringt man Gefrierschnitte unmittelbar in die Färbelösung. Vorzugsweise eignen sich zur Fixierung 10%iges Formol, Formol-Alkohol oder CARNOYsches Gemisch (s. S. 44). Generell sollte man bei Verlängerung der Färbezeit die Farblösung stärker verdünnen (bis 1 : 1 000 000). Ein Übertreten des Farbstoffes nach dem Färben und Auswaschen kann durch 10 Minuten langes Einstellen in 4%iges Formalin verhindert werden. Benutzt man die Alkoholreihe und Xylol, so muß man vorher etwas überfärben, da durch Alkohollöslichkeit der Fluorochrome Farbverluste entstehen.

Akridinorange (z. B. Nachweis eines Herzinfarktes) (Tafel IV, S. 121)

Lösung: Akridinorgane 1:10 000 in Veronal-azetatpuffer pH 5,0. Pufferlösung: 50 ml Lösung I + 30 ml 0,1 n HCl + 20 ml 8,5%iges NaCl auf 250 ml mit Aqua dest. auffüllen; Lösung I: 19,43 g Na-azetat · $3H_2O$ + 29,43 Barbital-Na in 1000 ml Wasser lösen.

Vorgehen: formalinfixierte, gut entparaffinierte Herzmuskelschnitte 10 min. in die Akridinorange-Lösung, mit dem Puffer nachspülen, eindecken.

Ergebnis: normale Herzmuskulatur goldorange, Infarkt grün, Erythrozyten grün. Der Farbumschlag wird durch das im Infarktgebiet vorhandene saure pH verursacht.

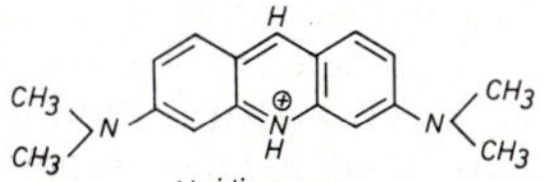

Akridinorange

Akridinorange (zum Nachweis von Tumorzellen)

Besonders im Liquor sind Tumorzellen durch Giemsa-, Pappenheim- oder Papanicolaou-Färbung schwer darzustellen. Infolge des erhöhten RNS-Gehaltes in Cytoplasma und Nukleolen ermöglicht die Rotfluoreszenz von Akridinorange eine Differenzierung von Tumorzellen gegenüber gutartigen Zellen (BERTALANFFY, SPAAR u. MUNZ).

Lösungen: 0,01%iges Akridinorange in Phosphatpuffer pH 5,73 (45 ml 1/15 M NaH_2PO_4 + 5 ml 1/15 M Na_2HPO_4), 0,1 M $CaCl_2$. Beides täglich frisch ansetzen.

Vorgehen: luftgetrocknete, in Äther/Alkohol fixierte Zellausstriche:

1. über 100 % – 70 % – 50 % Alkohol in 1%ige Essigsäure für 30 sec.

2. Phosphatpuffer pH 5,73 für 1 min.
3. gepufferte Akridinorangelösung für 3 min.
4. Phosphatpuffer 2—30 min.
5. $CaCl_2$-Lösung für 1—2 min.
6. mit Phosphatpuffer abspülen
7. feucht oder in DePeX eingedeckt im Fluoreszenzmikroskop ansehen.

Ergebnis: Cytoplasma und Nukleolen von Tumorzellen zeigen kräftige Rot-Orange-Fluoreszenz, Kerne Grün-Gelb-Fluoreszenz.

Coriphosphin (zur Kernfärbung)

Vorgehen: Formalinfixierte, gut entparaffinierte Schnitte für 1—2 Minuten in eine 0,1%ige wäßrige Coriphosphin-O-Lösung stellen. Waschen in Wasser, bis keine Farbwolken abgehen, eindecken.

Ergebnis: Zellkerne gelb, Zytoplasma blaßgelb, Schleim orangerot, Knorpel rot, Muskulatur blaßolivgrün, Markscheiden gelb, elastische Fasern grün, Fett gelbgrün bis blaugrün, kollagene Fasern mit blauer Eigenfluoreszenz.

Wenn man zu 2 Teilen 0,1%igem Coriphosphin 1 Teil 0,1%iges basisches Fuchsin hinzufügt (Färbezeit 1/2 bis 1 1/2 Minuten), kann man eine Doppelfluorochromierung mit Rotfluoreszenz des Zytoplasma erreichen.

Auramin-Rhodamin (zur Fluoreszenzfärbung von Tuberkelbakterien) Jede Methode, die das Auffinden der Tuberkelbakterien im Schnitt erleichtert, bedeutet eine Arbeitsersparnis und gibt größere Sicherheit vor allem der negativen Aussage. Fluoreszierende Stäbchen auf dunklem Grunde sind leicht zu erkennen.

Lösung: 1,5 g Auramin, 0,75 g Rhodamin BNS, 75 ml Glycerin, 10 ml Phenolwasser und 50 ml Wasser mischen.

Vorgehen: entparaffinierte Schnitte aus dem Wasser:

1. Farblösung 10 min. bei 60° über einem Dampfbad
2. kurz spülen in Leitungswasser
3. HCl-Alkohol 2 min (0,5 % HCl in 70 % Alkohol)
4. spülen in Leitungswasser
5. Gegenfärbung 0,5%iges K-permanganat 2—5 min.
6. spülen, trocknen, direkt mikroskopieren.

Ergebnis: Säurefeste Stäbchen fluoreszieren goldgelb-grünlich. Es gibt zahlreiche Modifikationen dieser Methode.

Immunfluoreszenz

Durch die Möglichkeit, Fluorochrome an Antikörper zu koppeln (Coons und Kaplan), lassen sich spezifische Antigen-Antikörper-Reaktionen in histologischen Schnitten sichtbar machen, was zu einer Domäne der Fluoreszenzmikroskopie geworden ist. Bei der Bindung von Fluoreszeinisocyanat oder Lissamin-Rhodamin an das Antikörperglobulin behält dieses seine immunologische Reaktionsfähigkeit. Hierdurch können die Gammaglobulin- und Antikörperbildung in Zellen, der Serumgehalt an zirkulierenden Antikörpern und gewebsgebundene Antigen-Antikörper-Komplexe sichtbar gemacht werden.

Bei der *direkten Methode* (Abb. 43 a) werden zunächst mit Hilfe einer Immunisierung von Versuchstieren spezifische Antiseren hergestellt (Gammaglobulinfraktionen gegen Bakterien, Lungen-, Nierengewebe etc.), die dann mit dem Fluorochrom gekoppelt werden. Bei der Einwirkung dieses Antiserum auf den unfixierten oder (bei wasserlöslichen Antigenen) mit Aceton oder Alkohol fixierten Schnitt kommt durch die Antigen-Antikörper-Reaktion das Fluorochrom an den Ort des Antigens im Gewebe und stellt dieses dar. Mit Hilfe von spezi-

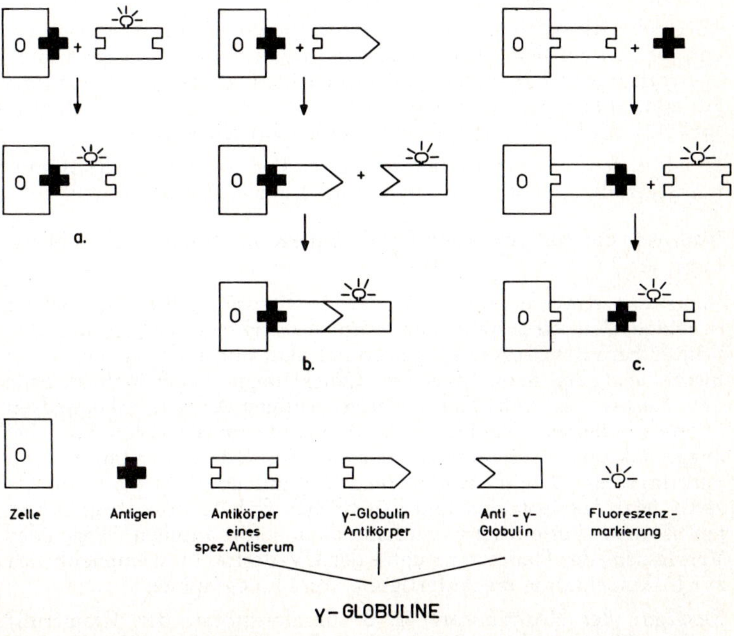

Abb. 43 Schema der Reaktionen des immunbiologischen Fluoreszenzverfahrens nach Coons und Kaplan.

fischen fluorochromierten Anti-Gammaglobulinseren (z. B. gegen menschliches IgG-Globulin) lassen sich die Orte der Gammaglobulinproduktion oder Gammaglobulinablagerungen (z. B. im Glomerulus) färberisch darstellen. Hierdurch kann entweder mit einem bekannten Antiserum ein unbekanntes Antigen in einem Organ ermittelt werden: mit einem tierexperimentell erstellten und in seinen Eigenschaften bekannten Anti-Gammaglobulinserum können in einer Biopsieprobe (Magenschleimhaut, Leber, Niere) unbekannte Antigene sichtbar gemacht werden. Oder ein in seiner Spezifität unbekanntes Antiserum wird durch Bindung an bekannte Gewebsbereiche definiert: das Serum eines Patienten, dessen unbekannte Antikörper mit einem Fluoreszenzfarbstoff konjugiert wurden, wird durch die Bindung an Strukturen in Kryostatschnitten beliebiger Tierorgane genau charakterisiert. Der Nachweis zellgebundener Antikörper oder gewebsgebundener Antigen-Antikörperkomplexe oder die Lokalisation von Autoantigenen im Gewebe gelingt am besten mit käuflichem fluorochromiertem Antibeta-1 C-Reagenz oder Kaninchen-Antihuman-Gamma-G-Globulin.

Nachweis zirkulierender Antikörper im Patientenserum

Vorgehen: Kryostatschnitte von Tierorganen oder von Autopsieorganen werden auf dem Objektträger mit Patientenserum überschichtet, das vorher mit Fluoreszeinisothiocyanat konjugiert worden war, und 30 min. inkubiert. Nach mehrfachem Waschen mit Barbitalpuffer (pH 7,2) wird in Glyzerin/Barbitalpuffer (āā) eingebettet.

Resultat: leuchtende Grünfluoreszenz an den Strukturen des Schnittes, gegen die im Patientenserum Antikörper vorhanden waren.

Nachweis der Antigen-Antikörperkomplexe in Organen (z. B. Niere, Leber etc.)

Vorgehen: Kryostatschnitte werden in Phosphatpuffer bei pH 7,2 beliebige Zeit eingestellt und nach dem Herausnehmen um den Schnitt herum so sorgfältig getrocknet, daß nur das Präparat feucht bleibt. Auf den flach liegenden Objektträger tropft man im Falle des Nachweises von glomerulären Antigen-Antikörperkomplexen fluorochromiertes Kaninchen-Antihuman-Gamma-G-Globulin, bei anaphylaktischen Immunphaenomenen Antibeta-1 C-Reagenz und verbringt für 30 min. in eine feuchte Kammer (nicht trocknen lassen!). Man läßt ablaufen und wäscht mehrfach 10 min. sorgfältig in jeweils neuer Pufferlösung und kann dann sofort ansehen. Wegen des Verblassens der Fluoreszenz unter der UV-Bestrahlung empfiehlt sich zur Dokumentation die Anfertigung von Photographien.

Resultat: der Reaktionsort (z. B. Basalmembran der Glomeruli) leuchtend hellgrün bis gelbgrün (je stärker die Reaktion, desto gelber die Farbe), Hintergrund schwarz (bei richtigem Filter UG 1, UG 1,5).

Bei der *indirekten Methode* (Abb. 43 b u. c) werden zunächst einige Tropfen eines zu untersuchenden spezifischen Antiserums (z. B. eines Patienten) auf einen histologischen Schnitt gegen ein im Gewebe vorhandenes bekanntes Antigen gegeben, wobei durch eine Antigen-Antikörper-Reaktion das Gamma-Globulin des Antiserums im Gewebe nicht sichtbar gebunden werden kann. Nach gründlichem Waschen überschichtet man mit einem *fluorochromierten Antiglobulinserum* erneut. Dabei wird dieses an der Gamma-Globulineigenschaft des vorher gebildeten Antigen-Antikörperkomplexes zusätzlich angelagert (sog. double-layer- oder sandwich-Technik). Hat man in der ersten Schicht einen bekannten Antikörper (Abb. 43 c), erhält man Auskunft über Gewebsantigene; über ein im Gewebe bekanntes Antigen (Abb. 43 b) wird ein im Serum zirkulierender Antikörper charakterisiert. Fluorochromierte Antiseren (z. B. Ziegen-Antihuman-Beta-1 C-Globulin, Ziegen-Antihuman-Gamma-A- oder Gamma-M-Globulin, Kaninchen-Antihuman-Gamma-G-Globulin, Kaninchen-Antimeerschweinchenglobulin) sind im Handel (Firma Travenol). Zur eigenen Antiserumherstellung sei auf STEFFEN verwiesen.

Nachweis zirkulierender Antikörper im Patientenserum (z. B. antinukleäre Antikörper)

Vorgehen: Da die meisten Zellkern-Autoantikörper weder spezies- noch organspezifisch sind, bedient man sich am besten Rattenleber- oder Schilddrüsenkryostatschnitte, die man in einem Phosphatpuffergemisch (pH 7,2) bei einer Konzentration von 0,9 % NaCl über einige Stunden vorrätig halten kann. Nach der Herausnahme wäscht man den Objektträger sorgfältig trocken, so daß nur die Schnitte feucht bleiben. Auf den flach liegenden Objektträger tropft man 50 μl des Patientenserum und inkubiert für 30 min. in einer feuchten Kammer bei Zimmertemperatur. Dann läßt man ablaufen und wäscht 2mal je 10 min. in Phosphatpufferlösung. Nach erneutem Trockenwischen tropft man auf die feuchten Schnitte das fluoreszeinmarkierte Antiglobulinreagenz (z. B. Kaninchenantihuman-Gamma-G-Globulin) und inkubiert erneut 30 min. bei Zimmertemperatur in einer feuchten Kammer. Man läßt wiederum ablaufen und wäscht zweimal je 10 min. mit Phosphatpuffer und kann sofort im Fluoreszenzmikroskop ansehen oder in Entellan eindecken.

Resultat: Waren im Patientenserum antinukleäre Antikörper vorhanden, so zeigen die Leberzellkerne eine gelbgrüne Fluoreszenz.

Histometrie

Bei der Beurteilung des quantitativen Anteiles verschiedener Gewebsstrukturen (z. B. Zellkernvolumen : Zytoplasmavolumen, Tubuluszellfläche : Tubuluslumenfläche) unterliegt der optische Eindruck des

Betrachters leicht Täuschungen. Besonders für die richtige Abschätzung eines gegenüber der Norm verminderten oder vermehrten Strukturanteils im Rahmen pathologischer Prozesse ist die Diagnose, vor allem aber eine wissenschaftliche Auswertung auf dem Boden eines Eindrucks nicht ausreichend zu fundieren. Was sich messen und wiegen läßt, sollte heute bei wissenschaftlichen Untersuchungen durch eine statistische Berechnung dem Bereiche der Zufälligkeit entzogen werden. Hierfür benutzt man Meßmethoden, die Linien, Flächen oder Volumina quantitativ erfassen. Diese Gewebsvermessung, Histometrie, führt bei Vergleichsbestimmungen zu nur relativen Verteilungen (Angabe in %). Bei Verwendung geeichter Meßinstrumente kann man zu objektiven Zahlen kommen (Angaben meist in μm, μm^2, μm^3). Bei Kenntnis der Gesamtausdehnung können Prozentangaben eventuell in absolute Zahlen umgerechnet werden.

Für histometrische Untersuchungen sind einige Voraussetzungen zu beachten. So ist eine technisch besonders sorgfältige Gewebeaufarbeitung zu fordern. Größte Gefahren sind Schrumpfung und Verwerfung (s. S. 46). Vor allem für die Angabe in absoluten Meßgrößen muß man wissen, daß es leider praktisch kein schrumpfungsfreies Arbeiten gibt. Bei der Gefriertrocknung soll die Schrumpfung am geringsten sein. Für prozentuale Flächenänderungen als Folge verschiedener Fixierung oder Einbettung s. Tab. 6, S. 47. Eine bisher akzeptierte Behelfslösung ist die Forderung, stets unter identischen Bedingungen das Gewebe zu fixieren, einzubetten, zu schneiden und zu färben. Der Fehler bleibt dann eventuell vermeintlich gleich; in Wahrheit braucht dies nicht unbedingt zuzutreffen. Denn wenn Schnitte eines pathologischen mit einem normalen Gewebe histometrisch verglichen werden sollen, hat man die Schrumpfung z. B. wegen eines unterschiedlichen Wassergehaltes auch bei identischer Bearbeitung nicht unter Kontrolle. Die Verwendung verschiedener Fixierungsflüssigkeiten macht exakte Angaben unmöglich und sollte stets unterbleiben. Nur in Notfällen (unwiederbringliches Material) kann man sich für den Vergleich mit einer „Fixationskonstanten" behelfen, die als Faktor auf eine Lösung A bezogen in die Werte der stärker geschrumpften Meßzahlen der Lösung B eingeht (Mittelwert A = K · Mittelwert B, Jahnecke u. Jahnecke).

Geht es um exakte Absolutzahlen, so ist man auf „innere Standards" angewiesen. Man muß eine im Gewebe vorhandene Struktur, deren wahre Ausdehnung durch andere Verfahren, z. B. in vivo-Beobachtung, bekannt ist, als Bezugsgröße nehmen und das System daran eichen (Erythrozytendurchmesser, Haemosiderinkristall). Im Regelfall wird man sich aber mit dem identischen Aufarbeitungsverfahren zufriedenstellen müssen, als Fixierungsflüssigkeit 4–10%iges Formalin verwenden und postulieren, daß die erfolgte Schrumpfung vernachlässigt werden kann.

Ist eine Struktur beliebig häufig in einem einzelnen Schnitt vertreten (Glomeruli und Tubuli in einem Nierenschnitt) und ist dieser von pathologischen Veränderungen frei oder sind die krankhaften Prozesse gleichmäßig diffus vorhanden, so kann man an einem einzigen Präparat die gewünschte Zahl von Messungen durchführen. Bessere Resultate werden erzielt, wenn man an mehreren Stufenschnitten (s. S. 76) mißt. Die Richtung der Schnittebene ist statistisch frei wählbar. Bei linearen oder flächigen Strukturen erhält man bei Schnittführung senkrecht zu dem Meßobjekt die repräsentativste Aussage. Größere Flächen liefert natürlich der Schrägschnitt. Bei krankhaften Gewebsveränderungen muß herdförmiges Vorkommen ausgeschlossen oder bei Berücksichtigung nur der Herde dieses gesondert hervorgehoben werden. Jeder ausgemessene Schnitt sollte ein repräsentativer Querschnitt der Struktur sein.

Mit Ausnahme des Rasterverfahrens müssen die Schnitte so dünn angefertigt werden, daß die Schnittdicke ein Viertel des sogenannten *Äquivalentdurchmessers* (= Durchmesser einer der vermessenen Struktur volumengleichen Kugel) unterschreitet. Dies ist der Durchmesser jener Kugel, die dem Volumen der vermessenen Struktur entspricht: Tubulusepithelzelle rund 14 μm Kantenlänge (= etwa 2800 μm^3), Äquivalentdurchmesser rund 16 μm, geforderte Schnittdicke mindestens 4 μm dünn. Die Berücksichtigung des Äquivalentdurchmessers ist notwendig, da wegen der Tiefenschärfe des Objektives sonst Querschnitte von Objekten in verschiedenen Beobachtungshöhen des Schnittes registriert werden, wodurch das Resultat verfälscht wird. Man sollte aus diesem Grund Objektive mit hoher Apertur (= geringe Tiefenschärfe) nehmen, damit die Dicke der vermessenen Schicht sich Null nähert (Weibel u. Elias).

Für die photographische Planimetrie nach Burck oder die Auswertung mit dem Classimat benötigt man wegen der Schwarz-Weiß-Bilder oder wegen der Schwarz-Weiß-Fernsehkamera Färbungen, die sich in ihren Grauwerten stark unterscheiden. So sind die HE- oder v. Gieson-Färbung für die Bildanalyse nicht geeignet, während die Trichromfärbungen, vor allem nach Masson-Goldner, und enzymhistochemische Reaktionen (Eisenfärbung, ATPase-Reaktion) sich gut auswerten lassen.

I. Relative Verfahren

Prozentuales Auszählen

Bestes Beispiel ist das Differentialblutbild mit seinen Prozentangaben. Nach dem gleichen Prinzip kann man auch die Leukozytenverteilung in einem Gewebsschnitt ermitteln. Für exakte Angaben müssen mindestens 300 Zellen differenziert werden.

In analoger Weise kann man zum Beispiel in einem Nierenschnitt die Größe des juxtaglomerulären Apparates wenigstens teilweise quantifizieren. Man nimmt an, daß normalerweise nur wenige epitheloide Zellen mit geringer Raumausdehnung dem Glomerulus benachbart liegen. Die Chance, dieses kleine Volumen im histologischen Schnitt zu treffen, ist gering (an 10–15% der Glomeruli eines Schnittes normalerweise erkennbar). Sind die epitheloiden Zellen nach Zahl und/oder Volumen vermehrt, so ist die Chance größer, sie gemeinsam mit dem zugehörigen Glomerulus anzuschneiden (in sogenannten Drosselnieren bis zu 30%). Die Zunahme der Trefferhäufigkeit hängt von der Volumenausdehnung ab und ist daher ein semiquantitatives Maß für einen Größenzuwachs.

Bei krankhafter Organvergrößerung kann das Problem eine Rolle spielen, ob sich die einzelnen Zellen nur in ihrem Volumen vergrößert haben (Hypertrophie), oder ob es zu einer Zunahme auch der Zellzahl gekommen ist (Hyperplasie). Orientierend kommt man hier zu semiquantitativen Angaben, wenn man die Zellzahl pro Blickfeld bei gleicher Vergrößerung ermittelt (z. B. Herzmuskel, Nebennierenrinde). Entsprechend lassen sich Zelluntergänge (Atrophie, Nekrosen) quantifizieren. Die Nervenzellzahl des Rückenmarksquerschnittes in den einzelnen Segmentabschnitten ist auf diese Weise einer einfachen Eindrucksbeurteilung zu entziehen (z. B. bei spinaler Kinderlähmung). In Ultradünnschnitten und elektronenmikroskopischen Bildern kann man analog die Zahl der Einzelstrukturen (s. S. 14) auszählen und unter zwei Versuchskollektiven vergleichen.

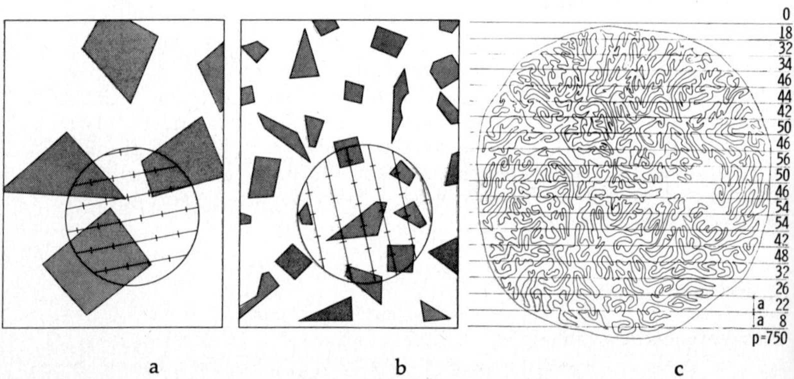

Abb. 44 Punktnetz des Integrationsokular I über Strukturen bei zu starker (a) und richtiger (b) Vergrößerung (mittlerer Teilchendurchmesser = Netzpunktabstand). — c. Tubenquerschnitt mit Integrationsstrichplatte zur Oberflächenbestimmung (rechts: Trefferzahl) (Fa. Zeiss).

Punktzählverfahren

Zur Ermittlung *relativer Flächenverteilungen* projiziert man durch Einlegen in das Mikroskopokular ein asymmetrisches oder symmetrisches Punktnetz über die Gewebsstruktur. Da es der Summierung (= Integration) der einzelnen Teilflächen dient, wird es bei rundem Auswertungsfeld Integrationsokular (Abb. 44) bei quadratischem Integrationsplatte (Fa. Zeiss oder Fa. Leitz) genannt. Das Netz kann 25, 100, 121, 169, 400 oder 900 Punkte enthalten. Zur bequemeren Orientierung beim Zählen sind die Punkte (= Kreuze) durch gerade Linien verbunden. Das Zählfeld ist kleiner als das Blickfeld. Bei binokularen Mikroskopen braucht man nur eine Platte. Nach Scharfeinstellung zählt man ohne Änderung der Mikrometerschraube die Netzpunkte, die in die Flächenstückchen fallen (= Treffer). Man setzt die Trefferzahl mit der Gesamtpunktzahl in ein prozentuales Verhältnis. Da das Resultat mit steigender Punktzahl genauer wird, wäre ein engmaschigeres Netz exakter; es besteht aber die Chance des Verzählens. Daher kann man die Punktzahl (= Genauigkeit) erhöhen, indem man entweder durch Drehen des Okularnetzes mehrfach das gleiche Netz in verschiedener Orientierung der Linien über dasselbe Blickfeld bringt oder indem man mehrere verschiedene Blickfelder wählt. Man sollte immer den gesamten interessierenden Präparatabschnitt einigermaßen gleichmäßig erfassen. Man ermittelt die Gesamtzahl der Treffer (N_T); die Zahl der Einstellungen ergibt mit z. B. 25 multipliziert die Gesamtpunktzahl (N_P). $N_T : N_P$ ist der Näherungswert für das Flächenverhältnis $F_T : F$, dessen Genauigkeit mit N_P steigt. Enthält das Präparat mehrere verschiedene interessierende Flächen, so ermittelt man N_{T_1}, N_{T_2}, N_{T_3} etc. Für gültige Ergebnisse kommt es unter der Voraussetzung einer repräsentativen Probenwahl und eindeutiger Identifizierung der Einzelkomponente auf die Wahl der günstigsten Vergrößerung an, für die auf Grund fehlerstatistischer Berechnungen gilt, daß der durchschnittliche Durchmesser der gemessenen Fläche etwa gleich einem Meßpunktabstand sein soll und daß höchstens zwei Punkte gleichzeitig in diesselbe Teilfläche fallen (Fehlerabschätzung und -berechnung s. Hennig, 1956, Neurer, Weibel u. Elias, Gahm) (Abb. 44).

Das Verfahren eignet sich ebenso zur Bestimmung von Volumenprozenten, da sich Flächenanteile zueinander so verhalten, wie ihre Volumina (Prinzip von Delesse).

Vorgehen: Mikroskop nach Köhlerschem Prinzip ausleuchten. Günstige Vergrößerung wählen. Mit überschlägigem auf 100 Testpunkte bezogenem Flächenanteil wird die Anzahl der zur statistischen Aussage nötigen Testpunkte ermittelt. Hierzu benutzt man die Formel

$$S\,(\%) = \frac{100}{\sqrt{P_T}} \cdot \frac{P_T}{P} \quad (\%),$$

wobei S die Standardabweichung in %, P_T die Zahl der Trefferpunkte und P die Gesamtzahl der Punkte ist. Um die erforderliche Gesamtpunktzahl für eine gewünschte Genauigkeit (z. B. S = 1 %) zu erhalten, wird umgeformt in

$$P = \frac{100}{\sqrt{P_T}} \quad \frac{P_T}{S}$$

Nach der Auszählung von P Gesamtpunkten kann man statistische Berechnungen beginnen.

Elektronische Bildanalyse

Der LEITZ-Classimat verbessert und vereinfacht das klassische Integrations- oder Punktzählverfahren mit Hilfe der Fernseh- und Computertechnik. Mit Hilfe eines Mikroskops wird ein qualitativ gutes Bild auf die lichtempfindliche Schicht einer Fernsehaufnahmeröhre projiziert und in entsprechende Signalfolgen umgewandelt. Ein Oszillator erzeugt „Rasterpunkte". Durch die Rasterfrequenz entsteht ein feinmaschiges Netz, das dem Punktzählverfahren entspricht. Die Bildabtastung geschieht mit einem Zeilenhin- und rücklauf. Man wählt eine bestimmte Objektphase an Hand der Grauwerte aus und es werden nur die Punkte gezählt, die auf diese Phase fallen. Diese Anzahl wird zu der Gesamtrasterpunktzahl ins Verhältnis gesetzt und ergibt so den prozentualen Anteil. Da auch der Objekttisch automatisch gesteuert werden kann, spart man sehr viel Zeit (für viel Geld). (Einzelh. s. KAMIN u. Mitarb.).

Raster-Verfahren (Schnittpunktzählung)

Oberflächenmessungen (z. B. von Querschnitten eines Eileiters) stützen sich auf die Definition von Raumflächen als Maß der Raumgeraden, die diese Flächen durchstoßen (HENNIG, 1956) und sind nur unter der Bedingung regelloser Anordnung im Raum durchführbar. Hierzu nimmt man ein Integrationsokular II, das gegenüber dem Typ I (Abb. 44) in vier Teilstrecken zu 1/5 und zwei Teilstrecken zu 1/10 in konstantem Abstand a unterteilt ist. (Längeneichung durch Objektmikrometer = L = das Fünffache einer der vier größeren Linien). Man arbeitet genau wie bei der Treffermethode und registriert die Schnittpunkte von Raster und biologischer Oberfläche. Sind die Trennwände wie bei Lungenalveolarwänden sehr dünn, so ist zu beachten, daß der Schnittpunkt doppelt wertet, da die Oberfläche beidseits respiratorisch wirksam ist. Die Gesamtzahl der ermittelten Schnittpunkte P wird durch die Zahl der Okulareinstellungen dividiert (Pm = Mittel der Schnittpunkte). Mit L und P_m geht man in die Formel der Oberfläche (O) ein:

$$O = 2\,V \cdot \frac{P_m}{L}$$

Das Volumen (V) des Präparates muß entweder bestimmt oder errechnet werden (bei senkrechten Seitenflächen: Schnittfläche mal Höhe). Eine spezifische Oberfläche kann dadurch angegeben werden, daß man nur die Fläche mißt (H = 1). (Einzelheiten s. HENNIG, 1958).

II. Absolute Verfahren

Während es sich bei den relativen Meßmethoden um Zählungen handelt, sind zur Angabe absoluter Größen (in µm, µm², µm³) Gewebsmessungen notwendig. Die ersten Verfahren der Längenmessung durch Noniuseinteilung der präzise verschiebbaren Kreuztische und der daraus entwickelten Tische mit Flächensummation (sogen. Intergrationskreuztische) werden nur noch selten benutzt.

Zu Längen- oder **Streckenmessungen** werden Okularmikrometer mit feststehendem Meßstab oder Schraubenmikrometer mit beweglicher Markierung genommen. Zur Eichung ist ein Objektmikrometer notwendig (Einzelheiten s. MÖLLRING, MICHEL), wobei Objekt- und Okularmikrometer zur Deckung gebracht werden. In Abb. 45 entsprechen 70 Intervalle des Okularmikrometers (links) 400 µm des Objektmikrometers (rechts), also entspricht hier 1 Intervall des Okularmikrometers 5,7 µm. Das Schraubenmikrometer ermöglicht genauere Längenmessungen (z. B. zur Bestimmung der PRICE-Jones-Kurve) (Einzelheiten entnehme man den jeweils beigefügten Gebrauchsanleitungen).

Für **Flächenmessungen** hat man sich bisher im wesentlichen des ABBEschen Zeichenapparates für monokularen Tubus bedient. Beim Blick durch das Gerät auf eine untergelegte Zeichenfläche wird seitlich das mikroskopische Bild eingespiegelt und der Zeichenfläche überlagert (Abb. 46). Mit einem spitzen Bleistift wird die gewünschte Fläche genau entlang ihrer Begrenzung umfahren. Fehler können durch Parallaxe oder bei unruhigen Trennlinien durch ungenaues Nachzeichnen entstehen. Auch hier wird mit einem Objektmikrometer geeicht.

Genauer und zeitsparend ist unser eigenes Verfahren der *photographischen Planimetrie* (BURCK, 1967). In geeigneter Vergrößerung photographiert man mit einem Photomikroskop die zu messenden Präparatausschnitte. Das erste Bild jeden Filmes soll ein photographiertes Objektmikrometer sein. Bei der Vergrößerung der Negativbilder wählt man mit Hilfe des photographischen Vergrößerungsapparates und einem Zentimetermaß unter Benutzung des ersten Filmbildes ein ganzzahliges Vergrößerungsverhältnis (z. B. bei 1 : 400 entspricht 1 mm des Photogrammes 2,5 µm in Präparat). Parallaxe und Verzeichnung sind ausgeschlossen, und man besitzt objektive Dokumente, die jeder nachmessen kann.

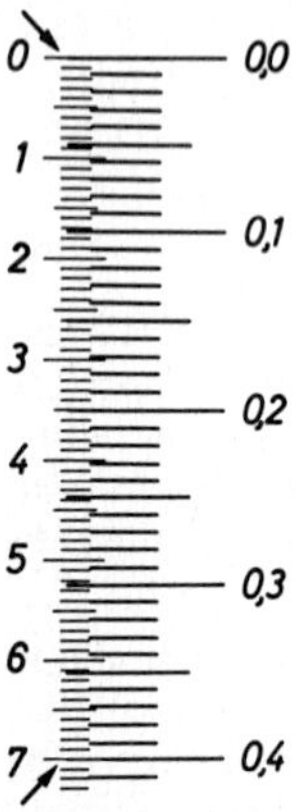

Abb. 45

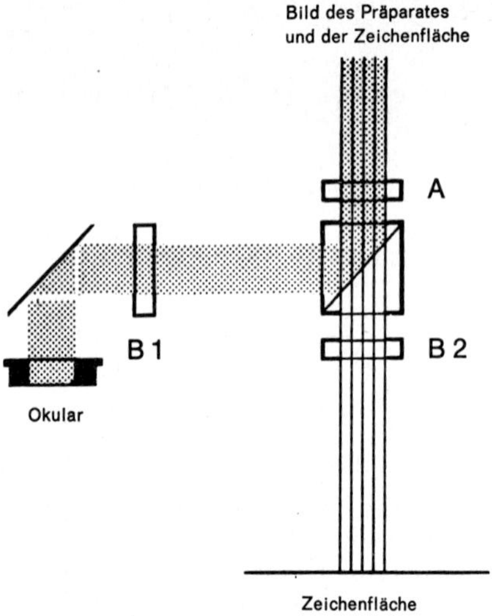

Abb. 46

Für die Auswertung der photographischen oder gezeichneten Flächen sind zwei Wege gangbar. Bei dem weniger genauen Verfahren schneidet man die Flächen aus und bestimmt das Papiergewicht, welches mit dem Gewicht einer bekannten Fläche in Beziehung gesetzt wird. Um die wahren Werte zu erhalten, müssen die Flächenwerte durch das Quadrat der Linearvergrößerung dividiert werden. Nach eigenen Erfahrungen ist von dieser Papiergewichtsmessung abzuraten, da man Fehlschnitte beim Ausschneiden nur ungenügend korrigieren kann und da es praktisch keine exakt gewichtsgleichen Papierblätter gibt. Den zweiten Fehler kann man ausgleichen, wenn man auf Blätter bekannter Fläche zeichnet und vor dem Ausschneiden das Gesamtstück wiegt.

Einfacher, schneller und genauer ist die Flächenmessung mit einem **Polarplanimeter.** Das Kompensationspolarplanimeter nach Ott hat den Vorteil, daß nach einer Eichung absolute Zahlen abgelesen werden können, die nur noch entsprechend dem Quadrat der Linearvergrößerung dividiert werden müssen. Das ist bei unserer photographischen Planimetrie mit ganzzahliger Vergrößerung besonders einfach. Die Einzelheiten der Planimetertechnik kann man der Gebrauchsanweisung entnehmen. Vorteilhaft ist es, daß man die Flächen mehrfach umfahren und durch Mittelwertbildung die Fehler bei unruhigen Strukturgrenzen klein halten kann.

Volumenmessungen (z. B. an Zellkernen) beruhen ebenfalls auf Flächenmessungen in Schnittebenen. Ob man Linien mißt oder Punkte zählt, ist eine Frage der Zweckmäßigkeit. Bei Kernmessungen ist zu bedenken, daß die Durchmesser bei der Fixierung durch die Flüssigkeit und die Temperatur, ferner durch Einbettung, Färbung und Zeitpunkt des Todes beeinflußt werden. Fixierung in BOUINscher Flüssigkeit und Einbettung in Paraffin mit Methylbenzoat-Benzol als Intermedium ist zu empfehlen. Die Schnitte sollen hierfür bewußt etwas dicker sein, damit man möglichst wenig Kernanschnitte im Blickfeld findet. Für einfache Kerngrößenklassifizierungen gibt es Okularplatten oder Schablonen für Photogramme, die in zehn Größenklassen je vier verschiedene Formen (rund bis flachelliptisch) enthalten (FISCHMEISTER). Für die Ermittlung von Kerngrößenunterschieden müssen 3000 Kerne variationsstatistisch analysiert werden (für Einzelheiten: HINTSCHE, HENNIG, 1957, KULENKAMPFF u. KÖHLER, JERUSALEM, WEIBEL u. ELIAS, Broschüre G 41-260-d/1969 der Firma C. Zeiss).

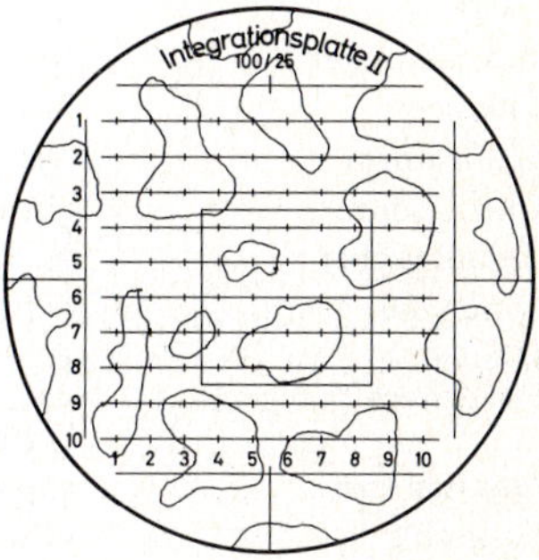

Abb. 47 Die Integrationsplatte II zeigt insgesamt 100 Punkte an, während das abgegrenzte Zentralfeld 25 Punkte umfaßt (Integrations-Strichplattenrevolver von ZEISS).

Anhang

Gefahren im histologischen Labor

Substanz	*Gefahrenmoment*	*Maßnahme*
Äther	explosive Dämpfe (sinken zu Boden)	lüften, Abzug
Äthylacrylat	Schleimhautreizung Hornhautschädigung, resorbierbar!	Brille, Abzug
Alkohol	brennbar über 70%ig Dämpfe explosiv Vergällung giftig	
Benzol	brennbar, Dämpfe explosiv, Leukämiegefährdung	
Benzoylperoxyd	explosiv	Wasser feucht halten, Schliffflaschen meiden
Beschleuniger	Schwermetallvergiftung	
Celloidin	Tafeln explosiv	
Chloroform	Dämpfe betäuben	
Chromsäure	giftig	
Diaminsilber	Kleiderflecken	sofort waschen
Diaphanol	explosiv	
Dioxan	giftige Dämpfe, explosiv	Gefäße schließen
Essigsäure	Kristalle ätzen, Dämpfe brennbar	
Flüssige Luft	explosiv	
Formalin	giftig, bei allergischen Menschen: Handekzem	
Härter	Haut-Schleimhautreizung Allergisierung	
Isaminblau	stark giftig	
Kupfervitriol	beim Ausglühen Schleimhautreizung	
Kohlenoxyd	explosiv, brennbar	
Kohlensäureflaschen	bei Erwärmung explosiv	kühl lagern
Laugen	Verätzung	reichlich abspülen, 1%ige Zitronensäure
Methylacrylat	Schleimhautreizung, Hornhautschädigung, resorbierbar!	Brille, Abzug
Methylalkohol	giftig	

Mikrotommesser	Schnittverletzung	Fingerschützer
Osmiumsäure	Schleimhautreizung Hornhautschädigung	Brille, Abzug
Paraffin	brennbar	
Phenol	Lungenödem, Lähmung Nieren-, Leberschaden, Schleimhautreizung	Lüften
Peroxyde	Verätzungen Hornhautzerstörung Erblindung	Schutzbrille
Pikrinsäure	Substanz explosiv	
Quecksilber	giftige Dämpfe (Summationseffekt)	
Säuren	Verätzung	reichlich abspülen, 1%iges Bicarbonat
Schwefelsäure, Konz.	kein Wasser hineingießen, spritzt	
Sublimat	giftig, Summationseffekt	
Tetrachlorkohlenstoff	Leberschaden	Lüften
Trichloressigsäure	ätzende Kristalle	
Xylol	brennbar	

Übersicht über die Farbstoffe

(die Zahlen bezeichnen die Seiten, chemische Grundkörper s. S. 99)

I. *Nitrofarben:*

Aurantia 140
Naphtholgelb
Pikrinsäure 36, 39, 43, 49, 63, 103, 109, 112, 114, 117, 119, 165

II. *Azofarbstoffe:*

a) Monoazofarben
- Azophloxin 110, 112, 116
- Chromotrop 2 R 110
- Chrysoidin
- Orange III 112, 115
- Orange G 110, 112, 115, 116, 131, 149
- Naphtholschwarz
- Ponceau de Xylidine 112, 116

b) Disazofarben
- Benzopurpurin 142, 156
- Bismarckbraun 109, 131
- Kongorot 136
- Ölbraun 132
- Scharlachrot 24, 132
- Sudan III 24, 132
- Sudanschwarz 132
- Trypanblau 23

III. *Triphenylmethan-Derivate:*

a) basische

Fuchsin 117, 147, 165, 167, 170
Gentianaviolett 109, 135
Kristallviolett 124, 135, 149
Malachitgrün
Methylgrün 22, 149
Methylviolett 23, 103, 135, 138
Rosanilin 107
Viktoriablau 22

b) saure

Anilinblau 110, 113, 139
Lichtgrün SF 113, 116, 131, 148
Methylblau 113
Pyrrholblau
Säurefuchsin 107, 113, 114, 116
Wasserblau

IV. *Xanthenderivate:*

Akridinrot 165
Bengalrosa
Eosin 109, 128, 139, 165
Erythrosin 109, 135, 140, 165
Fluoreszein 164 f
Phloxin 138
Pyronin 149, 157, 165
Rhodamin 165 f, 170

V. *Akridinreihe:*

Akridinorgane 165 f, 169
Aurazin G 165
Aurophosphin 165
Benzoflavin
Brilliantphosphin 165
Coriphosphin 165, 170
Phosphin 3 R 165
Trypaflavin

VI. *Anthrachinonderivate:*

Alizarinrot S 24
Anthrazenblau
Kernechtrot 109 f, 117, 119, 135, 146, 150 f

VII. *Azinfarbstoffe:*

Azokarmin 113, 115 f
Janusgrün B 23
Neutralrot 22 f
Safranin 108

VIII. *Oxazinfarbstoffe:*

Brilliantkresylblau 22
Capriblau 22
Coelestinblau 135
Gallocyanin 108 f
Kresylechtviolett 22 f, 102, 109, 123, 127
Nilblau 22, 132

IX. *Thiazinfarbstoffe:*

Azur 128 f
Methylenblau 22 f, 101 f, 108, 123, 128 ff
Thionin 22, 123, 128 f, 134, 140
Toluidinblau 22, 120, 123, 134

X. *Kupferphthalocyanin:*

Alcianblau 150 f
Alciangrün 135 f, 150 f
Astrablau 150 f
Luxol Fast Blue 127
Pseudoisocyanin 145

XI. *Naturfarbstoffe:*

Alizarin 23 f
Brasilin
Hämatoxilin 104 f, 125 f, 138 f
Karminsäure 23, 106, 133 f, 146
Säurealizarinblau
Safran 135

Geschichtliche Übersicht

1621	C. Drebbel oder Gebr. Janssen: Erfindung des Mikroskops
1665	Robert Hooke beschreibt erstes Mikroskop heutigen Typs
1680	Leeuwenhoek teilt erste Färbung mit
1681	Papin kocht Gelatine aus Knochen
1714	Leeuwenhoek: erste Färbung mit Safrantinktur
1758	Reichel färbt Gefäße in Bohnensamen
1838	Ehrenberg färbt mit Naturfarbstoffen
1848	erste Vitalfärbung pflanzlicher Zellen durch Unger
1857	Müllersche Flüssigkeit zur Fixierung und Mazeration
1858	von Gerlach färbt mit Karmin
1862	Beneke verwendet den ersten Anilinfarbstoff
1863	Waldeyer führt Hämatoxylin ein
1864	M. Schultze führt OsO_4-Fixierung ein
1865	Böhmer beschreibt Hämalaun, führt weitere Anilinfarben ein
1866	Schiff: fuchsinschwefelige Säuren
1867	Perles: Fe-Nachweis (Berlinerblau)
1869	Klebs benutzt Paraffin
1870	Paul Bouin's Fixierung
1875	Jürgens: Amyloidnachweis mit Kristallviolett (Metachromasie)
1876	O. N. Witt: Farbstofftheorie
1876	Paul Ehrlich: Systematik der Anilinfarben
1877	Busch führt HE-Färbung am Knochen ein
1879	Duval führt Celloidin ein
1883	Born: erste Plattenrekonstruktion
1885	O. Loew benutzt Formalin
1889	van Gieson's Dreifachfärbung
1889	Gram's Methode zur Differenzierung der Bakterien
1890	R. Altmann: Gefriertrocknung
1894	Zenkersche Flüssigkeit, Cajalsche Chromsilberimprägnation
1896	Orth gibt Fixierungsflüssigkeit an
1898	Tirmann: Turnbullblau-Reaktion
1898	Weigerts Resorzin-Fuchsin
1899	A. Pappenheim's Methylgrün-Pyronin
1900	Mallory-Färbung
1900	L. Michaelis's systematische Studien zur Fettfärbung
1901	Kalknachweis nach v. Kóssa
1901	Panoptische Färbung nach Pappenheim
1904	G. Giemsa-Färbung, Silberimprägnation nach Bielschowsky
1905	Heidenhains Azan-Färbung
1910	Franz Nissl: Äquivalentbildbegriff, Färbungen
1911	A. Carrel beginnt mit der Gewebezüchtung

1914	Prowazek: Fluoreszenzmikroskopie
1919	Hämoglobinnachweis nach Lepehne
1922	Bennhold's Kongorot-Probe
1924	Feulgen u. Rossenbeck: Nuklealreaktion
1925	Kardasewitsch beseitigt sogen. Formalinpigment
1927	Theorie der Endpunktfärbung durch A. Pischinger
1929	A. Dietrich empfiehlt Isopropylalkohol
1931	Knoll, Ruska, v. Borries: erstes Elektronenmikroskop
1931	Graupner und Weißgerber führen Dioxan ein
1933	Glagolev: erste quantitative Histometrie
1936	Feyrter's Einschlußfärbung
1937	Silberimprägnation nach Gomori und nach Bodian
1938	Herrmann: Färbung der Tbc-Bakterien mit Auramin
1938	Masson-Goldner Trichromfärbung
1942	Cytologische Färbung nach Papanicolaou
1944	Menten, Jung, Green: Azofarbstoffmethode für Fermente
1946	Hotchkiss u. McManus: PAS-Reaktion
1949	Newman, Borysko u. Swerdlow benutzen Plexiglaseinbettung
1950	Palade empfiehlt gepufferte OsO_4 zur Fixierung
1950	Steedman führt Alcianblau ein
1950	Coons und Kaplan: Immunfluoreszenztechnik
1953	Ultramikrotom von K. Porter und J. Blum
1953	Nervenfärbung nach Klüver und Barrera
1959	Insulinfärbung nach Schiebler u. Schiessler
1961	Versilberung am Ultradünnschnitt nach Movat
1962	Burck: Nachweis der Isotonie lebender und Hypertonie toter und geschädigter Zellen
1963	Sabatini, Bensch u. Barrnett fixieren in Glutaraldehyd

Literaturhinweise

I. Monographien

ADAM, H., G. CZIHAC: Arbeitsmethoden der makroskopischen und mikroskopischen Anatomie. Fischer, Stuttgart 1964

BAHR, G. F., E ZEITLER: Quantitative Electron Microscopy. Williams & Wilkins, Baltimore 1967

BANCROFT, J. D.: An introduction to histochemical technique. Butterworth, London 1967

BEGEMANN, H., H. G. HARWERTH: Praktische Hämatologie. 3. Aufl. Thieme, Stuttgart 1967

EHRLICH, P., R. KRAUSE, M. MOSSE, H. ROSIN, C. WEIGERT: Encyklopädie der mikroskopischen Technik mit besonderer Berücksichtigung der Färbelehre. Urban & Schwarzenberg, Berlin-Wien 1903

GAUNT, W. A.: Microreconstruction. Pitman, London 1971

GEYER, G.: Ultrahistochemie. Springer, Berlin 1970

GOMORI, G.: Microscopic Histochemistry. Principles and Practice. Univ. of Chicago Press, Chicago 1952

GRAUMANN, W., K. NEUMANN: Handbuch der Histochemie. Fischer, Stuttgart 1958—1968

GURR, E.: Synthetic dyes in biology, medicine and chemistry. Academic Press, London 1971

HARMS, H.: Handbuch der Farbstoffe für die Mikroskopie. Staufen, Kamp-Lintfort 1957—1965

HEYDENREICH, A.: Mikroskopisch-histologische Untersuchungsmethoden unter besonderer Berücksichtigung des Sehorgans. Edition, Leipzig 1968

KISZELY, G., Z. POSALAKY: Mikrotechnische und histochemische Untersuchungsmethoden. Akadémiai Kiadó, Budapest 1964

MCMANUS, J. F. A., R. W. MOWRY: Staining Methods. Hoeber, New York 1960

MICHEL, K.: Die Grundzüge der Theorie des Mikroskops. 2. Aufl. Wissenschaftl. Verlags-Ges., Stuttgart 1964

MÖLLRING, F. K.: Mikroskopieren von Anfang an. Theiss, Aalen 1968

PEARSE, A. G. E.: Histochemistry. 2nd Ed. Churchill, London 1968

PEASE, D. C.: Histological Techniques for Electron Microscopy. 2nd Ed. Academic Press, New York 1964

RAUEN, H. M.: Biochemisches Taschenbuch. 2. Aufl. Springer, Berlin 1964

REIMERS, L.: Elektronenmikroskopische Untersuchungs- und Präparationsmethoden. 2. Aufl. Springer, Berlin 1967

RERABEK, J., E. RERABEK: Leitfaden der Gewebezüchtung. Fischer, Jena 1960

ROMEIS, B.: Mikroskopische Technik. 16. Aufl. Oldenbourg, München 1968

SCHÄFER, H.: Immunelektronenmikroskopie. Fischer, Stuttgart 1971

SEIDENFADEN, W.: Künstliche organische Farbstoffe und ihre Anwendung. Enke, Stuttgart 1957

STEFFEN, C.: Allgemeine und experimentelle Immunologie und Immunpathologie. Thieme, Stuttgart 1968

VITTALI, H. P.: Knochenerkrankungen. Sandoz-Monographie 1970

WEIBEL, E. R., H. ELIAS: Quantitative Methoden in der Morphologie. Springer, Berlin 1967

Fluoreszenzmikroskopie mit Fluorochromen. Druckschrift Fa. Reichert.

Integrations- und Korngrößenplatten für Revolverokular und Projektionsscheiben. Druckschr. Fa. Zeiss

Kryostatmikrotom nach PEARSE: Druckschrift Fa. SLEE

II. Zeitschriftenbeiträge

(Für nicht aufgeführte Hinweise wird auf ROMEIS verwiesen.)

ADKINS, K. F.: Stain Technol. 40 (1965) 69

APARICIO, S. R., P. MARSDEN: J. Clin. Path. 22 (1969) 589

BENNHOLD, H.: Verh. dtsch. Ges. inn. Med. 74 (1968) 795

v. BERTALANFFY, L., L. MASIN, F. MASIN: Science 124 (1956) 1024

BLEYL, U., B. MASCH: Klin. Wschr. 42 (1964) 402

BRUHN, H. D., E. UNDRITZ: Verh. dtsch. Ges. inn. Med. 76 (1970) 509

BURCK, H. C.: Klin. Wschr. 40 (1962) 716

BURCK, H. C.: Virchows Arch. path. Anat. 336 (1963) 326

BURCK, H. C.: Klin. Wschr. 45 (1967) 1208

BURKHARDT, R.: Blut 13 (1966) 337; 14 (1966) 30

CAIN, A. J.: J. micr. Sci. 88 (1947) 383

CAIN, A. J.: Biol. Rev. 25 (1950) 73

COBBOLD, A. J., A. E. MENDELSON: Science Tools 18 (1971) 1

COONS, A. H.: Fed. Proc. 10 (1951) 558

COONS, A. H., M. H. KAPLAN: J. exp. Med. 91 (1950) 1

COULTER, H. D.: J. Ultrastruct. Res. 20 (1967) 346

DEUTSCH, W.: J. Physiol. (Lond.) 87 (1936) 56 P

DREYER, C. J.: Nature 207 (1965) 94

EASTHAM, W. N., W. B. ESSEX: J. clin. Path. 22 (1969) 99

EICHLER, J., F. WALTER: Leitz Mitt. wiss. Techn. 4 (1967) 110

FISCHMEISTER, H. F.: Powder Metallurgy 7 (1961) 82

FROST, H. M.: Stain Technol. 33 (1958) 272; 34 (1959) 135

FROST, H. M., A. R. VILLANUEVA, J. R. RAMSER, L. ILNICKI: Internist 7 (1966) 572

GAHM, J.: Zeiss Inform. 16 (1968) 138

GOUGH, J., J. E. WENTHWORTH: In: Recent Adv. Path. 7. Aufl. Churchill, London 1960

HÄUSLER, G.: Histochemie 1 (1958) 29

HARDONK, M. J., P. VAN DUIJIN: J. Histochem. Cytochem. 12 (1964) 748

HASELMANN, H.: GIT Fachz. Lab. 16 (1972) 23 u. 145

HENNIG, A.: Mikroskopie 11 (1956) 1; 12 (1957) 174

HENNIG, A.: Zeiss-Werk-Z. 30 (1958) 3

Hintzsche, E.: Z. mikr.-anat. Forsch. 60 (1954) 522

Hörmann, H., W. Grassmann, G. Fries: Justus Liebigs Ann. Chem. 616 (1958) 125

Hoffmann-Ostenhof, O.: Enzymologia 4 (1950) 61

Hoffmann-Ostenhof, O.: Advanc. Enzymol. 14 (1955) 219

Irvine, W. J.: Quart, J. exp. Physiol. 48 (1963) 427

Jahnecke, J., U. Jahnecke: Frankf. Z. Path. 73 (1964) 574

Jerusalem, C.: Mikroskopie 18 (1963) 98

Kamin, G., N. Kluge, W. Müller, J. Rzeznik: Leitz-Mitt. Suppl I/1 (1970) 1

Keil, A., D. Römer, C. Skopakoff: Leitz-Mitt. wiss. Techn. 4 (1968) 171

Krutsay, M.: Z. med. Lab. techn. 6 (1965) 129

Kulenkampff, H., G. Köhler: Z. Anat. Entw.-Gesch. 122 (1961) 534

Leder, L. D., H. J. Stutte, B. Pape: Klin. Wschr. 48 (1970) 191

Lessler, M. A.: Int. Rev. Cytol. 2 (1953) 231

Lie, J. T., K. E. Holley, W. R. Kampa, J. L. Titus: Mayo Clin. Proc. 46 (1971) 319

Luft, J. H.: J. biophys. biochem. Cytol. 9 (1961) 409

MacNeal, W. J.: J. Amer. med. Ass. 78 (1922) 1122

Matuschka, M.: Geburtsh. u. Frauenheilk. 22 (1962) 498

Maunsbach, A. B.: J. Ultrastr. Res. 15 (1966) 242 u. 283

Missmahl, H. P.: Blut 12 (1965) 149

Missmahl, H. P.: Materia med. Nordmark 20 (1968) 173

Munz, E., F. W. Spaar: Ärztl. Lab. 16 (1970) 80

Niemöller, H., W. Küsswetter: Zbl. allg. Path. 111 (1969) 40

Neurer, H.: Zeiss Inform. 14 (1966) 65

Pelckmans, A. J. M.: Acta histochem. 19 (1964) 329

Puchtler, H., F. Sweat, M. Levine: J. Histochem. Cytochem. 10 (1962) 355

Puchtler, H., F. Sweat, J. G. Kuhns: J. Histochem. Cytochem. 12 (1964) 900

Reynolds, E. S.: J. cell. Biol. 17 (1963) 208

Riecken, E. O.: Dtsch. med. Wschr. 95 (1970) 2295

Robinson, H. D., A. W. Fayen: Amer. J. clin. Path. 43 (1965) 91

Rosse, C.: Zeiss Inform. 17 (1969) 90

Sandritter, W., J. Pilny, V. Novakova, G. Kiefer: Histochemie 7 (1966) 1

Sasse, D.: Histochemie 4 (1965) 459

Schenk, R. K.: Acta anat. 60 (1965) 3

Schenk, R. K.: Dtsch. med. Wschr. 93 (1968) 922

Schenk, R. K.: In: Quantitative Methoden in der Morphologie. Hsg. v. E. R. Weibel, H. Elias. Springer, Heidelberg 1967

Shirahama, T., A. S. Cohen: J. Histochem. Cytochem. 14 (1966) 725

Spaar, F. W., E. Munz: Nervenarzt 41 (1970) 36

Stein, F.: Verh. dtsch. Ges. Path. 52 (1968) 527

Stoward, P. J.: J. Histochem. Cytochem. 14 (1966) 681

Szabo, I.: Acta morph. Acad. Sci. hung. 13 (1965) 251

TRUMP, B. F., J. L. E. ERICSSON: Lab. Invest. 14 (1965) 1245

WOOD, R. L., J. H. LUFT: J. Ultrastruct. Res. 12 (1965) 22

ZAGURY, D., P. G. MODEL, G. D. PAPPAS: J. Histochem. Cytochem. 16 (1968) 40

ZAMBERNARD, J., M. BLOCK, A. VATTER, L. TRENNER: Blood 33 (1969) 444

Sachverzeichnis

(**Halbfette** Zahlen weisen auf zusammenfassende Textstellen hin)

A

Abrasionsmaterial 52
Abscherkräfte 46
Abszeßuntersuchung 18 f
Abziehmanschette 80 f, 83
Acetalphosphatide 148
Acetatpuffer 124
Aceton 10, 29, 31 f, **35**, 53, 55, 60, 67, 70 f, 92, 152
— Einbettung 58 f
Acidophilie 101
Acrylat 26, 67, 182
— Schneiden 79
Adenin 9, 147
Adrenalin-Nachweis 144
AFB Stain 108
Agar-Agar 14
Akridingelb 165
Akridinorange 165 f, 169, 184
Akridinrot 165, 184
Alaun 103
Alaun-Karmin 106
Albumin 9
— Fluoreszenzmarkierung 167
Alcianblau 150 f, 184
Alciangrün 135 f, 150 f, 184
Alizarin 23 f, 184
Alizarinrot 24, 184
Alkohol 27 f, 29 ff, **33** f, 47 f, 51 ff, 63, 92 f, 152, 182
— Differenzierung 102
Alkoholreihe 52, 92 f
Allochromasie 103
Altmannsche Lösung 91
Ameisensäure 38, 50 f
Aminopeptidase 153
Aminosäuren 6 f, 154 f
Ammonsulfat 29
Amylacetat 63
Amyloid 21, 103, 135, **136** ff
Anfrischen 32
Anilin 103
Anilinblau 110, 113 ff, 139, 141, 184
Anilinfarben 93, 99
Anilinöl 93
Anisotropie 90, 132, 137
Anthrazen 97
Anthrazenblau 184
Antiformin 32
Antigammaglobulin 172
Antigene 171 f
Antikörper 171 f
Antiseren 171
Aorta 16, 116 f
— Einbettung 72
— Färbung 116 f
— Fixierung 45
— Großschnitt 60
Apatit 50
Apfelsäuredehydrogenase 154 f, 158 f, **160**
Apurinsäure 147
Aquaffin 66
Äquivalentbild 47
Äquivalentdurchmesser 175
Araldit 51, **69**, 93, 120
— Amyloidfärbung 138
— Einbettungsrahmen 56
— Glutaraldehydfixierung 40
— H. E.-Färbung 111
— Versilberung 123
Arbeitsgefährdung 182
Argentaffinität 104
Argyrophilie 104
Artefakt 5, 32, 46, **48**
Astrablau 150 f, 184
Äthanol s. Alkohol
Äther 10, 55, 63, 182
— Trocknen 63
Ätheralkohol 92
Äthylacrylat 67, 182
Äthylalkohol s. Alkohol
Äthylendiamintetraessigsäure 51
Äthylenglykol 59, 66
Äthyleosin 109
Atmungsferment 9, 154 ff
ATPase 153
— Reaktion 175
Aufblocken 57
— Celloidinblöcke 64
— Gelatineblöcke 66
— Paraffinblöcke 57

Aufhellen 93
Aufkleben 87, 90 f
Aufspannen 17
Aufziehen 86 ff
— Celloidinschnitte 65
Auge 63
— Einbettung 63, 72
Auramin 165, 170
Aurantia 140, 183
Aurazin G 165, 184
Aurophosphin 165, 184
Ausblocken 55
Ausgießapparat 56 f
Ausgießrähmchen 55
Auslöscheffekt 27
Ausstrichpräparat 18, 127, 131
Austrocknen 16
Auswaschen s. Wässern
Autoantigen 172
Autolyse 15, 27, 107
— Schrumpfungsspalten 46
Automat 61 ff
— Einbettung 61 ff
— Färbung 94 f
Autotechnikon 61
Auxochrom 98
Azan-Färbung 106, **115**, 119
— Fehler 112
— Fixierung 43 f
Azokarmin G 113, 115 f, 184
Azophloxin 110, 112, 116, 183
Azur 128 f, 138, 184

B

Bakterien 111
Balsam 95, 165
Barrsche Körperchen 33, 53
Basalmembran 15, 116, 148
Basophilie 101
Beckenkammstanze 69
Beizen 103, 105
Beizmittel 4, 103 f
Bengalrosa 184
Benzidin 142, 156
Benzin 55
Benzoflavin 184
Benzol 10, 54 f, 59 f, 62, 92 f, 97, 182
Benzopurpurin 142, 156, 183
Benzoylperoxyd 68, 182
Berberinsulfat 165
Bergamotteöl 55, 93
Berlinerblau 145 f, 150
Bernsteinsäure s. Succinat
Beschleuniger 69 f, 182
Bestsches Karmin 133
Bielschowsky-Versilberung 121
Bikarbonat 5
Bildanalyse, elektronische 178
Bilirubin 142, **143**
Biliverdin 142, **143**
Bindegewebe 3, 72, 76, 109, 118
— Färbung 112 ff
Bismarckbraun 109, 131, 183
Bläuen 105
— Abbruch 109
Bleichen 49, 52, 143, 166
Blei-Hämatoxylin 105
Bleinitrat-Formalin 43, 49
Bleizitrat 46
Blut 3, 18, 22, 39
— Färbung 127 ff
— Fixierung 34, 44 f
— Vitalfärbung 21 f
Blutersatzlösungen 5 f
Blutgefäße 27
— Fixierung 45
Blutlaugensalz 145, 150
Bodian-Versilberung 122
Bouinsches Gemisch 43 ff, 49 f, 68, 181
Borsäure 25
Brasilin 184
Brennspiritus 33
Brilliantkresylblau 22, 184
Brilliantphosphin 165, 184
Brilliantsulphoflavin 165 f, 167
Brom 4
Brom-Formol-Gemisch 43
Bronchialzytologie 131
Bronchialepithel 16
Brunnenwasser 4
Burck-Ringer-Lösung 5 f
Bürstensaum 153

C

Cacodylatpuffer 40
Caedax 96, 165
Cajal, Fixierung 43, 45, 49
Capriblau 22, 184

Carboanhydrase 163 f
Carbowac 66
Carbowachs 152
— Einbettung 66 f
Carnoysches Gemisch 44 f, 49 f, 122, 165, 169
Cedukol 63
Celloidhäutchen 133
Celloidin 52 f, 63 ff, 152, 182
— Einbettung 36
— Messer 80 f
— Schneiden 81 f
— Schnittbehandlung 91 f
— Schnitte 78, 88 f
Celluloid 26
Cerebron 11
Cerebrosid 11 f
Ceres 132
Ceroid 142
Chelat 7, 106
Chelaton 51
Chesa-Färbung 106, 135
Chitin 14, 51
— Schneiden 76
Chloracrylesterase 163
Chloratren 52
Chlorid 4
Chloroform 54 f, 59, 182
— Einbettung 59
Cholesterin 12, 15, **132**
Chondroitinsulfat 148
CHP-Färbung 138 f
Chrom 45
Chromaffinität 144
Chromatin 15, 29, 47, 104 f, 108, 128
— Färbung 104
Chrom-Hämatoxylin 105, 138
Chromimprägnation 103
Chromogen 98
Chromophor-Theorie 97 f
Chromosome 14 f, 36, 98
Chromotrop 2 R 110, 166, 183
Chromsäure 25, 32, **37**, 49, 93, 182
Chrysoidin 183
Ciacciosches Fixierungsmittel 43, 45, 49 f
Classimat 178
Co-Enzym 152
Cölestin-Blau 135, 184
Collodion 63
Coriphosphin 165, 170, 184
Cryokit 78
Cystin 6, 41
Cytochromoxydase 38, 153, **156**
Cytologie s. Zytologie
Cytoplasma s. Zytoplasma
Cytosin 10
Cytosomen 15

D

Dammarharz 96
Darm 16, 46
— Fixierung 31, 45
Deckgläschen 17
Dehydrogenasen 153 f, **158** ff
Dekalin 54
Deklination 88 f
Delafields Hämalaun 105
Denaturierung 8, 29 f, 33, 35
Dentinmarkierung 167
DePeX 96, 165
Desmo-Enzym 152
Desmoglykogen 14
Desmolasen 153
Desoxyribonukleinsäure 10, 15, 39, 50, 104, 108, 123, **146**, 153
— Färbung 147, 149
— Messung 108
Desoxyribose 10, 13
Detergentien 30
Dextran 14, 32, 40, 42
Dextrose 13
Diachrome 165
Diamantfuchsin 107
Diamantmesser 67, 86
Diaminsilber 119, 182
Diamox 163
Diaphanol 52, 182, 143
Dichlorpseudoisocyanin 145
Dictyosomen 15
Differentialblutbild 175
Differenzieren 102
Diffusionsfärbung 100
Dimethylphenylendiamin 156
Dimethylsulfoxyd 32 f, 40
Dioxan 55, 60, 62, 182
Dipeptid 7
Dipol 28
Disaccharidase 153
Disaccharide 14
Dispersionsfarben 100

Disproportionierung 119
Dissescher Raum 46
Dissoplast 91
DNS = Desoxyribonukleinsäure
DPN 155, 158 f
Dolomit 38
Dopa-oxydase 157
Doppelbrechung 93, 132, 137
Doppelfluorochromierung 167, 170
Double-Layer-Technik 173
Druck, osmotischer **2**, 4 ff, 32, 39 f, 42
Drüsen
— Färbung 150
— Fixierung 45
Dünnschnitte 70, 79
— Fixierung 40, 45
Durchtränkungsfärbung 100, 102
Durcupan 69, 71

E

EA 31, EA 50, EA 65: 131
Echtblausalz BB 162
Echtrotsalz TR 162
EDTA 51
Ehrlichs Hämatoxylin 103
Eigenfluoreszenz 166
Einbettung 52 ff
Eindecken 96
Einschlußfärbung 103
Einschlußmittel 94
Eisen 4, 15, 109
— Nachweis 109, 145 f, 175
Eisenalaun 135, 137
Eisenhämatoxylin 105 f, 110, 113 f, 115 ff
Eisenreaktion 145 f, 175
Eisessig 36, 43 f, 51
Eiteruntersuchung 18
Eiweiß s. Protein
— Fluoreszenz 166
Eiweiß-Glycerin 87
Elastika-Färbung 109, 116 f
Elastin 116
Elastomuzin 116
Elektroadsorption 101
Elektronenmikroskopie 39
— Einbettungsrahmen 56
— Fixierung 40 f
— Kontrastieren 42
— Schneiden 79
Embryologie
— Fixierung 43
— Vitalfärbung 22
Endpunktfärbung 102, 106, 123
Entellan 165
Entkalken 37 f, **50** ff
Entparaffinieren 92 f
Entwässern 4, **52**, 67
Enzyme s. Fermente
Enzymhistochemie 38, 40, **151** ff
Enzymhistotopochemie 153
Eosin **109** f, 128 ff, 139 f, 165 f, 184
Eosinophilie 129, 144
Epithelmazeration 24
Epon 69 f
— Amyloidfärbung 138
— Einbettungsrahmen 56
— H. E.-Färbung 111
Epoxydharz 69 f
Ergastoplasma 15
Ermocida, Lösung 49
Erweichen 39, **50** f
Erythrosin **109**, 135, 140, 165, 184
Erythrozyten 39, 139, 141
— alte 22
— Auslöscheffekt 27
— Färbung 111, 128 ff, 132, 142
— Fluoreszenz 169
Essigsäure 32, **36**, 50, 182
Esterase 38, 153, 161 f
Eukitt 51, 96

F

Facettenwinkel 80 f
Facettenschliff 88
Farben 49, 97 ff
Färbeautomat 94 f
Färbereihe 94
Färbetheorie 100 ff
Färbevokabular 102
Färbevorbereitung 93 f
Farbstoffe 4, 21, 97 ff
— Lebendbeobachtung 21
— Übersicht 183 f
Färbung **94** ff
— chemisch 100
— Fixierung 103
— physikochemisch 101
— physikalisch 100

Färbung, progressive 102
— regressive 102
Fasern, elastische 21, 25, 116
— Fluoreszenz 166, 170
— Mazeration 25
— retikuläre 119
Fast Garnet Salz 162
Fäulnis 28
Fermente 1, 4, 6, **8** ff, 15, 27, 30, 41, 71, **151** ff
Fermenthistochemie 94, 141, **151** f
— Einbettung 66, 71 f
— Schneiden 77
Fett s. Lipide
Fettponceau 132
Fettrot 132
Fettsäuren 11, 30, 154 f
Fettschnitte
— Eindecken 95
Feulgensche Nuklealreaktion 146 f
— Fixierung 37
Fibrinfärbung 133, 135
Fibrozytenfärbung 23
Fixationskonstante 46, 174
Fixierung 8, **27** ff
— Schwermetalle 7
— Verdauung 24
Fixierungsgemische 42 ff, 47
Fixierungsmittel 4, 30 f, **33** ff, 49
— Vitalfärbung 24
Fixierungsvergleich 40
Flächenmessung 179
Flankenwinkel 80
Flavoprotein 154 f, 158
Flemmingsches Gemisch 44, 49 f
Fließwasser 4
Flockung 29
Fluor 4
Fluoreszin 164 f, 184
Fluoreszeinisocyanat 171 f
Fluoreszenz 164
Fluoreszenzmikroskopie
— Aufklebemittel 90
— Eindecken 96
Fluorochrome 165
Fluorochromierung 164 ff
— Fixierung 45
Formalin 24 f, 27 f, 30, 33, **37** ff, 47 ff, 50 f, 68, 96, 104, 117 f, 152, 165, 169, 174, 182
— Fixierungsgemische 43
— Gelatineeinbettung 66
Formalin, Osmiumnachfixierung 41 f
— Polymerisation 34, 38
— Wirkungsdauer 31
Formalinpigment 39
Formol 38, 47
Fränkel-Färbung 117
Freihandschnitte 20
Freiwinkel 88
Frigomat 75
Frigotom 75
Frischpräparat 20
Fructose 13
Fuchsin **107**f, 117 f, 147, 165, 167 f, 170, 184
Fuchsinophilie 139 f
Fuchsin-schweflige Säure 108, 146 ff
Fumarat 154 f
Fumarsäure 158

G

Galaktose 11, 13
Gallenachweis 143
Gallenblase 16
Gallensäuren 12
Gallensteine 12
Gallocyanin 108 f, 184
Gammaglobulin 171
Ganglienzellen s. Nervengewebe
Gangliosid 12, 148
Ganzkörperfixierung 17, 40
Gefäße 72
— Einbettung 72
— Fixierung 45
Gefäßdarstellung 26
Gefäßimprägnation 26
Gefriermesser 80 f
Gefriermikrotom 66 f
Gefrierschnitte 52, 73 ff, 86 ff, 131, 166, 169
— Aufkleben 86 f
— Fixierung 33, 43, 72
Gefriertrocknung 46, **71** f, 80, 152
— Schneiden 80
Gehirn 3, 10 ff, 16 f, 123
— Einbettung 66
— Fixierung 40
— Großschnitte 58 ff
— Totalfixierung 58

Gel 30, 32, 35
Gelatine 59, 91, 95, 109
— Einbettung 65 f, 131
— Entfernung 92
— Nachhärten 66
— Schneiden 87
Gelatinekapsel 68, 70 f
Gentianaviolett 109, 135, 184
Geschwulstgewebe 19
Gewebeeinbettautomat 61 ff
Gewebsbreiuntersuchung 18
Gewebstuberkulose 19
Giemsa-Färbung 129 f
v. Gieson-Färbung 94, 113 f, 117, 175
— Fehler 112
Glasmesser 67, 86
Glia 114 f, 118, 123
— Färbung 106, 124 ff, 125, 127
— Fixierung 43
— Imprägnation 118
Globulin 9
Glomerulusmodell 26
Glucose 13
Glucosaminidase 153
Glucuronidase 153
Glucose-6-Phosphatase 153
Glutaminsäuredehydrogenase 159 f
Glutaraldehyd 40, 47, 68
Glycerin 11 f, 64, 93 f, 95, 109, 165
Glyceringelatine 95, 165
Glykogen 3, **14** f, 34, 39
— Einbettung 72
— Färbung 133 f, 148
— Fixierung 43, 45
Glykokoll 6 f
Glykol 41
Glykolipoide 132
Glykoproteide 9, 148
Gmelin-Probe 143
Goldimprägnation 103, 119
Goldner-Färbung 106, 110, 113, **115**
— Fehler 112
— Fixierung 44
Golgi-Apparat 15, 153
— Fixierung 39
Golgi-Versilberung 122
Gomori-Versilberung 120
Gram-Färbung 135
Grenzflächenadsorption 102 f
Großflächenschnitt 58 ff, 78 f, 90
Gross Tissue Sectioner 20
Grünhagenscher Raum 46
Grundschlittenmikrotom 79
Guanin 9, 147
Gudrichsche Lösung 24
Gummisirup 89 f, 96
Gußwachs 25

H

Hales Eisenreaktion 150
Hallochrom 157
Hämalaun 105, 135, 139, 144, 149, 162
Hämatein 104 f
Hämatoidin 142 f
Hämatoporphyrin 142
Hämatoxylin 104 f, 125 f, 138 f, 184
Hämatoxylin-Fuchsin-Färbung 139 f
Hämoglobin 8 f, 32, 34, 39, 48, **142**
Hämosiderin **142**
Hansenfärbung 113 f
Harnsäure 39, 45
Harris-Hämalaun 105
Harris-Hämatoxylin 131
Hart-Färbung **117**
Härten 31, 34 f, 37, 39, 47, 52 f
— Alkohol 34
— Celloidinblöcke 64
— Fette 30
— Gelatineblöcke 66
Härter 182
— Plexiglaseinbettung 70
Hartschnittmikrotom 75
Harz 65, 95
Haut 3, 9, 12
— Tyrosinase 157
H. E.-Färbung 104 ff, 109 ff, 175
Heidenhains Eisenhämatoxylin 106
Heidenhain-Wölcke-Färbung 126
Heldsches Molybdänhämatoxylin 102
Helixstruktur 7 f
Hellysches Gemisch 43 ff, 49
Hemmung, kompetive 152
Heptose 13
Herzmuskel 3, 10 f
— Fluorochromierung 169
— Zellzählung 176

Hexose 13
Histidin 6, 41
Histiozyten 23
Histochemie 4, 100, **141** ff
Histokinette 60
Histometrie 173 ff
Histone 9, 101 f, 108, 114
Histophotometrie 109
Hochleistungsmikrotom 51, 74, 79
Hoden 45
Hohlorgane 25 f
— Fixierung 19, 31
Holz, Schneiden 76
Holzersche Gliafärbung 124
Hormone 6, 8, 12
Horn **50** f, 124
— Schneiden 76
Hornhaut 9
Hyaloplasma 15
Hydratasen 153
Hydratationswasser 3, 7, 28 ff, 33, 114
Hydrochinon 68, 119
Hydrolasen 153, 160 ff
Hydroxylapatit 5
Hypophyse 45, 115, **126** f, **132**
— Färbung 138 f, 145
— Vitalfärbung 23

I

Idranal 51
Immunfluoreszenz 171
Imprägnation 103
Indigoblau 161
Indigokarmin 117
Indophenolblau 156
Indoxylacetat 161 f
Indoxylphosphat 161 f
Initiator 68
Inklination 87
Inkubationslösungen 5 f
Inulin 14
Insulinnachweis **145**
Integrationsokular 176, 178
Integrationsstrichplatte 176, 178, 181
Integrationstisch 179
Intermedien 54 f, 58
Ionenwirkung, spezifische 1, 10
Isaminblau 182
Isolierungsmethoden 24 f
Isomerasen 153
Isomorphismus 104
Isopentan 71, 87
Isopropylalkohol 53
Isozitrikodehydrogenase 154 f, 158 f, **159**

J

Janusgrün B 23, 184
Jennersche Färbung **129**
Jod 4
Jodalkohol 35
Jodeosin 109
Jod-Jodkalium 24, 35
Joressche Lösung 49

K

Kalium 4 f
Kaliumbichromat 35
Kalk 38, 50, 85, 92
— Färbung 110 f, 132, **136**
— Fixierung 45
— Schneiden 76
Kalzium 4
— -Nachweis 109
Kammer, feuchte 20
Kanadabalsam 95 f
Kaprylalkohol 59
Karbolfuchsin 108, 127
Karbol-Toluol 93
Karbolwasser 66
Karbol-Xylol 93
Kardasewitsch-Lösung 39
Karion F 95
Karmin 23, **106**, 133 f, 146, 184
Keilwinkel 80
Kephalin 11
Kerasin 12, **148**
Keratin 50, **135** f
Kern s. Zellkern
Kernechtrot 24, 109 f, 117, 135, 144, 146, 150 f, 184
Kernfärbbarkeit 50
Kernfärbungsverlust 39
α-Ketoglutarsäuredehydrogenase 154 f, 158
Klären 93

Kleinstobjektbearbeitung 17
Klingenwinkel 80
Klüver-Barrera-Färbung **126**
Knife Maker 86
Knochen 3, 5, 9, 19, 50 f, 65
— Einbettung 66
— Fixierung 45
— Fluoreszenz 167 f
— Schneiden 76
— Vitalfärbung 24
— Wachstumsrate 168
Knochenmark 10
— Färbung 117 f, 163
— Fixierung 43
— Pinselpräparat 24
— Vitalfärbung 23
Knochenschliff 51
Knorpel 3, 9
— Einbettung 72
— Färbung 111, 132, 150
— Fixierung 45
— Fluoreszenz 170
Koagulation 29, 33, 87, 90
Koazervation 29
Kochsalz 32
Kochsalzlösung, physiologische 6, 16
Kohlenhydrate **12** ff, 154 f
— Einbettung 66
— Färbung **148**
— Fixierung 31, 38 f
— Mazeration 25
Kohlenoxyd 48, 182
Kohlensäureflasche 73 f
Kohlensäureschnee 73 f
Kollagen 25, 109, 111, 119, 136
— Fluoreszenz 166, 170
— Verdauung 24
Kollodium 63
Kolloid 3, 7 f, 14, 28 ff
— Vitalfärbung 24
Kolloidalterung 29
Kolophoniumkitt 96
Komplexon 51
Komplexsalz 7, 118, 145
Kongorot 136 f, 183
Konisation 19
Konservieren 28, 48 f
Kontrastieren 36, 41 f, **45**
Korkstücke 17, 31
Korrosionspräparat 26
Kossa-Färbung 136
Krapp 24
Krebs-Ringer-Lösung 5 f
Kreide 38
Kresylechtviolett 22 f, 102, 109, 123, 127, 184
Kristallponceau 101
Kristallviolett 124, 135, 149, 184
Kryomat 75
Kryostat 77
Kryostatschnitte 131, 152, 166, 172
— Glutaraldehydfixierung 40
Kryotom 77
— Schneidetechnik 87
Kryotommesser 80
Kunstharz 51 f, 67, 96
Kunstharzeinbettung 35, **67** f
Kupfer 4
Kupferphthalocyanin 151
Kupfervitriol 182
Küvetten 93 f

L

Lack 103, 105 f, 112
Lanthan 45
Laugenverätzung 182
Lavendelöl 93
Lävulose 13
Lebendbeobachtung 20
Leber 3, 10, 14, 143 f
— Einbettung 70
— Vitalfärbung 23 f
Leberpunktionszylinder 17
Lecithin 3, 11
Leichengift 28
Leitungswasser 4 f
Lendrum-Versilberung 120
Lepehne-Färbung 142
Leukozyten 156
— Färbung 127 ff
— Isolierung 24
— Vitalfärbung 22 f
Leukozyten, eosinophile 129, 144
Leukozytenphosphatase 160
Lichtgrün SF 113, 116, 131, 148, 184
Lilliesche Lösung 43, 45, 49
Lipase 38
Lipide 1, **10** ff, 15, 34, 51, 53, 153
— Einbettung 66, 72
— Färbung 100, 131 f
— Fixierung 30 f, 35, 39 ff, 43 ff

Lipide, Fluoreszenz 166, 170
— Mazeration 25
— Schneidetechnik 87
— Schnitteindeckung 95
— Vitalfärbung 21, 24
Lipofuszin 142, 144
Lipoide 10 f, 66, 132 f
— Einbettung 66
Liquorzellanreicherung 19
Lison-Vokaer-Lösung 43, 45, 49 f, 133
Lissamin-Rhodamin 171
Lithiumcarmin 24
Löfflersches Methylenblau 129
Lösung, physiologische 5
Luft, flüssige 71, 182
Lunge 3
— Großflächenschnitt 59
— Totalfixierung 58
Luxol Fast Blue 127, 184
Lyasen 153, 163 f
Lymphgefäße 27
Lymphknoten 127
— Pinselpräparat 24
— Vitalfärbung 22 ff
Lyo-Enzyme 152
Lyoglykogen 14, 148
Lysosomen 15, 153

M

Magenschleimhaut 9, 133, 140
Magenta 107
Magnesium 4
Malachitgrün 184
Malariapigment 39
Malatdehydrogenase 154 f, 158 f, 160
Malinol 96
Mallory-Färbung 113 f
Maltose 14
Mangan 4
Markierung 16 f
Markscheiden 123
— Färbung 106, 125 ff
— Fluoreszenz 170
Marmor 38 f, 48
Masson-Goldner-Färbung 110, 113, **115**, 175
— Fehler 112
— Fixierung 44
Mastzellen
— Färbung 127 f, 133, 150, 163
— Fixierung 43
Materialentnahme 16
Materialmarkierung 16 f
Materialorientierung 16
Materialvorbereitung 16 f
Maximowsches Gemisch 43 ff, 47, 49 f
Mayers Hämalaun 105, 135, 137, 141
— Hämatoxylin 105
May-Grünwald-Färbung 129
Mazeration 24 f, 33, 37, 50, 53
Melanin 52, 118, 142, **143** f, 157
Membran 11 f, 15, 148
Messerkühlung 75, 87
Messerqualität 81 ff
Messerschliff 80 f
Messerschlitten 76
Metachromasie 103, 134, 138, 145
Methacrylat 67, 182
Methanol = Methylalkohol
Methylalkohol 34, 55, 92, 182
Methylbenzoat 54 f, 59, 62
Methylenblau 22 f, 94, 101 f, 108, 123, 128 ff, 184
Methylblau 113, 184
Methylgrün 22, 149, 184
Methylorange 112
Methylviolett 23, 103, 135, 138, 184
Micellen 8
Mikrodissektion 24
Mikrofärbebecher 93
Microsharp-Platte 82, 85
Michrosomen 15
Mikrotome 72 ff
Mikrotommesser 80 ff, 183
— Schärfautomat 83 ff
— Sonderhärte 76
Milchzucker 13
Milz 10, 128
— Pinselpräparat 24
— Vitalfärbung 23 f
Mineralien 1, 4 ff
Minotome 77
Mitochondrien 15, 21, 39, 42, 153
— Färbung 105 f
— Fixierung 35 f, 39, 42, 44
— Fluoreszenz 166
— Vitalfärbung 21, 23

Mitosen 44, 106, 128
— Färbung 106
Modellierwachs 25
Molybdänhämatoxylin 102
Monastralblau 151
Monozyten 23, 130
— Vitalfärbung 22 f
Movat-Versilberung **122**
MTT 158
Mucikarmin 140
Mucikarminfärbung 134
Mucin 9, 25
— Färbung 133
Mucopolysaccharide 9, 25, 38, 109, 135, 153
— Färbung 133 f, 137, **148**
— Fixierung 43, 45
Mukoid, Färbung 133
Müller-Formol 43, 48
Müllersche Lösung 24, 43 ff, 48, 144
Muskulatur 3, 10, 14, 16, 70
— Einbettung 70, 72
— Fixierung 44 f
— Fluoreszenz 170
— Mazeration 24 f
Myelozyten-Färbung 163
Myofibrillen 45
Myoglobin 8 f, 142
Myokardininfarkt 139 f

N

Nachkontrastieren 45
Nachvergolden 119
NAD 155, 158 f
Nadi-Reaktion 156
Naphthalin 97
Naphtholreaktion 157
Naphthylacetat 161
Naphthylphosphat 161 f
Nativuntersuchung 20
Natrium 4 f
Natriumthiosulfat 35, 119
Nebenniere 12, 144
— Fixierung 45
— Fluoreszenz 166
— Zellzählung 176
Neigungswinkel 80, 87
Nekrosen 18
Nelkenöl 65, 69, 92 f
Neotetrazolium 158
Nervengewebe 12, 118
— Einbettung 72
— Färbung 112 ff, 116
— Fixierung 37, 45
— Mazeration 24
— Versilberung 118 ff
Nervenzellen 123
— Vitalfärbung 21 f
Nervon 12
Neufuchsin 107
Neurofibrillen 118 f
— Fixierung 44 f
— Versilberung 119, 121 f
Neuroglia 114 f
Neurohistologie 123 ff
— Einbettung 58 f
Neutralfett 10 f, 132
Neutalformol 38
Neutralrot 22 f, 184
Niederschlagsfärbung 102, 114, 129
Niere 3, 10, 16, 45
— Alkoholdehydrogenase 160
— Einbettung 52, 70
— Gefriertrocknung 72
— Großschnitte 58 ff
— Mazeration 24
— Totalfixierung 58
— Zellvermessung 176
Nilblau 22, 132, 184
Nilrot 132
Nissl-Färbung 123 f
— -Substanz 109
Nitro-BT 158
Nonex 67
Nuklealreaktion 37
— Fixierung 37
Nukleinsäure 3, 9, **10**, 13, 15, 37, 39, 105, 123, 146
— Färbung 147, 149
— Fluoreszenz 167
Nukleolen 130
— Fluoreszenz 170
Nukleolus 14 f
— Färbung 105, 150
Nukleoproteide 9, 34, 36
Nukleus s. Zellkern
Numerierungspapier 17

O

Oberflächenmessung 178
Objektmikrometer 179
Objektträger 17
O.C.T. Compound 73, 86
Okularmikrometer 179
Ölbraun 132, 183
Olivecrona-Färbung 126
Orange III 112, 115, 183
Orange G 110, 112, 115 f, 131, 149, 183
Orcein 116 f
Organgroßschnitte 17, 58 ff, 78 f, 90
Origanumöl 55, 93
Orthsches Gemisch 43, 49, 144
Osmiumsäure 25, 28, 33, **40** ff, 44 f, 48, 68, 70, 87, 103, 108, 183
— Uranylzusatz 36
Osmose 2
Osteoidfärbung 167
Oxalacetat 154 f
Oxydasen 153 f, 156
Oxydo-Reduktasen 153 ff
Oxylinlack 96
Oxypyrentrisulfat 166

P

Pankreas 3, 10, 138
Panoptische Färbung 131
Papanicolaou-Färbung 131
Pappenheimfärbung 131
Paraffin 21, **52**, 86, 91 f, 165, 183
— -Einbettung 53 ff
— Einbettungsrahmen 55 f
— Messer 80 f
Paraffinmikrotom 74 ff
Paraffinöl 165
Paraffinschnitte 88 f
— Entparaffinieren 92 f
— Glutaraldehydfixierung 40
— Serienschnitte 91
Paraformaldehyd 38
Parafuchsin 107 f
Paraplasma 15, 109
Paraplast 54, 89
Pararosalin 107
Paratherm 56
PAS-Reaktion 41, 148
PEG 1500: 66
Pentose 13
Pepsinverdauung 24
Peptid 7
Permanganat 46
Peroxydasereaktion 142, 156 f
Peroxyde 183
Perspektomat 25
pH 1, 4, 7, 32, 101, 151
Phenol 103, 183
Phloxin 138, 184
Phosphat 4
— Puffer 5
Phosphatase 38, 147 f, 153, 160 ff
— Leukozyten 160
Phosphatid 11
Phosphin 32, 165, 184
Phosphoamidase 38
Phospholipide 153
Phospholipoide 132
Phosphoreszenz 164
Phosphormolybdänsäure 103, 114, 116
Phosphorwolframsäure 46
Photolumineszenz 164
Phthalocyanin 145
Pigmente 15, 52, 141 f
Pikrinsäure **36**, 39, 43, 49, 63, 103, 109, 114, 117, 119, 165, 183
Pikrofuchsin 114, 119
Pinselpräparat 24
Planimetrie 179 f
Plasmafärbung s. Zytoplasma
Plasmalem 14
Plasmazellen 129
Plastirackformen 56
Plastoid 26, 69
Plexiglas 35, **67** f, 52, 69, 96
— Amyloidfärbung 138
— Einbettung 67 ff
— Entfernen 92
— H. E.-Färbung 111
— Schneiden 76, 79
— Versilberung 123
— Zellzählung 176
Polarisation 65, 137
Polarisationsmikroskopie 90, 93
— Klären 93
Polarplanimeter 180
Polyacrylblöcke 79
Polyäthylenfolie 48
Polyäthylenglykol 66

Polychromie 99
Polynukleotide 10
Polypeptid 7
Polysaccharide 13, 33
— Färbung **148**
— Fixierung 41
Polywachs 66
— Schneidetechnik 91
Ponceau de Xylidine 112, 116, 183
Portio 19
— Ganzschnitte 60
— Konisation 19, 60
Postvitalfärbung 21
Primärfluoreszenz 166
Procelloidin 63
Promyelozyten 163
Propanol 53, 62
Protagon 12
Protamine 101, 108, 114
Protargol 122
Proteide 8 f
Protein 1 ff, **6** ff, 15, 29 f, 153
— Denaturierung 29 f
— Fixierung 8, 28, 34 f, 38, 40 f
— Helixstruktur 8
— Mazeration 25
— Pikrinsäurefällung 36
— Primärstruktur 7
Protokollieren 17
Protozoenfärbung 23
Pseudoisocyanin 145, 184
Puffer 1, 5 f, 32, 38, 40, 124
— Fixierung 38, 40, 42
Punkt, isoelektrischer 7, 36, 101
Punktatbehandlung 17 ff
— Färbung 128 f
— Fixierung 45
Punktionszylinder 17, 49, 52
— Aufblocken 58
— Einbettung 70
— Plexiglaseinbettung 68
Punktnetz 176 f
Punktzählverfahren 177 f
Purin 9
Pyrimidin 9
Pyrogallol 119
Pyronin 149, 157, 165 f, 184
Pyroninophilie 149
Pyrrholblau 184

Q

Quecksilber 183
Quellung 32, 36
Quetschpräparat 18

R

Racemasen 153
Radmikrotom 73, 76 f
Ranzigwerden 30
Rasterverfahren 178
Rawitzsches Karmin 106
Reifung 104 f
Rekonstruktion 25
Rektumbiopsie 137
RES-Färbung 23
Resorcin-Fuchsin 117
Reticulum, endoplasmatisches 15, 153
Reticulumzellen 23
Retikulozyten 22 f
Retikulinfasern 116 f, 119
Rhenohistol 96
Rhodamin 165 f, 170, 184
Ribonukleinsäure 10, 15, 147, 153
— Färbung 109, 149
Ribose 10, 13
Ribosomen 15
Ringer-Lösung 5 f
RNS = Ribonukleinsäure
Romhanysche Lösung 49
Rosanilin 107, 184
Routineeinbettung 72
Rubin 107
Rückenmark 11, 43, 125 f
— Zellzählung 176
Rußlösung 25
Ruytersche Lösung 90

S

Saccharose 13, 32, 42
Safran 135, 184
Safranin 108, 184
Säftekation 4
Salpetersäure 50
Salze 1 f, **4** ff, 10, 15
— komplexe 7
Sandwich-Technik 173

Sannomiyasche Flüssigkeit 44 f, 49 f
Säurealizarinblau 184
Säure-Fuchsin 107, 113 ff, 116, 184
Säurenverätzung 183
Schaffersche Lösung 43, 45, 49, 51
Scharlachrot 24, 132, 183
Scharten 82 ff
Schaupräparat 17
Schiffsches Reagenz 107, 141, 147
Schleifen 83 ff
Schleim 9, 34, 114 f, 133 ff, 148, 150
— Färbung 135
— Fluoreszenz 170
Schlittenmikrotom 74 ff
— Schneidetechnik 87 f
Schneide 80 f
Schneidefehler 91 f
Schneiden 86 ff
Schneidetechnik 67 ff
— Celloidin 65
Schneidetheorie 72
Schneidewinkel 80
Schnelleinbettung 60
Schnell-Nissl-Methode 123
Schnellschnitte 60, 62, 75, 77, 87, 111
— Färbung 111
— Fixierung 39
Schnittbänder 76, 86, 88
Schnittdickenbestimmung 76, 175
Schnittfärbung 103
Schnittfluorochromierung 169
Schnittpunktzählung 178
Schnittserien 86, 88
Schnittwinkel 88 f
Schraubenmikrometer 179
Schrumpfung 5 f, 32, 35, 37, 39, 46 f, 66, 69, 71, 77, 174
— Aceton 35
— Alkohol 34
— Pikrinsäure 36
— Sublimat 35
Schwefelsäure 183
Schwermetalle 165
Sehnen 9
Seifen 30
Sekundärfluoreszenz 166
Semidünnschnitt 70, 79
— Amyloidfärbung 138
— Einbettung 70
Semidünnschnitt, H. E.-Färbung 111
— Mastzellen 163
— Versilberung 120, 122
— Zellzählung 176
Serienschnitte 25, 76, 86, 88
— Aufziehen 91
— Studentenkurs 91
Serienschnittmikrotom 73, 76 f
Silberfasern 25, 118
Silberimprägnation 37, 90, 92, 103 f, 118 ff, 144
— Aufkleben 90
— Einbettung 72
Simultanfärbung 103
Sol 28 ff, 36
Sorbit 95 f
Spatzsche Eisenprobe 142
Sphäroprotein 8
Sphingomyelin 11 f
Spielmeyersche Markscheiden-Färbung 125
Spurenelemente 4
Sputum 127
— Diagnostik 131
Stabilack 95
Stahlmesser 36
Stärke 14
STATim AFB 108
STATim-Giemsa-Lösung 129 f
Stereobilder 25
Sterine 12
Strecken 89 f
Streckenmessung 179
Streichriemen 83
Stückfärbung 103
Stufenschnitte 175
Sublimat 24, 28, 35, 43 f, 49, 103, 165, 183
— Niederschlag 35
Substanzflucht 34, 47, 122
Succedanfärbung 103, 131
Succinat 154 f
Succinodehydrogenase 153 ff, 158 f
Sudan III 24, 132 f, 183
Sudanschwarz 132 f, 183
Sulfatase 38
Sulfosalicylsäure 37
Superiol-Emaillack 96
Supravitalbeobachtung 20
Susa 43, 45, 48 f

Suspensionsmedium 5
Synthawachs 66
Synthetasen 153, 163 f

T

Tauchmikrotom 78
Technovit 26
Teerfarbstoffe 99, 103, 128
Terpenöl 65, 96
Terpentin, venetianischer 96
Terpentinöl 55, 65, 93
Tesafilm 90
Tetrachlorkohlenstoff 183
Tetracyclinmarkierung 167 f
Tetrahydrofuran 55, 60
Tetrander-Mikrotom 59, 78
Tetra-Nitro BT 158
Thallium 45
Thermolyne 56 f
Thiaminpyrophosphatase 153
Thiazinrot 165
Thioflavin 27, 165
— T 137
Thionin 22, 123 f, 128 f, 134, 140, 184
Thrombozyten 117 ff, 129
— Supravitalfärbung 22
Thymin 9
Thymol 25, 28
Tissuematon 61
Tissue-Tek 56
Titriplex 51
Toluidinblau 22, 120, 123, 134, 184
Toluol 54 f
TPN 155, 158 f
Transferasen 153
Treffermethode 177
Trichloressigsäure **37**, 43, 49 f, 183
Trichromfärbung 112 ff, 140
Triglyceride 11
— Färbung 132
Trimmen 71, 77, 80
Tri-PAS-Reaktion 149
Triphenylformazan 155
Triphenylmethan 107, 112 f
Triphenyltetrazoliumchlorid 155, 158 f
Tropfen, hängender 20 f
Trypaflavin 184
Trypanblau 23, 183
Trypsin-Verdauung 25
Tryptophan 6, 41, 110
Tuberkelbakterien 19, 108
— Fluoreszenz 170
Tumorzellanreicherung 19
— Fluoreszenz 169
Turnbullblau 145 f
Tusche 21, 23, 27
Tyrode-Lösung 5 f
Tyrosin 6, 110, 143, 157
Tyrosinase 157

U

Übersichtsfärbung 110 f
Ultradünnschnitte 67, 79
— Aufkleben 91
— Aufziehen 91
— Eindecken 96
— Entwässern 53
— Färbevorbereitung 92 f
— Fixierung 40 f, 45
— Giemsafärbung 119
— Versilberung 120, 122
— Zellzählung 176
Ultramikrotom 79 f
— Messer 86
Ultraschall 51
Ultratome 78 f
Umranden 20 f, 96
Undritz-Färbung 130
Uracil 9
Uran 45
Uranyl 46
— Acetat 36, 42, 46
Uterus, Großschnitt 60

V

Vaginalabstrich 131
Vakuolen 4, 15, 31
Vergolden 119
Verkalkung 50, 85
Vernetzung 30, 38 f, 41, 70
Verocay-Lösung 39
Veronal-acetatpuffer 169
Versen 51
Versilbern s. Silberimprägnation
Verwesung 28

Vestopal W 69, 71
Vesuvin 109
Viktoriablau 22 f, 184
Virchowscher Raum 46
Vitalfärbung 21 ff, 166
Vitalfluorochromierung 166 f
Vitamine 10, 12, 152
Volumenmessung 181
Vorschneidemesser 83, 85, 88 f

W

Wachse 11
— Färbung 132
Wachsplattenmodell 25 f
Warburgschnitte 20
— Fixierung 43
Waschflüssigkeiten 49
Wasser 1 ff, 8, 15
— freies 3, 7
— gebundenes 3, 7
Wasserblau 184
Wässern 4, **49**, 51 f, 86
Weigerts Eisenhämatoxylin 106
— Markscheidenbeize 124
— Resorcinfuchsin 117
Weingeist 33
Wolfram 45

X

Xylol 54 f, 60, 62, 65, 92 f, 183

Z

Zahn 3, 72
— Entkalkung 50
— Fluoreszenz 167 f
Zedernöl 54 f, 93, 96
Zeichenapparat 179 f
Zellanreicherung 19
Zellaufbau 14 f
Zellkation 4
Zellkern 10, 13, **15** f, 29, 33, 35 ff, 43, 47, 128, 153
— Autoantikörper 173
— Färbbarkeit 50
— Färbung 39, 101 f, 104 ff, 108, 113, 123, 128, 146
— Fixierung 35 f, 39, 43
— Fluoreszenz 166, 170
— Größenklassen 181
— Lebendbeobachtung 21
— Vitalfärbung 22
— Volumenmessung 72, 181
Zellmembran s. Membran
Zellschwellung 5 f, 32
Zellulose 14, 63
Zenkersche Flüssigkeit 44, 48 ff, 68
Zentrifugat 52
Zentriol 15
Zentrosom 15
Zerfaserungspräparat 24
Zerreißungen 46
Ziehl-Neelsen-Färbung 108
Zink 4
Zitronensäure 39
Zitronensäurezyklus 154 f
Zucker s. Kohlenhydrate
Zuckereindecken 96
Zupfpräparat 18, 24
Zuschneiden 16 f
Zwitterion 7 f
Zysternen 15
Zytologie
— Einbettung 71
— Färbung 129
— Fixierung 43 f
Zytoplasma 15, 128, 169
— Färbung 101 f, **109** f, 132, 149
— Fixierung 43 f, 35 f
— Fluoreszenz 169 f
— Lebendbeobachtung 21
— Vitalfärbung 22
Zytosomen 15